DU ISST, WAS DU DENKST

ISS UND LEBE DICH FIT, STATT FERTIG.

WIE DEIN BEWUSSTSEIN DEINE ERNÄHRUNG BEEINFLUSST.

Melanie Jeck

© 2022 Melanie Jeck

Lektorat: Jessica Krug

Verlagslabel: Expertition

ISBN Hardcover: 978-3-910236-02-8

ISBN E-Book: 978-3-910236-03-5

Druck und Distribution im Auftrag des Verlags:

Expertition, Holte 5, 51688 Wipperfürth

Das Werk, einschließlich seiner Teile, ist urheberrechtlich geschützt. Für die Inhalte ist ausschließlich die Autorin verantwortlich. Jede Verwertung ist ohne die Zustimmung der Autorin und des Verlags unzulässig. Die Publikation und Verbreitung erfolgen im Auftrag des Verlags, zu erreichen unter: tredition GmbH, Abteilung „Impressumservice", An der Strusbek 10, 22926 Ahrensburg, Deutschland.

Liebe Leserin, lieber Leser, die Inhalte in diesem Buch wurden sorgfältig zusammengestellt und recherchiert. Trotzdem erfolgt die Benutzung dieses Buches und die Umsetzung der darin enthaltenen Informationen ausdrücklich auf eigenes Risiko. Druckfehler und Falschinformationen können nicht vollständig ausgeschlossen werden. Der Verlag und auch die Autorin übernehmen keine Haftung für die Aktualität, Richtigkeit und Vollständigkeit der Inhalte des Buches, ebenso nicht für Druckfehler. Es kann keine juristische Verantwortung sowie Haftung in irgendeiner Form für fehlerhafte Angaben und darauf entstandenen Folgen vom Verlag bzw. der Autorin übernommen werden. Der Inhalt dieses Buches spiegelt die Meinung der Autorin wider und reflektiert nicht zwingend die Meinung des Verlages.

Bitte beachte, dass die in diesem Buch genannten Methoden und Anregungen keinen Ersatz für eine Diagnose oder Behandlung durch einen Arzt oder Psychotherapeuten darstellen. Ich gebe ausdrücklich keine Heilversprechen. Bitte wende dich im Falle körperlicher Beschwerden für eine Diagnose an einen Arzt.

Aus Gründen der besseren Lesbarkeit verwende ich in diesem Buch meist die männliche Form. Selbstverständlich sind immer alle Geschlechter angesprochen.

Ich widme dieses Buch meinem Mann Tiberius, der mich bei diesem Ziel, mein eigenes Buch zu schreiben, stets unterstützt und ermutigt hat.

Ebenfalls widme ich es meinen drei Söhnen Finn-Christopher, Nils-Elias und Jan-Michel, die bei allen Rezepten stets meine Vorkoster und Kritiker waren, sowie meiner Familie.

Ich möchte dieses Buch ebenfalls all den Menschen widmen, die den Mut haben, sich auf neue Wege und zu einer neuen Ernährungsweise zu begeben.

Dieses Buch ist für all die Menschen gedacht, die sich auf ihrem Lebensweg immer wieder neu entdecken möchten und Spaß daran haben, oder diesen auch erst noch entwickeln möchten, vegan, industriezuckerfrei und glutenfrei zu kochen und zu backen.

Ich widme dieses Buch allen Menschen, die sich wie ich eine Welt wünschen, auf der wir bereit dafür sind, allen Lebewesen auf diesem Planeten Liebe, Respekt und Frieden zukommen zu lassen.

Ich wünsche dir von ganzem Herzen viel Spaß mit diesem Buch.

Deine Melanie 🧡

DU ISST, WAS DU DENKST

ISS UND LEBE DICH FIT, STATT FERTIG.

WIE DEIN BEWUSSTSEIN DEINE ERNÄHRUNG BEEINFLUSST.

Melanie Jeck

Inhalt

Über die Autorin _____ 12

Soll es das schon gewesen sein? _____ 14

    Was bedeutet „das Ende"? _____ 19

    Beginne am Ende _____ 21

    Die Rede zu deinem 80. Geburtstag _____ 22

Befreie dich von alten Mustern _____ 26

Wie entsteht echte, nachhaltige Veränderung? _____ 29

Wie und was denkst du über deine selbsterschaffene Welt? _____ 35

Beziehungen um uns – von innen nach außen _____ 42

Womit nährst du dich? _____ 52

    Eine ehrliche Bestandsaufnahme _____ 62

100 % absteigend _____ 69

Du isst, was du denkst, und anschließend bist du das, was du isst! ___ 75

    Die Darmflora beeinflusst dein Essverhalten, wusstest du das bereits? ___ 79

Vegane Ernährung für mehr und eine neue Lebensqualität ___ 109

Lecker und gesund ___ 114

    Langeweile? ___ 118

Warum du dich von Fleisch und tierischen Produkten befreien solltest ___ 129

Milch und Milchprodukte sind keine gesunden Lebensmittel ___ 136

    Laktoseintoleranz: Bin ich selbst betroffen? ___ 146

    Allergien durch Kuhmilch? ___ 148

Weitere Lebensmittel – schau genau hin! ___ 156

    Was ist drin im Ei? ___ 156

    Was ist dran und drin im gesunden Fisch? ___ 158

Bewegung für Körper, Geist und Seele und um fit-statt-fertig zu sein ___ 162

Sinnvolle Ziele setzen ___ 175

    Mit neuem Bewusstsein Ziele zaubern ___ 179

    Schaffe dir deinen Fokus! Der Punkt, auf den alles gerichtet ist ___ 180

Gleichgesinnte oder Unterstützer suchen ___ 181

Selbstdisziplin und Selbstbeherrschung lernen
und sich ehrlich damit wohlfühlen _____ 184

Positives Denken _____ 187

    Was bedeutet es für dich, dein Leben und deine Ziele, positiv zu denken? ___ 187

    Was positives Denken NICHT ist! _____ 191

    Affirmationen _____ 193

    Auf geht's! Aber wie? _____ 197

Klar im Kopf. Entscheidest du noch selbst, was du isst? _____ 200

    Erfolg sehen und erkennen lernen _____ 207

Belohnungen angemessen und sinnvoll gestalten _____ 213

Die 20 Kurzregeln für eine gesunde Ernährung, die dich
fit-statt-fertig sein lässt _____ 219

    Der Körper folgt dem Geist! _____ 254

Mit einem gesunden Darm bist du fit – statt fertig _____ 255

Potenziell kritische Nährstoffe mit einer vollwertigen und pflanzlichen Ernährung
decken. Geht das? _____ 265

Welche Eigenschaften haben Proteine? _____ 274

Die Verlässlichkeit und Genauigkeit von Laborwerten _____ 299

Wo bleibt eigentlich ein Gesundheitsideal? _____ 303

    Warum essen Sie Fleisch? _____ 305

    Welche Argumente sprechen noch für einen Umstieg auf eine pflanzliche Ernährung? _____ 320

    Krankheiten, die in Folge einer einseitigen Ernährung mit Milch, Fisch, Industriezucker und hohem Fleischkonsum entstehen können _____ 335

Auswirkungen der veganen Ernährungsweise _____ 352

Wie gelingt dir deine vegane Ernährungsumstellung? _____ 368

Mit der NAAOH-Methode in die Umsetzung deiner nachhaltigen Veränderung kommen _____ 377

    Merke, was du tust! (NOTICE) _____ 378

    Finde dein Wie & dein Warum! (AWARENESS) _____ 378

    Was wäre, wenn? Die Konfrontation mit dem Äußersten! _____ 379

    Wie viel zahlst du durch deine Lebensweise auf dein Lebenskonto ein und wie viel hebst du davon ab? _____ 381

    Auf dein Lebenskonto einzahlen: _____ 381

Von deinem Lebenskonto abheben: _____ 382

Gewohnheiten (ACT) _____ 382

Neue Routine = Neue Lebensführung (OTHER HABITS) _____ 385

Was ist deine Belohnung? Warum tust du, was du tust?_____ 386

Bonuskapitel: Rezepte – nicht nur lecker, sondern auch vollwertig und gesund. _ 388

Kokos-Süßlupinenschrot mit gedünstetem Apfelkompott und Früchten_____ 391

Gemüsegulasch mit geräuchertem Tofu _____ 393

Weiße Schokolade mit Zimtmandeln und Himbeeren_____ 395

Weißer Mandel-Puffreis _____ 397

Brokkoli-Quiche_____ 399

Möhrensuppe aus dem Ofen _____ 403

Erdbeer-Cashew-Cremetorte mit Heidelbeeren _____ 405

Apfelringe mit Karamell-Sirup _____ 409

Kartoffelpizza mit Mangold und Cashew-Zwiebel-Käsecreme _____ 411

Erdnuss-Karamelltaler _____ 415

Reisgemüse mit Pilzragout_____ 419

Bananen-Brownie aus Haferflocken mit Erdbeersoße _____ 421

Gemüseeintopf mit Sojabohnen _____ 423

Südfrucht-Schnitten _____ 425

Crunchiger Bananensplit _____ 429

Brokkoli-Eintopf mit geräuchertem Tofu _____ 431

Schoko Knuspermüsli _____ 433

Erfrischender Gerstengras-Chia-Pudding mit Ingwer und Zitrone _____ 435

Erdbeer-Mandelberge mit Hanfsamen und Cornflakes _____ 437

Verwendete Quellen _____ **438**

Über die Autorin

Melanie Jeck ist ganzheitliche Gesundheitsexpertin mit einem reichen Schatz an Wissen und Erfahrung. Seit vielen Jahren beschäftigt sie sich intensiv mit dem Thema vegane Ernährung.

Ausgebildet wurde sie von der Akademie für Naturheilkunde in der Schweiz sowie von ecodemy rund um die Themen vegane Ernährung, vegane Sporternährung und vegane Ernährung für Mutter und Kind. Außerdem hat sie weitere Ausbildungen absolviert, zum Beispiel zur energetischen Geistheilerin und zum systemischen Coach, und beschäftigt sich zudem intensiv mit Conversiologie® sowie der archetypischen Kombinationslehre von Randolf M. Schäfer. Zusätzlich lässt sie sich zur Heilpraktikerin ausbilden.

Melanie hat an ihrer eigenen Familie erfahren, wie stark das Leben eines Menschen beeinträchtigt werden kann, wenn Krankheiten und Allergien oder Unverträglichkeiten vorherrschen und deshalb Energie für den Alltag fehlt. Seitdem beschäftigt sie sich intensiv damit, wie Ernährung helfen kann, die eigene Lebensqualität zu verbessern. Ihr ist es wichtig, dass ihr ganzheitliches Wissen darüber, wie sich die Wahl der Lebensmittel auf Gesundheit und Wohlbefinden auswirkt, einfach und von möglichst vielen Menschen angewendet werden kann.

Melanie hat viele Jahre lang Leistungssport betrieben und schon an zahlreichen sportlichen Wettkämpfen teilgenommen (unter anderem war sie beim Münster-Marathon 2017 zweitbeste deutsche Teilnehmerin). Sie möchte Menschen motivieren, sich um sich selbst zu kümmern. Leidenschaftlich probiert sie täglich neue Rezepte aus. Einige davon sind in diesem Buch, weitere findest du in ihrem Kochbuch „Fit statt fertig – das Kochbuch". Sie ist seit 24 Jahren verheiratet und hat drei Söhne.

Mehr über Melanie erfährst du hier: https://www.fit-statt-fertig.de/

Soll es das schon gewesen sein?

Stelle dir einmal vor, es käme ein Engel, eine Fee oder ein anderes übernatürliches Wesen zu dir und verkündete, dass du nur noch einen Tag zu leben hast. Nur einen Tag. 24 Stunden. 1 440 Minuten. 86 400 Sekunden. Wertvolle Lebenszeit. Nachdem der erste Schock verklungen ist, was würdest du tun?

Würdest du dich ob des Schocks mit Alkohol ablenken, um zu vergessen und zu verdrängen, oder würdest du dich dafür entscheiden, mit deinen Kindern, deinem Partner, deinen Freunden oder Eltern noch ein paar bewusste Gespräche zu führen?

Würdest du dich mit vermeintlichen Freunden treffen, die du seit Jahren ohnehin nur schwer erträgst, um dich von ihnen zu verabschieden und vielleicht noch mal richtig Party zu machen, oder würdest du dich lieber mit Menschen verabreden, die dir guttun und unter denen du dich wohlfühlst, weil du weißt, dass diese dich wirklich mögen, wenn du ganz du selbst bist?

Würdest du an diesem Tag zur Arbeit gehen, die dir eventuell schon seit längerer Zeit tagtäglich Bauchschmerzen bereitet, obwohl du in der Vergangenheit nicht den Mut dazu aufbringen konntest, deine Arbeitsstelle zu wechseln – oder würdest du diesen Tag ganz bewusst nach deinem Wunsch gestalten? Dinge tun, die du wirklich liebst und bei denen du dich erfüllt fühlst, frei von auferlegten Zwängen und bremsenden Glaubenssätzen?

Jetzt denkst du vielleicht: Natürlich würde ich nur die Dinge tun, die ich wirklich machen möchte, und für den einen oder anderen wirken diese Fragen auf den ersten Blick rhetorisch. Doch sind sie das auch? Denn wenn die Antwort klar auf der Hand liegt, wieso leben wir dann nicht jeden Tag so? Warum sorgen wir nicht täglich dafür, dass diese 86 400 Sekunden, die wir jeden Morgen aufs Neue geschenkt bekommen, die besten 86 400 Sekunden werden, die wir jemals hatten? Jeden Tag aufs Neue?

Weil die meisten von uns in der Regel nicht über unser Lebensende nachdenken und wir uns die Endlichkeit unseres Lebens nicht ins Bewusstsein rufen, gestalten wir dadurch auch unsere Lebenszeit oft nicht bewusst. Und Bewusstheit ist notwendig, denn wir finden ohne diese Bewusstheit nicht mehr aus den vielen übernommenen Glaubenssätzen, Verhaltensmustern unserer Erziehung und den daraus resultierenden Gewohnheiten heraus, in die wir seit unserer Kindheit eingewickelt wurden. Wir müssen uns also erst einmal wieder „ent-wickeln." Wir haben *keine Zeit* dazu, nachzudenken, und verdrängen den Tod und dadurch auch das Lebensende. Dabei geht es aus meiner Sicht in unserem Leben eigentlich um nichts anderes als um diese beiden Fragen:

Wie können wir die Zeit bis zu unserem Tod bewusst, voller Energie, Vertrauen, Liebe und Gesundheit nach unseren Wünschen gestalten? Welche Qualität soll unser Leben haben?

Um die Antworten darauf zu finden, müssen wir uns mit unserem *Warum* auseinandersetzen. Warum brauchen wir überhaupt eine hohe Lebensqualität und was haben wir langfristig von einem *bewussten* Leben?

Nimm dir an dieser Stelle gerne einmal einen Moment Zeit und versuche, deine Antworten auf die Frage nach deinem Warum zu finden.

Genau diese Fragen und die Antworten, die ich mir darauf noch vor einigen Jahren gegeben habe, haben mich zum Nachdenken und letztlich dazu gebracht, meine Ernährung, meine Beziehungen und mein Leben zu ändern. Viele Dinge wurden mir erst durch die direkte Konfrontation mit dem Tod und die Auseinandersetzung mit diesen Fragen bewusst. Wie will ich überhaupt leben? Und warum tue ich es nicht schon? Warum nutze ich meine 86 400 Sekunden nicht so, wie ich möchte? Was hält mich davon ab?

Je eher du dir darüber bewusst wirst, dass dein Leben endlich ist, desto früher kannst du die dir verbleibende Zeit so gestalten, wie *du* möchtest. Also entscheide, wie du dein Leben leben möchtest und lasse dich und dein Leben nicht länger *von außen* gestalten.

Schon bei deiner Geburt steht der Tod neben dir, denn das ist die Bedingung für alle Menschen, um am Spiel namens Leben teilzunehmen. Wir alle akzeptieren diese Regel – was bleibt uns auch anderes übrig – und doch tun wir tagtäglich, als wäre es nicht so, als wäre der Tod eine Illusion, ein Konstrukt, nur ein Gedanke, den wir schnell verscheuchen, wenn er entsteht.

Dabei ändert sich unsere Sichtweise auf die Endlichkeit unseres Lebens mit den Jahren. Bis zu einem gewissen Alter kannst du auch kaum frei entscheiden, wie du dein Leben leben möchtest. Du bist Teil des Systems und mit acht Jahren beispielsweise ist es doch recht schwer, dich bewusst zu entscheiden, wie du dein Leben führen willst. Deine Eltern geben dir einen Rahmen vor, den du für dich als gegeben annimmst. Ein Ausbrechen daraus erscheint bis zu einem bestimmten Zeitpunkt unmöglich für dich und du denkst auch gar nicht darüber nach, du kennst es schließlich auch nicht anders. Doch irgendwann kommt dieser Zeitpunkt, der Zeitpunkt, an dem du selbstverantwortlich für dich bist und du dir bewusst darüber werden kannst, dass du mehr vom Leben willst als nur so zu „funktionieren", wie du es von außen gelernt hast. Dann fragst du dich vielleicht danach, wer du wirklich bist und wo du in dir steckst. Vielleicht gerade jetzt beim Lesen dieses Buches. Du beginnst, ein anderes Bewusstsein für die Fragen deines Lebens, für die Endlichkeit zu entwickeln, und verstehst, dass viele deiner Grenzen, die dich bis jetzt daran gehindert haben, etwas in deinem Leben zu verändern, nur unsichtbare Grenzen in deinem Kopf sind. Wenn du tief in dich hineinhorchst, dann stellst du dir vielleicht die Frage:

Wer bin *ich* wirklich in meinem Inneren?

Wer will ich sein?

Und wie möchte ich mein weiteres Leben leben?

Diese Fragen können dich zuerst einmal verunsichern, dir Angst machen. Um dieser Angst zu begegnen, möchte ich dich ermuntern, am Ende anzufangen. Springe mitten hinein in dein Lebensende.

KURZE ERINNERUNG AN DICH

ES IST DEIN LEBEN. LEBE ES ECHT, BEVOR ES ALS EINE KOPIE VON FALSCHEN GLAUBENSSÄTZEN STIRBT!

DAS LEBEN IST ZU KURZ UM ES NICHT ECHT ZU LEBEN

Melanie Deck
FIT STATT FERTIG

Was bedeutet „das Ende"?

Niemand von uns weiß, wann er sterben wird und was genau bei unserem Tod passiert. Ist unser Tod ein Ende? Oder ein Anfang? Hast du darüber schon einmal nachgedacht?

Für mich bedeutet *Tod*, dass unsere Seele ihre menschliche Hülle verlässt. Unser Körper stellt für mich ein „Fahrzeug" dar, in dem unsere Seele, unser Energiewesen, am Steuer sitzt. Mit dem Tod verschwindet dieses Fahrzeug, unsere Seele jedoch verschwindet nicht. In unserem westlich geprägten Kulturkreis haben wir verlernt, was der Tod eigentlich bedeutet. Wir sehen den Tod nicht als Teil unseres Lebens an. Oftmals leben wir deshalb so, als würden wir ewig auf Erden sein. In anderen Kulturen wird der Tod auf eine andere Art wahrgenommen. In Mexiko beispielsweise werden Todestage gefeiert. Die ganze Familie kommt zusammen, um die Toten gemeinsam zu ehren. Leben und Tod stellen dort einen Kreislauf dar: ohne Leben kein Tod. Ohne Tod kein Leben.

Wären uns Tod und Krankheit bewusster, würden wir sicherlich anders mit unserem Leben und unserem Körper umgehen. Für uns ist es allerdings einfacher, Tod und Krankheit aus unseren Gedanken zu verdrängen, also machen wir das täglich. Ohne Gedanken an Tod und Krankheit, unser Ende, können wir leichter leben und leichter unseren Zielen folgen, leichter unsere Vorstellung eines glücklichen Lebens verwirklichen, leichter unseren Partner oder unsere Partnerin lieben, leichter unserem Beruf nachgehen.

Wir lassen uns nicht durch Gedanken an den Tod und Krankheit ablenken von unseren Träumen und Wünschen, die wir irgendwann einmal erleben und verwirklichen möchten. Wir freuen uns am Montag schon wieder auf Freitag, denn dann können wir unsere geschmiedeten Pläne endlich ein Stück weit in die Tat umsetzen. So hangeln wir uns durch unser Leben, mal mehr und mal weniger lebendig und bewusst.

Was aber, wenn diese Vorstellungen und Pläne gar nicht unserem inneren Wesen entsprechen? Was, wenn wir bestimmte Ziele nur deshalb verfolgen, weil sie die Vorstellungen anderer erfüllen und weil wir unser Ego füttern? Wir erhoffen uns Anerkennung, weil wir gelernt haben, dass wir erst ganz zufrieden mit uns sein können, wenn andere uns loben, ein Schulterklopfen und Liebe geben. Wir sind glücklich, wenn wir die Bestätigung unserer Mitmenschen *von außen* erhalten. Wir fühlen uns wohl, denn dann haben wir scheinbar alles, was wir wollen und brauchen. Wir leben in einer Welt, die sehr stark auf Äußerlichkeiten geprägt ist und in der Erfüllung durch materielle Dinge suggeriert wird. Doch was ist der Preis für ein Leben, das Erfüllung im Außen sucht?

Ist es nicht eigentlich traurig, dass du dich am Montag schon wieder auf Freitag freust? Ist es nicht schade, dass du deinen Tag damit verbringst, auf die Uhr zu sehen und zu hoffen, dass die Zeit schnell vergeht? Dass bald Feierabend ist? Bald Wochenende ist? Bald Urlaub ist? Bald Weihnachten oder Ostern ist? Es geht um deine Lebenszeit und alles, was du hoffst, ist, dass deine Lebenszeit schnell vorübergeht? Stopp! Nutze den Tag mit all seinen wunderbaren Sekunden.

Beginne am Ende

Stelle dir vor, dass du mit 80, 90 oder vielleicht 100 Jahren auf dein Leben zurückblickst. Zu diesem Zeitpunkt liegt alles, wovor du jetzt Angst hast und jede mögliche Veränderung, die in deinem Leben heute noch ansteht, bereits hinter dir. Mit der Freiheit, dass du nichts mehr verlieren kannst, blickst du also jetzt zurück und betrachtest – ganz ohne Wertung – in welchen Situationen du dich weiterentwickelt hast und wann dir der Mut dazu fehlte. Schau dir an, wo es Gelegenheiten gab, die du verpasst hast, wo es Menschen gab, die dir nicht gutgetan haben, wo du dein Leben nicht nach deinen Wünschen gelebt hast.

Mache dir nun von diesem Punkt aus bitte hauptsächlich Gedanken darüber, mit welcher Energie du dein Leben bis zu deinem Tod leben willst. Möchtest du schon mit 30 oder 40 Jahren, eventuell durch Krankheiten gebeutelt, mit Einschränkungen leben müssen? Oder möchtest du auch mit 80, 90 oder sogar 100 Jahren von dir sagen können: „Ich stehe voll im Saft"?

Du denkst, das ist nicht möglich? Wir alle haben ein Bild vom Altern. Körperlicher Abbau, meist verbunden mit geistigen Einschränkungen, scheint völlig normal zu sein. Doch das muss nicht sein! Selbst dann, wenn wir Menschen eines Tages lebensmüde werden, können wir mit 100 Jahren entspannt und erfüllt denken: „Ich hatte ein wirklich tolles Leben. Jetzt kann ich loslassen und gehen". Also, Hand aufs Herz: Möchtest du bis an dein Lebensende selbstbestimmt leben oder vielleicht schon mit 70 Jahren auf die Hilfe deiner Mitmenschen angewiesen sein?

Je älter wir werden, desto mehr begeben wir uns in unser Inneres. Auf dieser metaphysischen Ebene können wir ganz in uns ruhen. Denn es geht nicht mehr darum, wer im Außen den tollsten Po und noch volles Haar hat, sondern wir konzentrieren uns auf unsere wirklich wichtigen Kernthemen. Vielleicht denken wir dann eher: „Meine Güte, was waren das denn für Phasen in meinem Leben. Das Auto damals war doch gar nicht wichtig und wieso habe ich so ein Drama um diesen Urlaub gemacht?" Die Energie, die entsteht, wenn du dich auf deinen inneren Kern besinnst und ausrichtest, anstatt sie für Dramen zu verschwenden, die kannst du dazu nutzen, dein Leben zu genießen anstatt alt und klapprig in der Ecke zu sitzen.

Mit welcher Lebensqualität, mit welcher Energie, in welcher gesundheitlichen Konstitution, mit welchem Herzgefühl möchtest du also an deinem 80. Geburtstag auf dein Leben zurückblicken? Wovon möchtest du erfüllt sein?

Entscheide dich so früh wie möglich, wie du leben möchtest, und handle danach. Der beste Zeitpunkt, um mit negativen Gedanken, Glaubenssätzen und Gewohnheiten zu brechen, ist jetzt. Es gibt keinen anderen und keinen besseren als *jetzt*.

Die Rede zu deinem 80. Geburtstag

Nimm dir also genau *jetzt* ein paar Minuten Zeit und ein weißes Blatt Papier. Denke allein und in Stille darüber nach, wie du an deinem 80. Geburtstag auf dein Leben zurückblicken möchtest. Lasse bitte nichts aus – spinne gerne etwas herum. Alles ist möglich! Wie sähe dein Traumleben aus? Wo würdest du leben? Mit wem würdest du zusammen sein? Welche Menschen würdest du inspirieren und womit? Möchtest du ein Leben gelebt haben, das deinen Mitmenschen gefällt? Oder möchtest du voller Stolz lächeln und wissen, dass du *dein* Leben gelebt hast – ein Leben, das dir gefällt?

Und dann schreibe eine Rede, die du an deine Geburtstagsgäste richtest.

Erzähle in dieser Rede davon, was du in deinem Leben alles erlebt hast, wann du mutig warst und Veränderungen angestrebt hast, aber auch, wann du dich nicht getraut hast, eine Situation zu ändern und warum nicht. Reflektiere genau: Was genau hat dich davon abgehalten, eine Veränderung zu leben? War es etwas, das tatsächlich realistisch war, oder war es eine Komfortzone, ein falscher Glaubenssatz oder nur eine Grenze in deinem Kopf? Sei bitte ehrlich zu dir selbst und stelle dir dein Traumleben bitte so detailliert wie möglich vor, ungeachtet dessen, ob dir dieses Leben vielleicht *jetzt gerade* noch nicht möglich erscheint. Beschreibe die verschiedenen Bereiche deines Lebens und sei stolz darauf, dass du dein Leben genauso gelebt hast, wie *du* es wolltest. Sollte es Zeiten in deinem Leben gegeben haben, die nicht so rosig waren, dann gehe darauf ein, wann dein Leben nicht so verlaufen ist, wie du es dir gewünscht hättest, und warum nicht. Vor allem reflektiere auch, welchen Sinn diese Situation in deinem Leben hatte und welche Erkenntnis du daraus gewinnen und für dich mitnehmen konntest.

Bewahre diese Rede für dich auf. Lies sie dir gelegentlich durch und schau, ob du noch auf dem richtigen Weg bist. Auf dem Weg zu deinem Traumleben. Falls nein, dann überlege gut, warum es eine Abweichung gibt und welche Auswirkungen sie auf deine Rede haben würde. Ist es nur eine Kleinigkeit oder geht es in eine falsche Richtung? Diese Notizen und deine Rede sind eine Momentaufnahme. Schaue sie dir regelmäßig an und prüfe, ob du noch auf dem richtigen Weg bist und ob deine Wünsche und Träume überhaupt noch zu dir passen. Wir alle ändern uns – täglich – und deshalb dürfen sich auch unsere Wünsche und Träume ändern. Diese Übung kannst du auch jederzeit wiederholen und eine neue Rede schreiben, die deinem derzeitigen Bewusstseinszustand angepasst ist.

Denke daran, es ist dein Leben. Du bist Gestalter deines Lebens, mit Gedanken, Worten und Taten. Jeden Tag. Jede Minute und jede Sekunde – bis zu deinem Tod.

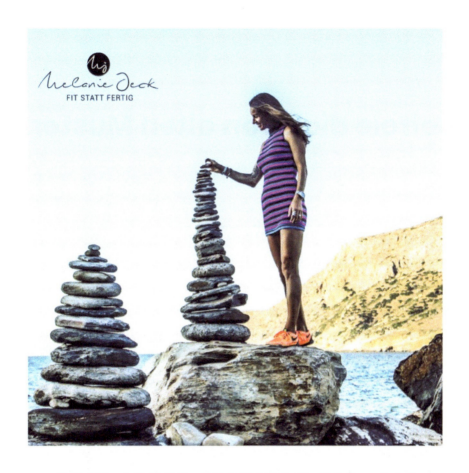

DEIN ALTER SPIEGELT DIR DIE SUMME DEINER LEBENSJAHRE.

WIE DU DICH DAMIT FÜHLST, SPIEGELT DIR DIE SUMME DEINER LEBENSENTSCHEIDUNGEN.

Befreie dich von alten Mustern

Alte Muster halten uns fest in unserer Komfortzone, warm und gemütlich. Als mein Sohn ein paar Monate nach seiner Geburt eine schwere Neurodermitis entwickelte, konnten wir die Verabreichung von Kortison und weiteren starken Medikamenten nur durch eine strikt vegane, zucker- und weizenfreie Diät während der weiteren Stillzeit, eine Darmsanierung und anschließenden Darmaufbau verhindern. Das war alles andere als leicht – für mich ein absoluter Schritt heraus aus meiner Komfortzone. Wir konnten durch diese Maßnahmen allerdings zuschauen, wie die Neurodermitis Schritt für Schritt verschwand. Für mich war diese Situation der Auslöser, die Entscheidung, fest daran zu glauben, dass sich Ernährung auf weit mehr auswirkt, als uns bewusst ist und bewusst gemacht wird.

Eine Ernährungsveränderung ist oftmals etwas Einschneidendes. Solchen Prozessen geht meist ein Erlebnis voraus, das uns die Augen öffnet, so wie bei meinem Sohn und mir. Oder etwa der Mann, der einen Bypass bekommt und nun sein Essverhalten ändert und die Frau, die aufhört zu rauchen, nachdem sie von ihrem Arzt über einen Schatten auf ihrer Lunge informiert wurde. Die Komfortzone ist plötzlich nicht mehr ganz so komfortabel wie gewohnt.

Solche Situationen können uns erst einmal in die Enge treiben. Angst kann entstehen, wenn wir nicht genau wissen, was die Zukunft bringen wird. Wir können solche Erlebnisse mit einer Geburt vergleichen. Während du als Baby im Bauch deiner Mutter bist, stellt dieser Lebensraum deinen gesamten Mikrokosmos dar. Du bist glücklich und zufrieden mit dem Status quo, bist versorgt, schwebst im Warmen, hörst den Herzschlag und die Stimme deiner Mutter und fühlst dich wunderbar geborgen. Jetzt stelle dir bitte einmal vor, dass neben dir dein Zwilling lebt, der dir erzählt, dass *da draußen* noch mehr, eine andere Welt existiert. Doch du bist glücklich in deinem Mikrokosmos, du hast alles, dir geht es gut, du willst auch nichts hören von einer anderen Welt. Aber dein Zwilling hört nicht auf: „Pass auf, bald wirst du geboren. Das ist richtig unangenehm, du wirst durch einen Tunnel gepresst, da ist es erstmal dunkel drin und auch schmerzhaft für dich, denn du musst dich durch diesen Tunnel quetschen. Du weißt gar nicht, wie dir geschieht." Wer würde da nicht sagen: „Du hast sie doch nicht alle! Da mache ich nicht mit. Schmerzen, Dunkelheit und Enge und wer weiß, was danach noch passiert. Nein danke, ich bleibe hier an Ort und Stelle, da weiß ich, was ich habe!"

Eine drastische Veränderung im Leben ähnelt genau einer solchen Geburt. Bisher fühlst du dich wohl in deinem Status quo oder dir fehlt der Mut zu einem Aufbruch zu neuen Gefilden. Doch auf einmal gibt es eine Situation, die eine Veränderung bei dir auslöst. Du gehst durch einen Tunnel, es ist dunkel, eng und unangenehm. Und du weißt vielleicht nicht genau, was am Ende dabei für dich herauskommt. Aber eine Geburt kann nicht verhindert werden. Wehen sorgen dafür, dass du geboren wirst.

Geht es nun um deine Entscheidung, wie bewusst du dein Leben gestalten möchtest, dann kommt ebenfalls ein Erneuerungsprozess auf dich zu, so wie eine Geburt. Und ich bin mit diesem Buch deine Geburtshelferin. Diejenige, die die Wehen einleitet, indem ich dich damit konfrontiere, dass du etwas verändern darfst und kannst. Komm raus aus der Komfortzone!

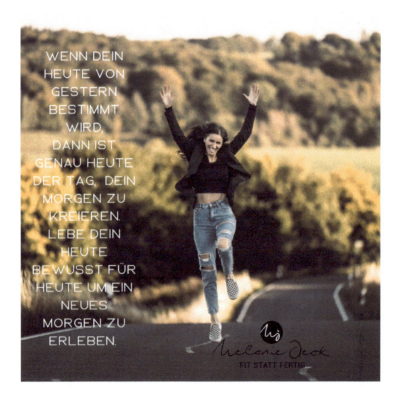

Wie entsteht echte, nachhaltige Veränderung?

Begibst du dich in den Prozess der Veränderung, wirst du dich zu Beginn vielleicht einsam fühlen. Denn du trittst aus der gewohnten Reihe aus und stehst plötzlich allein da. Dann ist es wichtig, abzuwarten und Vertrauen in dich zu haben. Denke daran, es ist dein Leben und du darfst deine eigenen Werte finden und leben. Vielleicht folgt dir jemand, auch wenn es eine Zeit lang dauert, irgendwann wirst du Menschen finden – und sie dich – die deinen Weg der Veränderung mit dir gehen, an deiner Seite sind. Vielleicht sind es bekannte Menschen, du wirst aber ganz sicher auch viele wunderbare neue Menschen kennenlernen, die du ohne deinen Mut zur Veränderung nicht kennengelernt hättest. Das ist das hermetische Gesetz der Anziehung. Energie findet Energie, allein sind wir nie.

Die Themen Ernährung und Selbstliebe sind so essenziell für mich, weil ich selbst, auch durch meine Kinder, bemerkt habe, wie wenig wir uns oftmals selbst gerecht werden, wie wenig wir mit uns selbst zufrieden und wie wenig wir wirklich glücklich sind.

Wenn wir überhaupt eine Pflicht als Menschen haben, dann ist es die, uns selbst glücklich zu machen.

Ernährung hat auf unser Glück einen enormen Einfluss. Ernährung beeinflusst unfassbar viele Bereiche: unsere Gesundheit, unseren Hormonstatus, unsere Darmflora, unsere Gelüste, unser Mindset. Mir ist bewusst, dass wir nicht alle Lebensbereiche auf einmal ändern können, doch durch Ernährung erreichst du in vielen Bereichen eine Veränderung. Deshalb widme ich mich in diesem Buch hauptsächlich der Ernährung.

Wenn du nicht mehr hinnehmen möchtest, dass dein Leben von außen gesteuert wird, wenn du dein Leben voller Energie selbst gestalten willst, dann starte noch heute. Starte mit deiner Ernährung, denn du isst, was du denkst. Und da sich dieses Buch mit dem Thema Ernährung auseinandersetzt, starten wir damit. Wir ändern unsere Ernährung, alles Weitere wird sich nach und nach zeigen. Du musst also nicht auf einmal *alles* ändern, sondern wir gehen gemeinsam den Weg der kleinen Schritte. Ich freue mich darauf.

Erziehung und Prägung

Leider haben die meisten von uns nicht gelernt, bewusst mit unserer Zeit und unserem Leben umzugehen. Deshalb dürfen wir es im Laufe unseres Lebens selbst erkennen und lernen. Schon in unserer frühen Kindheit werden wir durch die Erziehung unserer Eltern und unserer Umwelt geprägt. Erziehen beinhaltet das Wort *ziehen*, du wirst in eine Richtung gezogen. Du nimmst ungeprüft und unreflektiert die Glaubenssätze deiner Eltern, deiner ganzen Familie und der Kultur an, in der du aufwächst. Du kommst als Kleinkind vielleicht erst in einen Spielkreis, Kindergarten und Schule folgen. Überall werden wir erzogen. Das beginnt schon sehr früh in unserer Entwicklung:

Als Baby und Kleinkind wird dir etwa die Brust oder der Brei angeboten, wenn du schreist. Aber Kinder schreien nicht nur, wenn sie Hunger haben. Vielleicht haben sie Bauchschmerzen oder brauchen einen Moment der Zuneigung. Doch das, was sie bekommen, ist Essen. Unser Unterbewusstsein speichert also bereits in dieser frühen Entwicklungsphase ab, dass wir etwas essen, wenn es uns nicht gut geht. Wir verbinden Essen mit Zuneigung, ein Muster, das sich bei vielen Menschen bis ins Erwachsenenalter durchzieht. Wer kennt es nicht, das gute Gefühl, sich nach einem langen Tag mit einem Schokoriegel, einem deftigen Essen, einem Glas Wein oder einer Flasche Bier vermeintlich zu belohnen?

Doch nicht nur diese frühe Prägung tragen wir mit in unser Erwachsenen-Dasein, auch unsere Intuition wird uns schon als Kind aberzogen. Du wolltest vielleicht nicht gerne in den Kindergarten oder nicht von Oma Else abgeküsst werden. Doch vielfach nehmen unsere Eltern – übrigens nicht aus böser Absicht – nicht wahr, dass wir auch schon als Kinder einen eigenen Willen haben und wir hören Sätze wie:

- Stell dich nicht so an.
- Es geht nicht anders.
- Das ist doch nur die Oma.

Von Anfang deines Lebens an bekommst du durch diese Äußerungen vermittelt, dass das, was du fühlst, nicht richtig ist und oft auch nicht ernst genommen wird. Doch nicht nur deine Gefühle sind nicht richtig, deine ganze Persönlichkeit scheint falsch zu sein, denn wenn du nicht so funktionierst, wie du es sollst, dann bekommst du vielleicht zu hören:

- Du bist ein böses Kind.
- Du bist nicht brav.
- Du bist aber gar nicht lieb.

Obwohl nur das Verhalten des Kindes aus Erwachsenensicht nicht der Situation angemessen war, wird kein Unterschied gemacht, ob es um die Person oder um das Verhalten geht. Kritik wird also auf der persönlichen Ebene angebracht, statt auf der Sachebene – da, wo sie hingehören würde. Es macht einen großen Unterschied, ob ich sage, ich finde, *du* bist blöd oder ob ich sage, ich finde, *dein Verhalten* ist blöd.

Weil du also von Anfang an nicht du selbst sein darfst, es sogar nie gelernt hast, verlierst du dich mehr und mehr im Außen auf der Suche nach Anerkennung, die vielleicht überhaupt nicht deinem Wesen entspricht. Die Meinung anderer ist dir wichtiger als deine eigene, du setzt erst die Vorstellungen deiner Eltern und später deiner Freunde und Vorgesetzten um. Du hast nie gelernt, darauf zu vertrauen, dass du okay bist, so wie du bist. Tief in dir vergräbst du dein wahres ICH, oft so tief, dass du gar nicht mehr erkennst, wer du tatsächlich bist. Für den Schmerz des „Wegpackens" suchst du dir einen Ausgleich, eine Ersatzkompensation, die dich dieses Gefühl von *ich bin nicht gut, so wie ich bin*, besser ertragen lässt. Vielleicht gehst du gerne shoppen, in die Spielhalle, gönnst dir eine Tafel Schokolade, eine Tüte Chips, eine Zigarette oder ein Gläschen Wein usw. Kurzfristig bringt dir das Erleichterung. Du glaubst, du gönnst dir etwas für dich, doch schon kurze Zeit darauf fühlst du dich wieder schlecht, weil du nicht so warst, wie du eigentlich sein wolltest, nicht das getan hast, was du wirklich tun wolltest. Nun brauchst du wieder etwas Trost, ein Stück Schokolade, eine Zigarette … Dieser Kreislauf könnte ewig weitergehen.

Oder du wirst dir dieser Muster bewusst und entscheidest dich, daraus auszubrechen. So wie ich es auch getan habe. Dieser Schritt war schmerzhaft. Ich habe viel Kritik und Gegenwind erlebt. Einige mir damals nahestehende Personen haben mich für verrückt und extrem erklärt und mir zu verstehen gegeben, dass ich bescheuert bin. Doch anstatt mich davon hemmen zu lassen und in alte Muster zurückzufallen und ein Leben zu leben, das den anderen gefallen würde, habe ich mich frei gemacht. Frei gemacht von der Meinung anderer. Frei von alten Mustern und Gedanken. Hin zu neuen Wegen. Und das kannst du auch. Starte mit deinen Gedanken.

> LIEBER MÖCHTE ICH EIN GANZES LEBEN LANG AUF DEM WEG HIN ZU MIR SELBST UNTERWEGS SEIN, ALS EIN LEBEN LANG AUF DER FLUCHT VOR MIR SELBST.

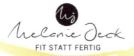

FIT STATT FERTIG

Wie und was denkst du über deine selbsterschaffene Welt?

Gedanken erschaffen unsere Realität. Vielleicht hast du das schon einmal gehört, kannst aber bisher nichts damit anfangen. Wie sollen Gedanken denn Realität erschaffen? Schließlich sind Gedanken in unseren Köpfen, die Realität ist doch „dort draußen", oder nicht?

Wie Gedanken zu Realität werden, möchte ich dir an folgendem Beispiel aufzeigen: Ich habe schon viele Frauen sagen hören: „Ich habe jetzt zwei Kinder, da muss ich nicht mehr attraktiv sein", oder: „Es ist ganz ok, nicht mehr so gut auszusehen, dann habe ich keinen Stress mehr damit, mich zurechtzumachen. Für wen auch?" Vielleicht kennst du solche Aussagen auch oder hast selbst schon so gedacht? Was machen solche Aussagen nun mit einer Frau? Wie viel von dem, was du tust und in der Vergangenheit getan hast, tust du überhaupt für dich, dein Leben, deine Gesundheit und aus Respekt und Liebe zu dir selbst? Es zeigt uns einmal mehr auf, wie sehr wir im Außen nach Anerkennung suchen, ohne uns und das Maß unseres Selbstwertes im Inneren gefunden zu haben.

Welche Realität erschaffen wir Menschen mit diesen Gedanken? Welche Glaubenssätze brennen sich in ihren Köpfen ein? Möglicherweise folgende:

- Wenn ich verheiratet bin oder in einer festen Beziehung, brauche ich nicht mehr so auf mich zu achten.
- Ich habe keine Zeit dafür, mir auch mal etwas Zeit für mich zu nehmen, mich um mich zu sorgen.

Willkommen in der Märchenwelt und Sackgasse der Glaubenssätze. Doch leider sind diese Glaubenssätze keine Märchen, denn dein Unterbewusstsein nimmt sie für bare Münze. Je öfter du sie dir einredest, umso schneller werden sie zu deiner Realität. Du bist dann selbst absolut davon überzeugt, dass die Dinge genauso sind, wie du sie dir einredest. Du schaust in den Spiegel und entgegen blickt dir jemand, der trübe, energielos und seinem inneren Wesen entrückt wirkt. Mit diesem Spiegelbild gehst du hinaus in den Tag und wirst sichtbar in deiner Welt, kümmerst dich um deine Kinder und begegnest deinem Partner. Was glaubst du, wie du mit dieser inneren Haltung und Energie auf diese Menschen wirkst? Genauso, wie du es dir zuvor erdacht hast.

Negative Glaubenssätze, die wir seit unserer Kindheit verinnerlicht haben, können wir selbst nur schwer auflösen, also loswerden. Oft sind wir uns nicht einmal bewusst darüber, welche Glaubenssätze wir in uns tragen, wo sie herkommen und wie wir positiv an ihnen arbeiten können.

Vielleicht traust du dich nicht, bestimmte Dinge zu tun, weil du denkst, dass du dafür nicht gut genug bist. Deine Glaubenssätze hindern dich daran. Doch sie können auch das Gegenteil bewirken. Glaubenssätze, die positiv sind, können auch dazu führen, dass du dich etwas traust, weil du die Grenze in deinem Kopf verschiebst und daran glaubst, dass du es schaffst.

So gehst du deinen Glaubenssätzen auf den Grund

Was ist dein erster Gedanke, der dir durch den Kopf schießt, wenn du etwas nicht verstehst? Vielleicht denkst du dir, so wie viele andere Menschen: „War klar, dass ich das nicht kapiere, ich bin zu blöd dafür." Ein typischer Glaubenssatz, einer von vielen, die wir in uns tragen.

Um etwas zu ändern, gilt es zuallererst, herauszufinden, welche Glaubenssätze du in dir trägst. Erst, wenn du sie identifiziert hast, kannst du an ihnen arbeiten. Vorher wirken sie unbewusst in dir und erschaffen deine Realität. Jedes Mal, wenn dir also ab sofort ein negativer Gedanke in den Sinn kommt, spürst du in dich und sagst zu dir: *Nein, Stopp! Ich bin gut, so wie ich bin.* Mit der Zeit wirst du ein Gespür dafür entwickeln, welche Glaubenssätze in dir arbeiten (du wirst überrascht sein, was da alles hochkommt) und sobald du sie bewusst wahrnimmst, kannst du sie umformulieren.

Spüre in deine negativen Glaubenssätze hinein. Schreib alles auf, was dir in den Sinn kommt, und versuche im zweiten Schritt, diese negativen Gedanken umzuformulieren.

Beispiel:	Ich bin nicht gut genug.
Umformulierung:	Ich bin gut, so wie ich bin. Ich bin ganz wunderbar und ich habe nur das Beste in meinem Leben verdient.

Wenn du diese Umformulierung noch nicht gut hinbekommst, habe ich hier noch einen Tipp für dich:

Als Zwischenschritt hilft dir das Wörtchen „noch". Wenn du dir sagst: „Ich kann das nicht", macht das Wörtchen *noch* einen großen Unterschied, also: „Ich kann das *noch* nicht". Wenn du etwas beispielsweise nicht verstehst, sagst du dir: „Ich verstehe es jetzt noch nicht. Aber ich werde es verstehen. Ich habe *noch* nicht die richtige Lösung gefunden, aber ich werde sie finden."

So schaffst du es, Tag für Tag ein Stückchen mehr, dein Gehirn in eine positive Richtung förmlich „umzuprogrammieren" und nicht nur dein Inneres, auch dein Äußeres werden sich ändern. Probiere es aus!

Lass uns jetzt noch mal etwas tiefer in die Macht der Glaubenssätze einsteigen.

Schuld und Verantwortung

Ich habe noch einen sehr prägnanten Glaubenssatz für dich, auf den ich gerne an dieser Stelle etwas näher eingehen möchte:

- Ich bin selbst schuld.

Was genau bedeutet es, schuld zu sein? Schuld hält uns davon ab, Verantwortung zu übernehmen. Schuld ist ein juristischer

Terminus. Wer eine Straftat begeht, wird vor Gericht schuldig gesprochen. Wer will schon als Verbrecher gelten und schuldig sein? Oft hören wir bereits im Kindergartenalter die Worte „Du bist schuld". Es geht jedoch nie darum, Schuld zu haben, sondern darum, Verantwortung zu übernehmen. Das ist ein großer Unterschied.

Wie fühlst du dich, wenn du schuldig bist? Fühlst du dich groß oder klein?

Und wie fühlst du dich, wenn du verantwortlich bist? Groß oder klein?

Schuld nimmt dir Macht, während Verantwortung dir Macht verleiht. Wenn du also denkst: „Ich bin schuld", dann hält dich dieser Gedanke davon ab, machtvoll zu sein. Wenn du dich aber verantwortlich fühlst, kannst du entscheiden. Übernimmst du Verantwortung?

Ich bin verantwortlich für das, was ich esse, und ich habe nur das beste Essen verdient.

Ich bin verantwortlich für meine Gesundheit und ich habe Gesundheit verdient.

Ich bin verantwortlich für das, was ich denke, und ich habe nur die besten und positiven Gedanken verdient.

Ich bin verantwortlich dafür, wie ich mein Leben gestalte, und ich habe ein Leben voller Energie, Liebe und Fülle verdient.

Ich bin verantwortlich für meinen Freundeskreis und ich habe nur die besten Freunde verdient, die mich lieben und mir guttun.

Ich bin verantwortlich dafür, in welcher Beziehung ich bin, und ich habe nur die beste Beziehung verdient, in der Liebe, Unterstützung, Wachstum und Verständnis fließen.

Ich habe die Verantwortung dafür, ob ich mich löse oder ob ich bleibe, denn ich habe Leichtigkeit in meinem Leben verdient.

All diese Sätze geben dir Macht. Du übernimmst die volle Verantwortung für dich und dein Leben, deine Gesundheit, deine Gedanken und die Menschen um dich. Wenn du hingegen der Meinung bist, dass du gar nicht verantwortlich bist, schiebst du die Verantwortung von dir weg und nimmst leicht eine Opferhaltung ein.

Doch du bist kein Opfer. Opfer müssen ihre Welt ertragen. Verantwortliche können ihre Welt gestalten. Wenn du verstehst, dass du die Verantwortung für deine Gedanken, deine Gesundheit und deine Handlungen trägst, brauchst du dich nie wieder als Opfer der Umstände zu fühlen. Du kannst Taten einsortieren, Erfahrungen sammeln und daraus lernen. Oder eben nicht. In beiden Fällen entscheidest du dich bewusst und reflektiert, und zwar ganz ohne Schuldgefühle.

Sei mutig, denn dann entfaltet sich Energie und Energie findet immer andere Energie. Wenn du irgendwo aussteigst, steigst du woanders wieder ein. Es ist dein Weg, dein Leben und deine Verantwortung dafür.

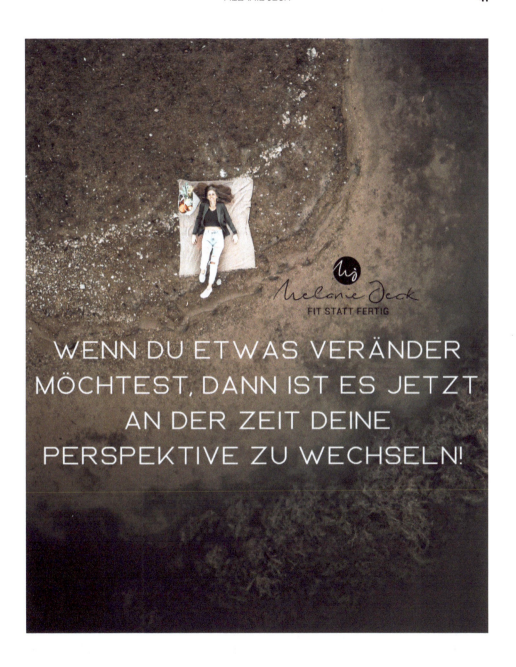

Beziehungen um uns – von innen nach außen

Das Gesetz der Resonanz beschreibt, dass wir in unser Leben ziehen, was wir zum einen unbewusst, zum anderen aber auch bewusst aussenden. Das klingt abstrakt, daher habe ich hier ein Beispiel für dich. Stell dir einmal vor: Du stehst morgens schon schlecht gelaunt und unbewusst auf. Mies gelaunt schaust du in den Spiegel, aus dem dir ein grimmiges Gesicht entgegensieht. Du machst dich fertig und wählst dunkle, gedeckte Kleidung, passend zu deiner Stimmung. Dein Partner sieht dich und fragt, ob alles okay ist. Mürrisch antwortest du ihm. In dieser Laune begegnest du nun weiterhin auch deinen Kindern, deinen Kunden oder deinen Vorgesetzten.

Auf der Fahrt ins Büro setzt du beim Abbiegen den Blinker zu spät. Der Autofahrer hinter dir hupt wild und gestikuliert mit den Armen. Das Brot, das du dir morgens schmierst, fällt mit der geschmierten Seite vom Tisch auf den Fußboden und hinterlässt einen schönen Fleck darauf und im Büro schüttest du dir einen Kaffee ein und kippst dabei etwas über die Akten, die auf deinem Schreibtisch liegen. Die Energie deiner miesen Laune kommt also zu dir zurück und bleibt bei dir. Das, was du aussendest, kommt zu dir zurück – et voilà – da ist es, das Gesetz der Resonanz. Gehst du stattdessen aber bewusst, lächelnd und strahlend durch den Tag, verläuft dieser völlig anders. Das Gesetz funktioniert immer und überall.

Natürlich basieren diese Resonanzen nicht nur auf deiner Tagesform, sondern zu großen Teilen auch auf deiner grundsätzlichen Lebenseinstellung sowie Prägungen aus der Kindheit. Wenn wir uns dieser Prägungen, also Schattenthemen, nicht bewusst sind, ziehen wir trotzdem genau diese Themen in unser Leben. Warum Schattenthemen? Nun, wenn du in der Sonne stehst, fällt dein Schatten auf diese Themen. Du wendest dich also von diesen Schattenthemen ab, kannst sie deshalb nicht sehen. Du musst dich umdrehen, um diese Themen bewusst wahrzunehmen. Schattenthemen befinden sich in deinem Unterbewusstsein, sie machen dir Angst, sie sind unangenehm und daher verdrängst du sie meist oder bist dir gar nicht über sie bewusst.

Oft erwarten wir dann von unserem Umfeld oder von unserem Partner, dass er oder sie diese Themen für uns auflöst und uns glücklich macht. Durch die Beziehung und die daran geknüpften Erwartungen versuchen wir dann, zu wenig Eigenverantwortung, Selbstliebe oder gar die zu geringe Selbstachtung zu kompensieren. Doch kein Partner kann das für dich leisten! Wir dürfen erkennen, dass wir uns von solchen Vorstellungen lösen können, um damit zu beginnen, Verantwortung für unser Leben, unser Glück und unsere Gesundheit zu übernehmen. Denn auch deinem Gegenüber werden diese Vorstellungen nicht gerecht. Wenn wir uns selbst nicht wertschätzen oder Angst davor haben, unsere Schattenthemen zu bearbeiten, dann ziehen wir mit dieser inneren Haltung entsprechende Menschen und Situationen in unsere Leben. Das ist wie bei einem Radio – du hast eine Frequenz eingestellt und genau die Musik, die auf dieser Frequenz gespielt wird, bekommst du zu hören. Wenn du immer gleiche Funkwellen aussendest, wirst du immer den gleichen Empfänger anziehen. Denn Sender und Empfänger können nur zusammenfinden, wenn sie auf die gleiche Sequenz eingestellt sind.

Wenn du allerdings erkennst, dass du die Verantwortung trägst, du etwas ändern möchtest und dir etwa eine Beziehung nicht guttut, auch und vor allem die Beziehung zu dir selbst, dann gehe eine Veränderung aktiv an, damit sich etwas ändert. Getreu dem Motto: *Change it, love it or leave it*. Mach dir klar, was du brauchst, um eine erfüllte Partnerschaft mit dir und zu anderen führen zu können. Manchmal erkennst du dabei auch, dass sich manche Menschen gerne weiterentwickeln möchten und andere eher nicht mehr. Vielen Menschen macht eine Veränderung Angst, deshalb bleiben sie lieber dort, wo sie seit Jahren schon sind. Angst und Starre verhindern jedoch Leichtigkeit und Lebendigkeit.

Ein Baum wächst ein Leben lang. Wenn er nicht mehr wächst, dann beginnt er zu sterben. Alles Lebendige in der Natur unterliegt einer ständigen Veränderung. Veränderung ist etwas völlig Natürliches und Normales. Manchmal versuchen uns andere Menschen, Freunde oder auch die eigene Familie, ob bewusst oder unbewusst, mit ihren Glaubenssätzen, Vorstellungen vom Leben und Grenzen in ihren Köpfen von Veränderungen abzuhalten. Denn eine Veränderung ändert dein Verhalten und dein Denken. Sie ändert dich. Da bekommt der gut gemeinte Satz „*Bleib so, wie du bist*" für dich ab heute vielleicht auch eine völlig andere Bedeutung.

Du denkst nach einer bewussten Veränderung anders und nicht mehr in den Denkmustern von früher, als du noch dieselben Grenzen und Glaubenssätze im Kopf hattest wie die Menschen, mit denen du dich bis jetzt umgeben hast. Wenn du das erkennst, dann darfst du die Beziehung und den Menschen auch voller Dankbarkeit und Liebe im Herzen für alles bis jetzt gemeinsam Erlebte in Frieden loslassen. Eure Wege können und dürfen sich dann trennen. Vielleicht findet ihr später einmal wieder zueinander, vielleicht folgen dir manche Menschen nach einiger Zeit, vielleicht aber auch nicht, denn eine echte Veränderung verändert auch wahrhaftig einiges in deinem Leben. Manche Menschen in deinem Leben sind ein Geschenk für dich, andere sind eine Lektion.

Veränderung bedeutet Leben, Leben bedeutet Veränderung und nicht Kontinuität. Sobald du dir selbst im Klaren darüber bist, was du von einer Beziehung möchtest, welche Frequenz du dafür aussenden und empfangen möchtest, wirst du den passenden Umgang mit dir finden und einen Partner mit entsprechender Frequenz anziehen. Und immer dann, wenn du deine Frequenz veränderst, geht das Spiel wieder von vorn los. Jeden Menschen, der gerade in deinem Leben ist, hast du angezogen, und wenn du dich oder dein Leben änderst, ist es nur natürlich, dass manche Menschen den Weg nicht weiter mit dir gehen werden. Vertraue darauf, dass alles in deinem Leben für dich und nicht gegen dich geschieht.

Dieselben Überlegungen sollten wir uns auch bei unserer Beziehung zu Gesundheit und unserer Ernährung machen. Was sendest du hier für Glaubenssätze aus, deine Art der Ernährung und deine Sichtweise auf deine Gesundheit betreffend? Wieso landen vielleicht immer wieder die gleichen Dinge in deinem Einkaufswagen, auf deinem Teller oder in deinem Mund? Wieso gelingt es dir nicht dauerhaft, dein Sportprogramm durchzuziehen und dir die Zeit hierfür zu nehmen?

Hand aufs Herz: Möchtest du wirklich dauerhaft Gewohnheiten aufrechterhalten, die dir nicht guttun und deiner Lebensqualität nicht nützen, sondern schaden? Der Verbleib in deiner Komfortzone und deinen erlernten Gewohnheiten hat übrigens nichts mit einer „echten Lebensqualität" von positiver Energie, Vitalität, frei von körperlicher Eingeschränktheit und Gesundheit gemeinsam.

Es ist absolut in Ordnung, wunderbar und natürlich, sich weiterzuentwickeln, zu neuen Erkenntnissen zu kommen und eine neue Herausforderung anzustreben. Du darfst erkennen und entscheiden, *was* dir guttut und wo du etwas verändern möchtest. Du wirst gegen Mauern laufen und an Grenzen stoßen, die du dir selbst gebaut hast, und auch gegen solche, die andere Menschen um dich herum gebaut haben. Doch unser Leben und unsere Lebendigkeit bedeuten nun einmal Veränderung und Wachstum. Schau dir die Natur an, sie macht es uns immer wieder vor. Denk an das Beispiel vom Baum, das ich bereits erwähnt hatte. So ergeht es auch uns Menschen. Wenn wir nicht mehr weiterwachsen, verkümmern wir und lange Zeit bemerken wir das nicht einmal und verstecken uns aus Angst vor Neuem und Veränderung, hinter erlernten Gewohnheiten, die oftmals dafür sorgen, dass wir uns nicht weiterentwickeln und verändern, sondern im unbewussten Autopilotenmodus verharren.

Gesunder Egoismus

Wenn sich dein Leben nicht nur um dich drehen soll, ist dafür ein gesunder Egoismus nötig. Was zuerst widersprüchlich klingt, ist letzlich nur logisch. Denn du kannst andere nur dann bedingungslos lieben, wenn du dich selbst liebst. Du kannst gesunde Beziehungen nur dann führen, wenn du zu dir selbst eine gesunde Beziehung hast. Und wenn du nicht für dich selbst sorgst, kannst du auch nicht für andere sorgen. Egoismus bedeutet aus philosophischer Sicht betrachtet übrigens: Lehre oder auch Anschauung, nach der alles, auch das altruistische Handeln, auf Selbstliebe beruht. Im heutigen Sprachgebrauch und unserem Verständnis wird Egoismus leider oft nur dafür benutzt, um ein Verhalten einer Person eher abzuwerten.

Probiere einmal aus, wie gut es dir tut, zu sagen: „Ich liebe mich so, wie ich bin, und ich bin gut so, wie ich bin, ich habe es verdient, geliebt zu werden, und ich habe es verdient, gesund zu sein." Ganz ohne Bedingungen. Das hat Auswirkungen auf dein Selbstbild, deine Selbstachtung, dein Selbstverständnis, deine Beziehungen zu anderen und damit auch auf deine Lebensqualität. Dich selbst zu lieben und so anzunehmen, wie du bist, bedeutet natürlich nicht, grundsätzlich nicht nach Veränderung zu streben. Was bedeutet denn Entwicklung? Etwas wird entwickelt, richtig? Wenn etwas entwickelt wird, dann war es zuvor ja verwickelt oder eingewickelt, oder? Eingewickelt in Glaubenssätze, Denkmuster, erlernte und antrainierte Gewohnheiten durch deine Erziehung, dein Umfeld, deine Kultur, in der du aufgewachsen bist, usw. Sich selbst zu lieben bedeutet, sich bedingungslos zu lieben, und gerade deshalb herauszufinden, wer du tief unter deiner Einwicklung wirklich bist.

Mal ganz ehrlich!

Solange du nicht bewusst wahrnimmst, was dir schadet, und du keine Verantwortung für dich übernimmst, wirst du weiterhin Dinge tun, die du vielleicht gar nicht möchtest oder die dir nicht guttun. Klare Worte – vielleicht wirken sie auch hart auf dich, aber ich möchte dich wachrütteln und dich aus der Komfortzone locken!

Liebgewordene Gewohnheiten wie Junkfood, netflixen, Softdrinks und Alkohol sind für viele Menschen Teil ihres Alltags. Sie nehmen gar nicht mehr bewusst wahr, was sie sich, ihrem Geist und ihrem Körper damit antun. 90 % von dem, was wir täglich tun, machen wir nicht im Bewusstsein! Hast du Gewichtsprobleme, denkst du vielleicht über jeden Happen, den du zu dir nimmst, dreimal nach und hast ein unentspanntes Verhältnis zu Ernährung. Doch auch, wenn du schlank bist, können sich schnell schlechte Gewohnheiten einschleichen. Wie viele Menschen habe ich schon erlebt, die gesagt haben: „Ich bin doch dünn, dann ist es auch egal, ob ich gesund esse, wie viel ich esse und ob ich mir die eine oder andere Cola dazu gönne. Man sieht ja äußerlich noch keine Anzeichen für eine ungesunde Lebensweise." Ja, äußerlich mag das sein. Aber durch eine schlechte Ernährung und Lebensweise belastest du deinen Körper unnötig, verwehrst ihm wertvolle Inhaltsstoffe, die gesunde Nahrung und ein gesunder Lebensstil beinhalten. Das ist vergleichbar mit der Zigarette, die wir an der frischen Luft rauchen. Die schadet uns auch, obwohl wir währenddessen draußen an der Luft stehen und gleichzeitig frischen Sauerstoff einatmen.

Mir ist es wichtig, dass wir aufhören, uns selbst etwas vorzumachen, uns selbst zu belügen. Ja, richtig gelesen. Uns selbst. Du kannst andere belügen, du kannst anderen erzählen, dass du dich gesund ernährst, tief schläfst und nicht rauchst, glücklich bist und dich wohlfühlst mit dem, was du gerade tust, und nach außen ein tolles Bild von dir selbst erschaffen. Doch stimmt das auch innerlich? Hand aufs Herz …

Dir selbst gegenüber solltest du ehrlich sein und erkennen können, wenn du es mal nicht direkt sein kannst. Denn jedes Mal, wenn du nicht authentisch und achtsam zu dir selbst bist, dann stirbt ein bisschen Selbstachtung und Liebe in dir ab. Und eines

Tages ist nichts mehr davon übrig. Dann nimmst du dich selbst nicht mehr ernst, mutest dir Dinge zu, die dir nicht guttun, und erkennst nicht mehr, was dir schadet. Du gehst dann ständig über deine eigene Grenze der Selbstachtung und der Wertschätzung dir gegenüber. Warum? Nun, überlege einmal: Du möchtest dich gesund ernähren. Erzählst herum, dass du dich jetzt vegetarisch, vegan oder wie auch immer ernährst. Dein Selbst erkennt: „Wow – das ist ja mal was." Du bist freudig und stolz, dass du es diesmal schaffst. Doch schon bei der nächsten Pizza wirst du schwach. Einmal ist keinmal, denkst du dir. Doch aus einmal wird mehrmals und schon sind deine wunderbaren Pläne den Bach hinuntergeflossen.

Was macht das jetzt mit deinem Selbst? Du erkennst, dass du dich selbst nicht an deine Versprechungen hältst. Du brichst deine Abmachungen. Mit dir selbst. Irgendwann traust du dir selbst nicht mehr und das nächste Mal, wenn du große Pläne hast, schüttelt dein Inneres erst mal mit dem Kopf: „Ach, schon wieder so ein Plan. Das wird doch eh nichts." Das passiert zwar alles in deinem Geist, deinem Inneren – doch es hat deutliche Folgen im Außen, insbesondere für deinen Körper. Dazu nun mehr.

> DA ES SEHR GLÜCKLICH IST GESUND ZU SEIN, HABE ICH BESCHLOSSEN DIES ZU FÖRDERN.

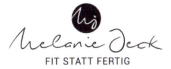

FIT STATT FERTIG

Womit nährst du dich?

Was nimmst du eigentlich jeden Tag zu dir? Hast du schon einmal darüber nachgedacht?

Dreh im Supermarkt einfach einmal eine Tütensuppe um und schau nach, welche Zutaten enthalten sind. Kannst du die Zutaten noch aussprechen? Können Dinge, die wir noch nicht einmal aussprechen können, überhaupt gesund sein? Dort, wo drei bis fünf Zutaten stehen sollten, siehst du 50 Inhaltsstoffe. Doch nicht nur bei der Ernährung gilt es, darauf zu achten, was du zu dir nimmst. Auch andere Genussmittel, Zigaretten beispielsweise, haben 400 Inhaltsstoffe, von denen 200 krebserregend sind. Mit ganz viel Glück wirst du vielleicht nicht schwer erkranken, doch trotzdem sind diese Inhaltsstoffe extrem schädlich und verhindern Gesundheit, statt sie zu fördern.

Bis wir ernsthafte körperliche Symptome, ausgelöst durch Mangelernährung, Junkfood oder Genussmittelkonsum bemerken, dauert es einige Zeit, oft sogar Jahrzehnte. Unser Körper ist ein Wunderwerk und kann erstaunlich lange mit ungünstigen Rahmenbedingungen zurechtkommen und diese kompensieren. Doch auch die Kompensation hat ihren Preis, denn der Körper geht dafür oft an seine Reserven. Er nimmt lieber eine chronische Krankheit in Kauf, denn das Hauptziel des Immunsystems und des Körpers ist es, unser Überleben zu sichern. Natürlich kannst du nun sagen: *Ich warte ab, bis ich Symptome bekomme.* Doch willst du das wirklich? Oder möchtest du lieber dafür sorgen, dass du gesund bist und es auch bleibst?

Oft sind es unsere lieb gewonnenen Gewohnheiten, die uns davon abhalten, Dinge ehrlich und aufrichtig zu hinterfragen und konsequent zu ändern. Jemand, der zum ersten Mal an einer Zigarette zieht, muss sich dabei fast übergeben. Vielleicht erinnerst du dich auch noch an diesen ersten Zug? Viele Menschen „probieren" in ihren Teenagerjahren einmal, wie eine Zigarette schmeckt. Doch alles in unserem Körper sträubt sich sofort gegen dieses Gift – zu Recht. Warum hören wir dann nicht auf unseren Körper und machen weiter? Ein Raucher, der seit 20 Jahren raucht, wird dir sogar antworten, dass es ihm schmeckt. Doch dies hat weniger mit Geschmack als vielmehr mit Gewohnheit und Abhängigkeit zu tun. Rauchen wird zu einer lieb gewonnenen Gewohnheit, egal, ob es nun der Gesundheit und dem Körper guttut oder nicht.

So ist es übrigens auch mit Pflanzenmilch. Oft höre ich die Aussage, Pflanzenmilch würde nicht schmecken. An Kuhmilch sind wir seit vielen Jahren gewöhnt und plötzlich sollen unser Körper und unsere Geschmacksnerven etwas anderes annehmen. Im ersten Moment befinden also viele Menschen: „Pflanzenmilch schmeckt nicht!", weil sie diese natürlich mit Kuhmilch vergleichen. Dieser Vergleich funktioniert nicht, ohne sich ausreichend Zeit zu nehmen. Doch genauso wie beim Rauchen ist es auch hier eine Gewohnheit. Natürlich müssen sich unsere Geschmacksnerven erst einmal umstellen, also gib dir etwas Zeit und teste dich durch die verschiedenen Angebote. Mittlerweile gibt es eine riesige Auswahl an Milchalternativen. Wenn dir die erste Sorte nicht schmeckt, probiere eine zweite und dritte. Du wirst dich genauso daran gewöhnen, wie du dich auch vor langer Zeit einmal an Kuhmilch gewöhnt hast oder an das Rauchen oder an Alkohol. Ob die Gewohnheit positiv oder negativ für dich ist, sie entwickelt sich auf die gleiche Weise. Und genauso kannst du sie dir auch wieder abgewöhnen, manchmal leichter, manchmal vielleicht etwas schwerer. Dabei spielen dein Kopf und deine Glaubenssätze natürlich eine entscheidende Rolle.

Eine meiner lieb gewonnenen Gewohnheiten war Alkohol. Als ich noch regelmäßig Alkohol getrunken habe, habe ich jedes Jahr zwischen Karneval und Ostern gefastet und auf Alkohol und Industriezucker verzichtet. In dieser Zeit habe ich gespürt, wie gut es mir geht, wenn ich auf diese beiden Dinge verzichte. Damals fühlte es sich tatsächlich auch noch wie ein Verzichten an, heute weiß ich, ich habe mich von diesen beiden Dingen befreit und das ist im Bewusstsein etwas völlig anderes. Denn das Gefühl eines Verzichts gibt dir ein Gefühl eines Mangelzustands, während das Gefühl einer Befreiung von etwas dir das Gefühl eines Qualitätsbewusstseins gibt. Doch darauf komme ich später noch ausführlich zurück.

Ehrlich gesagt und für mich reflektiert betrachtet, habe ich Wein, Sekt, Likör, oder auch Schnaps nur getrunken, um mich zu entspannen und weil ich mich mit der Zeit in meinem Leben daran gewöhnt hatte, zu bestimmen Anlässen und unter bestimmten Stimmungsbedingungen Alkohol zu trinken, weil es eben kulturell und gesellschaftlich dazugehört, nicht weil es mir wirklich gut schmeckte. Schon in früher Kindheit erleben wir, welche Bedingungen für eine Feier von Erwachsenen gelten, und da ist Alkohol meist an vorderster Front. Also übernehmen wir oft diese Verhaltensweisen ungeprüft und unhinterfragt, schließlich ist Alkohol als Einstiegsdroge überall erhältlich und kulturell absolut salonfähig. Eine Party ohne Alkohol ist für die meisten Menschen keine richtige Party.

Am nächsten Morgen bereute ich dann überwiegend den letzten Abend. Mir ging es nie gut, nachdem ich etwas getrunken hatte. Und trotzdem redete ich mir ein, dass ein Gläschen Wein eben dazugehört und der gesüßte Baileys doch eigentlich ganz lecker ist. Irgendwann fing ich an mich zu fragen, ob ich das mache, weil es mir *wirklich* schmeckt oder weil ich den Alkohol *brauche*, um herunterzukommen und um mich zu entspannen, oder ich einfach nur noch einer schlechten Gewohnheit folge, die mir gesundheitlich mehr schadet als nützt. Die erste, spontane Antwort erschreckte mich etwas und brachte mich noch mehr zum Nachdenken, denn sie hatte nichts mit echtem Geschmack zu tun. Wein schmeckte mir nämlich überhaupt nicht. Ich erinnerte mich an meine erste Weinprobe. Da war der erste Schluck an einem trockenen Wein kein Genuss, sondern ich habe mich gefragt, was daran jetzt so lecker schmecken soll. Also trank ich früher süßen Wein, der schmeckte mir, weil er schön süß war. Davon bekommt man aber noch mehr Kopfschmerzen am nächsten Morgen. Deshalb wurde der Wein über die Jahre immer trockener und ich habe mich an den Geschmack gewöhnt, so wie sich ein Raucher an den Qualm einer Zigarette gewöhnt. Da „schmeckt" die Zigarette auch nicht beim ersten Zug, du gewöhnst du dich nur an das Nikotin und wirst abhängig davon und dafür nimmst du dann auch den Geschmack des verbrannten Tabaks mit mehr als 400 schädlichen Substanzen in Kauf und inhalierst ihn tief in deine Lunge. Zur Verteidigung der eigenen Schädigung gibt es dann immer das Totschlagargument: *Es schmeckt mir aber*.

Warum brauchte ich also Alkohol wirklich? Ich stellte mir ehrlich folgende Fragen, um dahinterzukommen, wofür ich den Alkohol benutze – und diese Fragen empfehle ich dir auch, wenn du ein Genussmittel zu dir nimmst, das dir ganz ehrlich reflektiert und betrachtet nicht guttut (Alkohol, Zigaretten, Junkfood …):

- Was in meinem Leben veranlasst mich dazu, nicht ohne Alkohol auszukommen?
- Welche Stimmungslage veranlasst mich dazu, Alkohol zu trinken, und wie benutze ich ihn dann?
- Was läuft gerade schief und was möchte ich verändern?
- Wo bin ich vielleicht nicht ehrlich zu mir selbst und warum nicht?

- Wo habe ich Beziehungen zu Freunden, die mir nicht guttun?
- Warum traue ich mich nicht, die Dinge anzusprechen, die mich stören?
- Wieso sage ich meinem Partner und meinem Umfeld nicht, was mir auf dem Herzen liegt?
- Warum traue ich mich auf der Arbeit nicht, Probleme anzusprechen?
- Was davon kompensiere ich mit Alkohol/Zigaretten/Essen/Shopping/...?

Wenn du seelisch und körperlich nicht im Gleichgewicht bist, versuchst du unterbewusst, dich zurück in dein Gleichgewicht zu bringen. So entstehen Ersatzkompensationen. Du kommst abends von der Arbeit nach Hause, bist gefrustet, weil die Arbeitskollegen doof sind oder deine Tätigkeit nicht erfüllend ist. Vielleicht ist dein Chef ein Tyrann oder dein Job unterfordert dich. Weil du den ganzen Tag lang *diesen Mist* ertragen hast, belohnst du dich nun. *Jetzt habe ich mir etwas verdient!* Du gehst an den Süßigkeitenschrank oder gönnst dir ein Feierabendbier. Du versuchst damit, deinen Frust darüber zu kompensieren, dass du dich nicht traust, etwas an deiner Situation zu ändern. Du isst nicht aus Hunger, sondern aus emotionalen Gründen. Andersherum funktioniert es übrigens auch. Wenn du an einem Tag besonders erfolgreich warst, diesen Erfolg aber innerlich gar nicht richtig fühlst, belohnst du dich abends mit Dingen wie Alkohol und Süßigkeiten. Dein Belohnungszentrum freut sich, schüttet Hormone aus und du fühlst dich glücklich. Doch ist es nicht sinnvoll zu lernen, wie du stolz, selbstbewusst und erfüllt von Liebe auf dich sein kannst, ganz ohne schädliche Kompensationen, die ein selbstzerstörerisches, gesundheitsschädliches und die Lebensqualität verringerndes Ausmaß annehmen können?

Emotionales Essen hat also nichts mit Hunger zu tun, zumindest nicht mit dem Hunger, den wir erleben, wenn unser Magen knurrt. Unsere Seele hungert. Wenn unsere Seele etwas von außen braucht ist es Zeit, sich die Frage zu stellen: „Warum ist mein Inneres denn so leer, dass ich etwas von außen benötige?"

Gewohnheiten entstehen in unserem Gehirn immer durch einen Auslösereiz, dem folgt dann deine gelernte Routine und am Ende entsteht dabei eine Belohnung für dich, egal ob es hier um Ernährung, Gedanken oder Suchtmittel geht. So wie Gewohnheiten entstehen, können wir sie jedoch auch ändern. Wenn du in deinem Inneren kein wahrhaftiges Glück trägst, wirst du es im Außen nie finden. Was du im Außen findest, sind nur kurze Kicks, die schnell wieder verblassen und ständig neu von außen aufgefüllt werden müssen. Ein kurzes Glück, das du in Schokolade, Pizza, Zigaretten oder Alkohol findest.

Doch am nächsten Morgen oder im nächsten Moment wirst du aufwachen und dein Inneres vielleicht nicht ertragen. Du bist gefrustet und versuchst, dieses Gefühl mit Schokolade zu kompensieren. Der Auslösereiz ist diesmal Frust. Du fühlst dich unwohl, leer, gekränkt, traurig usw. Deine Reaktion darauf ist Schokolade und der enthaltene Zucker aktiviert in deinem Gehirn das Belohnungszentrum, was dazu führt, dass du dich wohl, entspannt, geliebt, erfüllt usw. fühlst. Zucker sorgt dafür, dass das Belohnungszentrum aktiviert wird und die Glückshormone Serotonin und Dopamin ausgeschüttet werden. Diese Hormone werden ebenfalls bei Drogenkonsum ausgeschüttet – sie machen glücklich und entspannt. Forscher der Universität in Princeton, New Jersey/USA, stellten fest, dass bei massivem Zuckerkonsum dieselben Veränderungen im Gehirn zu finden sind wie bei einem harten Konsum von Drogen wie Heroin oder Kokain, und dies bereits nach vier Wochen verstärktem Zuckerkonsum (wisemed.ch). Deshalb fällt es uns auch so schwer, auf Zucker zu verzichten. Schließlich sind die meisten von uns schon seit dem Kleinkindalter daran gewöhnt. Um diese Gefühle wieder und wieder zu spüren, nehmen wir mehr und mehr Zucker zu uns. Wir werden wirklich abhängig davon.

33 Kilogramm Zucker konsumiert der Durchschnittsdeutsche pro Jahr. Ein Schokobon enthält ein Stück Würfelzucker. Damit machen wir schon unsere Kinder abhängig, natürlich überwiegend unwissend und nicht mit böser Absicht. Vor allem bei unserem Zuckerkonsum sollten wir aufhören, uns selbst etwas vorzumachen. Sind deine Kinder bereits in einem Alter, in dem sie Veränderungen wahrnehmen und daher nicht nachvollziehen können, weshalb sie nun auf ihre Lieblingssüßigkeiten verzichten sollen, kann ich dir den Film *Voll verzuckert*[1] empfehlen. Wir als Familie haben uns den Film gemeinsam angesehen. Meine Kinder waren danach geschockt und haben begonnen, zu überdenken,

---

1 **Voll verzuckert** ist ein Dokumentarfilm des australischen Regisseurs Damon Gameau, der den Konsum von Haushaltszucker kritisiert und als wichtige Ursache für das in Australien weit verbreitete starke Übergewicht darstellt (Quelle: Wikipedia).

ob sie weiterhin Süßes essen möchten. Seitdem verzichten wir als Familie auf Industriezucker.

Um vom Zuckerkonsum loszukommen dürfen wir lernen, positive Gefühle auch ohne Zucker oder andere Ersatzkompensationen hervorzurufen. Mit ein wenig Übung und Durchhaltevermögen lassen sich schlechte Angewohnheiten durch gute ersetzen. Das geht allerdings nicht von jetzt auf gleich. Außerdem gibt es viele tolle und gesunde Alternativen, um Zucker zu ersetzen.

Wie schwer es für uns ist, unsere Komfortzone zu verlassen und lieb gewonnene Gewohnheiten abzulegen, zeigt sich gut bei Rauchern. Sie verteidigen ihre Zigaretten mit Verweis auf die Lebensqualität, die sie sich durch ihre Zigarette „errauchen". Aber ist es wirklich Lebensqualität, vielleicht mit 60 Jahren an einer Sauerstoffflasche angeschlossen zu sein und nicht mehr allein atmen zu können oder bereits eine Bypassoperation hinter sich zu haben?

Ist es Lebensqualität, wenn wir gerne so viel essen, dadurch ein paar Kilos zu viel haben und uns im Extremfall den Magen verkleinern lassen müssen? Die Zahl der Menschen, die nach einer Magenverkleinerung an Depressionen erkranken, liegt bei 40 %, denn sie können ihren Frust, ihre Sorgen und fehlende Zuneigung nicht mehr durch Essen kompensieren. Ist es also Lebensqualität, „gerne und viel zu essen", oder eher eine Ausrede?

Als mein Vater im Alter von 36 Jahren an den Folgen eines Gehirntumors starb, war ich acht Jahre alt. Damals hat er sich sicher nicht gedacht: „Hätte ich doch besser mal noch etwas mehr Zeit in meinem Leben, um ein paar Zigaretten zu rauchen, um Bier zu trinken und schwarz gegrillte Koteletts zu essen." Er hätte sich wohl eher gewünscht, dass ihm unbeschwerte, gesunde und energievolle Jahre mit seiner Familie bevorstehen, dass er seine Kinder aufwachsen sieht und einmal seine Enkel kennenlernt.

Mir ist es in diesem Buch ein Anliegen, dass du reflektieren kannst, warum du gewisse Dinge tust, und vor allem, dich erst einmal nicht dafür verurteilst. Es geht mir keinesfalls darum, dass du dich kasteien sollst, indem du ab sofort radikal dein Leben änderst und auf alles „verzichtest", was du dir über lange Jahre angewöhnt hast, sondern darum, dass du dir dessen bewusst wirst, warum du das tust, was du tust, denn dann fühlt sich eine Veränderung auch nicht mehr wie ein Verzicht oder kasteien für dich an, sondern eher wie eine Befreiung von einer Sache oder einer Gewohnheit, die dir nicht guttut. Denn durch Bewusstwerdung kannst du dein *Warum* erkennen, warum es sich viel mehr für dich lohnt, sich von einem Muster und einer Gewohnheit zu befreien, die dir nicht guttut, anstatt ihr weiterhin treu zu bleiben.

In meiner Jugend hatte ich bereits eine Phase, in der ich kein Fleisch mehr essen wollte. Meine Mutter unterstützte diese Veränderung damals nicht und nahm daher auch keine Rücksicht darauf. Ein paar Wochen versuchte ich also, selbst zu kochen, und ernährte mich von Kartoffeln und trockenem Gemüse. Irgendwann gab ich auf und aß zum Teil wieder das, was meine Mutter kochte. Mein Warum war damals noch nicht groß genug für mich, um eine dauerhafte Veränderung zu leben.

Als Kinder und Jugendliche haben wir vielleicht noch nicht die Kraft und die Bedingungen für Veränderung, aber je älter wir werden, desto mehr sollten wir hinterfragen, **warum** wir etwas tun. Zu erkennen, wann du etwas für dich und nicht für andere tust, ist ein Prozess, der dich dein Leben lang begleiten wird. Bewusstsein zu fördern bedeutet, immer und immer wieder in dich hineinzuhorchen: Was macht das mit mir? Will *ich* das? Und wenn ich es nicht will, wie gehe ich damit nun um? Was will ich stattdessen? Ist es gut und richtig für mich, nur weil es 80 % aller Menschen in meinem Umfeld tun?

Warte also bei all diesen Dingen nicht, bis du Symptome bemerkst – egal ob körperlich oder seelisch! Hör auf, dir Dinge schönzureden, die nicht gut für dich sind, und beginne damit, dich hinter all deinen gelernten Glaubenssätzen und Gewohnheiten zu finden. Und das am besten sofort.

Eine ehrliche Bestandsaufnahme

Wie oft gehst du abends an den Süßigkeitenschrank? Nicht, weil du Hunger hast, sondern aus Gewohnheit und weil es *eben dazugehört*? Wir schalten den Fernseher ein, es kommt Fußball. Was machen wir? Holen uns eine Tüte Chips, ein Bier und reden uns diese Routine als Belohnung schön. Das alles findet nicht einmal mehr in unserem Bewusstsein statt. Es passiert einfach so.

Nimm dir also jetzt einen Zettel und schreibe in einer Art Tagebuch auf,

- was du isst,
- wann du isst,
- ob du aufhörst zu essen, wenn du satt bist,
- wie du dich davor fühlst und wie danach,
- wann du Sport machst,
- welchen Sport du machst,
- wie du schläfst,
- ob du dir Zeit für dich nimmst,
- wann es dir gut geht und wann schlecht?

Mit dieser Übung kannst du herausfinden, was du tust, warum du es tust und wann du es tust. Das hört sich jetzt möglicherweise erst einmal komisch für dich an, doch viele Menschen erkennen oder kennen ihre Gewohnheiten überhaupt nicht bewusst. Denk daran, 90 % von dem, was du täglich tust, geschieht aus deinem Unterbewusstsein heraus. Deshalb entsteht eine bewusste Ernährung über diesen Weg – von unbewusst zu bewusst. Raus aus dem Autopilotmodus, rein ins bewusste Selbststeuern und -lenken. Emotionales und gewohnheitsmäßiges Essen oder Trinken kannst du mit dieser Übung leichter entlarven und erkennen. Sei dabei bitte aufrichtig und respektvoll zu dir selbst und bewerte dich nicht für dein Verhalten.

Bitte lass an dieser Stelle jegliche Bewertung außen vor. Wenn du bereits im Hinterkopf hast: „Das ist jetzt aber schlecht, was gibt denn das für ein Bild von mir", dann erschwert dir dieser Gedanke wahrscheinlich umso mehr, ehrlich zu dir zu sein und eine ehrliche Erkenntnis zu haben. Niemand möchte sich selbst negativ bewerten, dann reden wir uns unsere Angewohnheiten lieber schön. Lass die Bewertung weg und schau einfach nach, was wirklich da ist, was du siehst und fühlst. Der Wahrheit aufrichtig und mutig ins Gesicht zu sehen ist die beste Möglichkeit, sie zu erkennen. Du darfst und sollst wirklich ganz ehrlich zu dir sein – ohne dich dabei zu bewerten. Wenn du dein Tagebuch konsequent und selbstbewusst ausfüllst, wirst du feststellen können, dass vielleicht nicht alles perfekt ist. Aber nun hast du die Wahl, ob du dich weiter in Ausreden flüchtest oder mit voller Eigenverantwortung ins bewusste Handeln gehst. Dabei ist enorm wichtig, dass du dich nicht verurteilst. Es geht nicht um Perfektion, nicht um das perfekte Essen, perfekten Sport und perfekte Beziehungen auf allen Ebenen (Perfektion gibt es ohnehin nicht), sondern erst einmal nur darum, dass du dir nichts mehr vormachst und dich selbst ehrlich, aufrichtig und respektvoll behandelst. Das ist der erste Schritt, um in eine Veränderung zu kommen und wirklich etwas in deinem Leben und deinem Verhalten zu verändern. Wie bereits erwähnt, früher habe ich oft von Karneval bis Ostern gefastet. Ich trank keinen Alkohol und verzichtete auf Süßigkeiten. In diesen sechs Wochen bemerkte ich, wie gut es mir tat, aus meinen vermeintlich lieb gewordenen Gewohnheiten auszubrechen. An Ostermontag habe ich trotzdem mit Sekt angestoßen und Kuchen gegessen. Nach zwei oder drei Jahren stellte ich mir die Frage, warum ich das tue. Warum ging es mir während dieser sechs Wochen so viel besser? Ich fing an, mich damit bewusst auseinanderzusetzen, las Bücher über das Fasten, begann mein erstes Fernstudium zur Ernährungsberaterin und lernte, was in unserem Körper bei der Verstoffwechselung bestimmter Nahrungsmittel passiert. Für mich begann damit *mein* bewusster Prozess der Veränderung. Ich begann damit, dauerhaft etwas in meinem Leben, an meinen Glaubenssätzen und meinen Gewohnheiten zu ändern. Ändere deine Gewohnheiten und du und dein Leben verändern sich.

- Ändere deine Gedanken und deine Gewohnheiten verändern sich.
- Ändere deine Gewohnheiten und deine Handlungen ändern sich.
- Ändere deine Handlungen und deine Erträge ändern sich.
- Ändere deine Erträge und deine Energie ändert sich.
- Ändere deine Energie und deine Anziehung ändert sich.
- Ändere deine Anziehung und dein Umfeld ändert sich.
- Ändere dein Umfeld und dein Leben ändert sich.

Einige Menschen schaffen Veränderungen vielleicht auch ohne große zusätzliche Hilfe, wenn sie anfangen, sich mit bestimmten Themen zu beschäftigen und dabei erkennen können, wie sie Verantwortung für sich selbst übernehmen und anders handeln. Sie finden selbst Lösungen dafür. Die meisten Menschen benötigen aber die Unterstützung anderer, das ist normal und völlig in Ordnung. Gerne bin ich mit diesem Buch oder auf www.fitstattfertig.de für dich da, um dir dabei zu helfen, deine

Gewohnheiten zu erkennen, zu hinterfragen und, wenn du magst, zu verändern.

Durch den Fragebogen und die Reflexion hast du den ersten Schritt auf dem Weg zur Veränderung gemacht. Du weißt nun, wie dein Tagesablauf aussieht und wo es Situationen gibt, in denen du negative Emotionen eventuell mit Genussmitteln/Essen oder anderen eher undienlichen Verhaltensweisen kompensierst. Überlege dir nun, welche Routinen dir dabei helfen könnten, dich auch ohne diese Ersatzbefriedigungen wohl, geliebt und erfüllt zu fühlen.

Eine neue Gewohnheit, um dich bei Frust zu belohnen, könnte sein, dass du eine Freundin oder einen Freund anrufst. Vielleicht hilft es dir auch, wenn du deine Gedanken und Gefühle aufschreibst oder einen Spaziergang an der frischen Luft machst. Was tut dir gut? Was hast du als Kind gerne gemacht? Bist du kreativ, tanzt du gerne, liebst du die Natur? Was möchtest du „eigentlich" schon immer machen und warum tust du es nicht? Was hält dich davon ab, dich wirklich glücklich zu machen?

Auch ich habe lange Zeit nicht darauf geschaut, was ich meinem Körper, meiner Lebensenergie und mir antue. Ich bin mitgeschwommen in einem Fluss, der geprägt war von Gewohnheiten, Glaubenssätzen, Ignoranz und Ritualen. Der Auslöser, mich mit dem Thema Lebensenergie und Gesundheit und außerdem mit der Verantwortung für meine Ernährung zu beschäftigen und diese schrittweise zu verändern (und dabei habe ich wirklich in alle Richtungen viel experimentiert), war ein

Vortrag von Hubert Schwarz, zu dessen Zeit ich übrigens noch knapp 16 kg mehr Körpergewicht mit mir herumgetragen habe. Hubert Schwarz ist ein Extremsportler, der unter anderem in 80 Tagen mit dem Fahrrad um die Welt geradelt ist. Durch seinen Vortrag und die Erkenntnis darüber, wie wichtig mir ein gesunder Körper ist, wurde mir bewusst: Ich habe nur einen Körper für dieses Leben zur Verfügung und ich habe auch nur eine Gesundheit, für die ich eine sehr große Verantwortung trage. Wenn ich beides nur noch eingeschränkt zur Verfügung habe, dann habe ich ein Problem, das ich nicht haben will und gegen das ich aktiv ab heute etwas tun möchte.

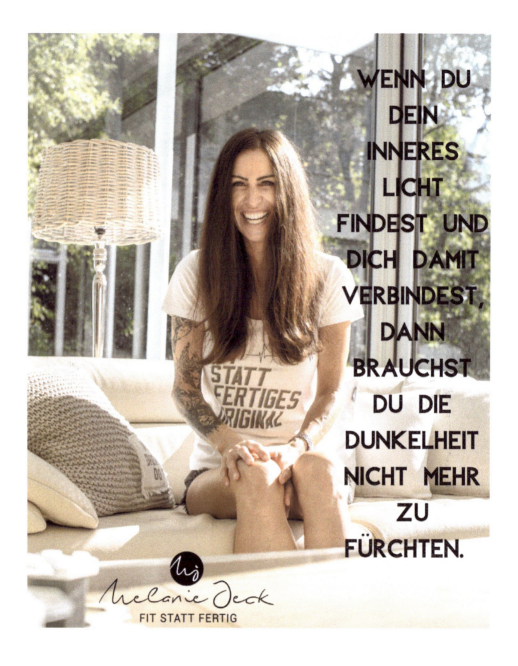

100 % absteigend

Der Großteil von uns kommt mit perfekter, hundertprozentiger Gesundheit zur Welt. Doch schon in frühen Jahren unseres Lebens kann sie, je nach Ernährungsgewohnheiten, ungünstigen Lebensgewohnheiten, bestimmten Umweltfaktoren wie Angst, Stress, Umweltgiften und Bewegungsmangel, stetig abnehmen – anfangs vielleicht etwas langsamer, später, je mehr du deinem Körper und Geist zumutest, schneller. Bei achtzigprozentiger Gesundheit bemerkst du vielleicht schon leichte Veränderungen, kannst sie jedoch nicht wirklich einschätzen oder zuordnen, also ignorierst du sie möglicherweise erst einmal. Bei 70 % wird es schon klarer. Die ersten Symptome, die du nicht mehr ignorieren kannst, treten auf. Du bekommst Rückenschmerzen und kannst nicht mehr sitzen. Du hast ständig Magendrücken und kannst dich nur noch schlecht konzentrieren. Dein Blutdruck steigt und das Herz klopft dir bis zum Hals. Du gewöhnst dich mehr und mehr daran, dass deine Gesundheit schwindet, wirst dir dessen aber meist erst durch einen gravierenden Auslöser bewusst. Bei 50 % bekommen viele Menschen einen richtigen Schuss vor den Bug. Medikamente oder dauerhafte Behandlungen stehen an. Diese beseitigen allerdings nicht die Ursache des Problems, sondern lindern oder unterdrücken bestenfalls die Symptome. Die Nebenwirkungen der Medikamente oder der Wirkstoff selbst können weiteren Einfluss auf deine Gesundheit nehmen und es entsteht eine neue Baustelle in deinem Körper, die dich mehr Energie kostet, als sie dir bringt. Zu allen diesen Zeitpunkten hast du immer noch die Chance, das Ruder herumzureißen. Wenn du allerdings erst einmal bei 30 % Gesundheit angekommen bist wird es umso schwieriger, wieder auf 100 % zu kommen.

Also: Wäre es nicht viel sinnvoller und respektvoller dir, deiner Gesundheit und deinem Leben gegenüber, es lieber gar nicht erst so weit kommen zu lassen? Ein Gespür für unsere Gesundheit und wie wichtig uns diese ist, bekommen wir oft erst dann, wenn wir einmal krank waren oder ein Erlebnis hatten, das uns die abwesende Gesundheit spüren ließ. Warum ist das so? Warum machen wir uns nicht täglich bewusst, dass wir die Verantwortung für unsere Gesundheit, für Körper, Geist und Seele haben und dass wir verantwortlich dafür sind, wie wir uns ernähren und vor allem womit?

Um unsere eigene Gesundheit kümmern wir uns seltsamerweise oft erst, wenn wir selbst Einschränkungen erfahren, und manchmal nicht einmal dann. Ich bin der festen Überzeugung, dass es überhaupt nicht so weit kommen muss, erst durch Krankheit zu erkennen, präventiv für unsere Gesundheit zu sorgen. Dafür ist jedoch ein höheres Bewusstsein nötig, *warum* du das tun möchtest.

Wenn dein *Warum* für dich nicht groß genug ist, kannst du es dauerhaft auch nicht sehen, fühlen und dich daran orientieren. Wenn dein Warum so klein ist, dass es dir gerade die Energie dafür vermittelt, die dazu ausreicht, eine Diät bis zum nächsten Urlaub zu machen, damit du am Strand eine gute Figur abgibst, sind dein Warum und die damit verbundene Energie bereits im Urlaub weg. Falls es nicht direkt im Urlaub der Fall ist, dann wohl allerspätestens danach. Wahrscheinlich verabschiedet sich dein Warum für die nächsten 10 Monate wieder und kommt vielleicht kurz vor dem nächsten Urlaub, ebenfalls nur zeitlich befristet, wieder zu dir zurück.

Wenn dein *Warum* aber so groß ist, dass du damit ein neues und tiefes Bewusstsein von deinem Selbstwert, dem Respekt dir selbst gegenüber und dem Wert deiner Gesundheit und deiner Verantwortung für diese erkennst und dieses auch wahrhaftig fühlst und zulassen kannst, dann bist du auf dem richtigen Weg. Wenn du mit deinem *Warum* verbinden kannst, dass deine Gesundheit dir dauerhaft und nicht nur temporär wichtig ist, dann wird dein *Warum* sehr groß, und dauerhaft sichtbar und fühlbar für dich. Für dich könnte dein *Warum* dann zum Beispiel so aussehen:

Weil alles in meinem Leben eine Konsequenz nach sich zieht und mit einer bestimmten Energie verbunden ist, übernehme ich ab heute eine bewusste, respektvolle und aufrichtige Verantwortung für mein Verhalten und mich. Ich habe es verdient, mein Leben voller Energie und Gesundheit zu erleben, und bin mir selbst gegenüber liebevoll verpflichtet, respektvoll mit mir umzugehen und mich um mein Wohlergehen zu kümmern. Ich selbst habe die volle Verantwortung für die Gesundheit meines Körpers und werde alles, was in meiner Verantwortung steht, dafür tun, dass ich so lange wie möglich kraftvoll, energiegeladen und gesund bin. Niemand anderer außer mir kann die Verantwortung für mein Verhalten und mein Bewusstsein übernehmen. Ich werde ab heute konsequent selbst die Verantwortung übernehmen und bewusste, respektvolle Entscheidungen für mich treffen, die meine Gesundheit, meine Lebensenergie und mein Wohlbefinden dauerhaft fördern und erhöhen. Ich bin offen für Neues, Lernen und Veränderungen und wähle bewusste Entscheidungen statt gewohnte Entscheidungen im Autopilotmodus, die mich nur kurzfristig befriedigen und mir und meinem Körper langfristig eher Schaden zufügen.

Wenn dein Warum so groß, bewusst und wahrhaftig gewählt ist, hat es eine ganz andere Tiefe und eine viel kräftigere Bedeutung für dich. Damit bist du sinnbildlich gesehen eine Eiche statt ein Strohhalm. Diese Eiche übersteht auch einen heftigen Sturm. Den Strohhalm verweht es beim ersten Windstoß. Ein bewusst gewähltes Warum setzt voraus, dass du tatsächlich beginnst, dein Verhalten und deine Gewohnheiten zu reflektieren, um zu erkennen, an welcher Stelle du wie ferngesteuert einfach deinen lieb gewonnenen Gewohnheiten nachgehst. Dann steuern dich deine Gewohnheiten, ohne dass du es bemerkst. Ändere sie und du änderst dich, denn immer gleiche Taten führen dich auch zu immer gleichen Ergebnissen in deinem Leben. Stell dir deine Gewohnheiten einmal wie ein Navigationsgerät vor, das mit deinem Auto verbunden ist und nur einen Zielort eingespeichert hat, mit zwei bis drei unterschiedlichen Routen zum Ziel. Ein bisschen Abwechslung im Tagesablauf zu deinem Zielort wird dich wohl täglich begleiten, je nachdem, welche Route du gerade fährst. Jedoch sind die Straßen, die du fährst, der Radiosender, den du hörst, oder die Menschen, die du unterwegs triffst, und die Dinge, über die du dich ärgerst oder freust, häufig gleich. Egal welche Route du fährst, am Ende kommst du immer wieder am gleichen Ziel an, da du kein anderes Ziel eingegeben hast. Wenn du also dein Ziel nicht veränderst, wirst du auch an keinem neuen Ziel ankommen können. Was ist dein gesundheitliches Ziel in deinem Leben und warum möchtest du dort ankommen?

Überlege einmal: Warum ist Gesundheit für dich und dein Leben, für deine Lebensenergie und deine Lebensqualität wichtig? Und was bedeutet Lebensqualität für dich überhaupt? Bedeutet Lebensqualität, dass du bis zum Ende deines Lebens allein zuhause wohnen, Gespräche mit deinen Enkeln führen und klar denken kannst? Oder gibst du dich damit zufrieden oder hast noch den Glaubenssatz im Kopf, dass *man* nun einmal ab 60 Jahren abbaut, getreu nach dem Motto: „*Ist doch normal*" ... Und wenn es sowieso normal ist, kannst du die Zeit bis dahin auch noch nutzen und weiterhin Fastfood essen, Alkohol trinken und später im Pflegeheim dahinvegetieren, oder? Das ist doch NORMAL. Kennst du solche Glaubenssätze?

In meiner Vorstellung ist das kein normales Bild für mein Leben. Dein Leben ist *deine* Entscheidung. Also, wie definierst du Lebensqualität für dich? Und welchen Einfluss hat deine Ernährung wirklich? Entdecke, was alles dahintersteckt.

> **WENN GESCHMACK ZU EINEM GROSSEN TEIL NUR ERLERNT IST, WANN ENTSCHEIDEST DU DICH DANN WIEDER BEWUSST DAZU ETWAS NEUES ZU ERLERNEN?**
>
> DAMIT WIEDER ETWAS NEUES IN DEINEM LEBEN GESCHIEHT.
>
> *Melanie Deck*
> FIT STATT FERTIG

Du isst, was du denkst, und anschließend bist du das, was du isst!

Warum essen viele Menschen unbewusst? Warum schaufeln sie ungesundes Essen in sich hinein? Warum nehmen sie Dinge zu sich, die die Bezeichnung Lebensmittel nicht verdient haben?

Einen Großteil unserer Prägung, wie wir uns ernähren und was wir darüber denken, haben wir aus unserer Erziehung mitgenommen. Andere große Einflussfaktoren sind unsere Umwelt, unser Umfeld, unsere Kultur und das System, in dem wir leben.

Seitens des Systems, das aus Politik, Gesellschaft, Industrie und weiteren Beteiligten besteht, ist aus meiner Sicht gar nicht gewollt, dass wir wissen, welchen Einfluss Ernährung auf unsere Gesundheit hat. Hätten wir ein Bewusstsein über die Auswirkungen von ungesundem Essen, genauso wie über die Krankheiten, die durch bestimmte Umstände ausgelöst werden können, dann würden wir mit unserer Ernährung von Anfang an sicher achtsamer und bewusster umgehen. In unserem

System bringt achtsame Ernährung den beteiligten Parteien jedoch keinen Profit. Die Pharmaindustrie profitiert durch die Verordnung von Medikamenten und das Gesundheitssystem verdient ebenfalls durch die Gabe von Medikamenten und durch möglichst viele Operationen. Das Gesundheitssystem verdient sein Geld nicht mit gesunden und auch nicht mit toten Menschen. Die Lobbyverbände der Zucker-, Milch-, Fleisch- sowie Genuss- und Suchtmittelindustrie möchten in erster Linie ihre Produkte verkaufen. Deren Auswirkungen auf die Gesundheit des Menschen, der diese konsumiert und dessen Lebensenergie sie beeinflussen, spielen leider nur eine untergeordnete Rolle, wenn sie überhaupt eine spielen. Die Werbung preist uns diese Produkte an und die Zusammensetzung der Nahrungsmittel, erst einmal konsumiert, lässt uns schnell „süchtig" danach werden. Unser Belohnungszentrum im Gehirn verlangt ständig nach einem neu verabreichten Kick. Diese Nahrungsmittel und die enthaltenen Inhaltsstoffe beeinflussen unsere Geschmacksnerven und damit auch unser zukünftiges Essverhalten, sodass uns die einfachen und gesunden Lebensmittel nicht mehr so richtig schmecken. Doch warum ist das so? Die Nahrungsmittelindustrie arbeitet mit dem sogenannten Glückspunkt (englisch Bliss Point). Dies ist jener Punkt, an dem ein Lebensmittel für die meisten Konsumenten optimal schmeckt und für die Lebensmittelindustrie die perfekte Menge an Salz, Fett oder Zucker enthält. Dieser Erkenntnis bedient sich die Lebensmittelindustrie übrigens quer durch alle Sparten ihres Sortiments.

Der amerikanische Marktforscher und Psychophysiker Howard Moskowitz war der Pionier auf dem Gebiet der „Glückspunktforschung". Er ist für seine erfolgreiche Arbeit bei der Produktentwicklung und -optimierung für Lebensmittel von Spaghettisaucen bis hin zu alkoholfreien Getränken bekannt. Moskowitz beschrieb den Glückspunkt als das „sensorische Profil, in dem man am liebsten isst" (Quelle: Wikipedia).

Wir kommen aus der Natur, wir selbst sind Teil dieser Natur, und der Mensch als Lebensform hat sich mithilfe der Natur durchgesetzt. Die ersten Menschen hatten keine industriell hergestellte Nahrung zur Verfügung und haben sich mit natürlicher Nahrung versorgt und evolutionstechnisch durchgesetzt. Hätten unsere Vorfahren das nicht geschafft, wären wir heute nicht hier. Deshalb benötigen wir aus meiner Sicht auch keine optimierten Nahrungsmittel, die voll sind mit chemischen Zusatzstoffen, Geschmacksstoffen, schlechten Fetten und Zucker, um unser Belohnungszentrum im Gehirn zu triggern, damit wir davon immer mehr wollen und regelrecht süchtig danach werden. Diese Zusatzstoffe können übrigens auch unser Mikrobiom (dein komplexes Körper-Ökosystem, einfach erklärt) verändern, sodass dadurch z. B. Heißhungerattacken auf bestimmte Nahrungsmittel bei dir auftreten können. Dein Darm und deine Darmgesundheit sind ein absolut entscheidender Faktor für deine Energie, die Wahl deiner Nahrung und deine Gesundheit. Du bist, was du isst, stimmt nämlich nicht ganz in der Aussage. Eher bestehst du aus dem, woraus dir dein Mikrobiom (Magen-Darm-Trakt) Nährstoffe zur Verfügung stellen kann.

Gesunde, natürliche und ursprüngliche Lebensmittel erhalten übrigens lange nicht die Aufmerksamkeit in der Werbung wie die optimierten, potenziell gesundheitsschädlichen Nahrungsmittel. Gibt es eine Werbung für Kinder, in der einem Kind ein natürlicher, saftiger, roter Apfel mit natürlicher Süße schmackhaft gemacht wird? Nein. Für Schokolade, Softdrinks, Fast Food usw. gibt es diese Werbung jedoch zuhauf.

Also greifen wir oft unbewusst zu diesen Nahrungsmitteln, die mit dem sogenannten Glückspunkt für unser Belohnungszentrum und unseren Geschmackssinn manipuliert wurden, und lassen in der Konsequenz zu, dass wir krankhaftes Übergewicht bekommen. Wir lassen Bypass-Operationen über uns ergehen, uns den Magen verkleinern, erkranken am metabolischen Syndrom, an Krebs oder erleiden einen Herzinfarkt, anstatt früher genauer hinzusehen, was wir essen und mit welcher Energie wir unseren Körper versorgen.

2019 wurde in einer Statistik, die im Fachblatt „The Lancet" veröffentlicht wurde, festgehalten, dass weltweit jeder fünfte Todesfall auf ungesunde Ernährung zurückzuführen ist. Wir essen uns also teilweise – sinnbildlich gesehen – mit ungesunder Ernährung zu Tode.

Bis zum heutigen Tag warst du vielleicht in gewisser Hinsicht noch Opfer deines eigenen Unterbewusstseins, deiner Erziehung und dieses Systems. Aber das kannst du ab jetzt ändern. Deswegen bist du kein schlechter oder schwacher Mensch, verurteile dich also bitte nicht. Du warst dir dieser Wirkweisen nicht bewusst und konntest es vielleicht auch gar nicht sein, da du insbesondere die

Prägungen aus deiner Kindheit unbewusst übernommen hast. Fühle dich nicht schuldig, denn das bist du nicht, doch du hast die Verantwortung dafür, wie du dein Leben ab heute gestaltest. Entwachse der Opferrolle. Ab jetzt darfst du Verantwortung übernehmen. Aber HEUTE darfst du anfangen, dich zu entwickeln und zu deinem Wesen unter der Einwicklung vorzudringen. Du darfst lernen, was gute Ernährung mit dir macht, denn gesundes Essen voller Leben und Energie macht so viel mehr, als dir nur einen vollen Magen zu verschaffen. Doch nicht nur dein Magen ist wichtig, auch das, was daran „hängt". Lass uns einmal genauer auf den Darm schauen und darauf, was er alles für dich tut.

Die Darmflora beeinflusst dein Essverhalten, wusstest du das bereits?

In deinem Darm befinden sich zehnmal so viele Bakterien wie Zellen in deinem Körper – und es scheint so, dass deren Einfluss viel größer auf uns ist, als bisher angenommen wurde. Deine Darmflora hat also enormen Einfluss darauf, wie du dich ernährst. Umgekehrt können wir mithilfe der Ernährung auch die Zusammensetzung der Bakterien in unserem Darm steuern. Deine Darmflora bestimmt, was du isst. Vielleicht kennst du folgendes Szenario? Abends hast du immer wieder Lust auf Fastood, zum Frühstück landet ausschließlich Käsetoast auf deinem Teller, vormittags muss es unbedingt ein Joghurt in der Geschmacksrichtung Apfelstrudel sein und als Snack am Abend kommen nur gesalzene Erdnüsse oder Chips infrage?

Wenn du denkst, dass du selbst bestimmst, worauf du Appetit hast, kann ich dir sagen, dass dies nicht unbedingt der Fall ist. Forscher vermuten mittlerweile, dass deine Darmflora dir sagt, wo es langgeht und was du wann zu essen hast. Du bist damit nicht mehr der Herr deiner Sinne, auf jeden Fall nicht deines Speiseplans.

Dein Mikrobiom

Dein Mikrobiom bezeichnet die Gesamtheit der Bakterienstämme in deinem Körper. Die meisten Bakterien befinden sich in deinem Magen- und Darm-Trakt. Sie kommen dabei auf ein beachtliches Gewicht von ein bis zwei Kilogramm unseres Körpergewichts.

Mehr als 400 verschiedene Arten von Bakterien sammeln sich im menschlichen Darm an. Alle haben ein gemeinsames Ziel. Überleben! Dazu benötigen sie unterschiedliche Nährstoffe. Manche Mikrobiomstämme ernähren sich von Kohlenhydraten, andere von Fett und so weiter.

Da diese Bakterien ihre Nährstoffe aus dem Speisebrei erhalten, der nach dem Verzehr deiner Speisen in deinem Verdauungstrakt landet, ist ihr Überleben also davon abhängig, was du isst.

Sie sind uns dabei jedoch nicht hilflos ausgeliefert. Dr. Joe Alcock von der University of New Mexico und einige seiner Kollegen fanden heraus, dass die Darmmikroben die Art unserer Ernährung auf verschiedene Weisen beeinflussen. Ihre Möglichkeiten sind dabei sogar groß, denn der Darm ist eng mit unserem Nerven- und Hormonsystem verbunden. So lösen Bakterien etwa Heißhunger auf das aus, was sie gerade benötigen. Deine Darmflora steuert also bis zu einem gewissen Grad deine Geschmacksnerven. Dir schmeckt folglich immer nur das besonders gut, was deine Mikroben gerade benötigen, um zu überleben.

Wenn deine Darmbakterien schließlich bekommen, was sie sich wünschen, loben sie dich regelrecht dafür. Sie sorgen dafür, dass dein Körper Dopamin ausschüttet. Dopamin ist ein „Glückshormon", das dein Belohnungszentrum bedient. Es sorgt dafür, dass du dich gut fühlst und immer wieder „dieses wohlige Gefühl" haben möchtest. Die Darmbakterien bestimmen also nicht nur unseren Appetit, sondern auch in einem gewissen Maß unsere Stimmung. Offenbar sind wir dadurch regelrechte Diener – oder sollte ich sagen Sklaven – unserer Darmflora und wissen es meist nicht einmal. Zum Glück sind wir diesen Winzlingen jedoch nicht hilflos ausgeliefert. Dein Bewusstsein und deine Rationalität helfen dir dabei, deine eigenen Entscheidungen zu treffen. Wenn du das Verlangen verspürst, Schokolade zu essen, dann musst du es nicht, wenn du eine bewusste Entscheidung triffst.

Dein Bewusstsein hilft dir dabei, andere Entscheidungen zu treffen, als immer wieder deinen Gelüsten zu folgen, die wahrscheinlich noch nicht einmal von dir stammen, sondern eher von deinen Untermietern im Darm (Quelle: Zentrum der Gesundheit).

Wodurch leidet deine Darmflora? Was schädigt sie?

Wie bereits erwähnt wurde ich, als ich zum zweiten Mal Mutter wurde, Zeugin, wie eine Ernährungsumstellung meinem sehr stark an Neurodermitis erkrankten Sohn half. Ich ernährte mich damals in der Schwangerschaft mit vielen tierischen Produkten, da ich daran glaubte, dass diese Nahrungsmittel gut für meine und die Gesundheit meines ungeborenen Sohns seien. Als ich sah, wie sehr mein Sohn unter der Neurodermitis litt, fing ich an, verschiedene Bücher zu lesen. Anschließend suchte ich einen Heilpraktiker auf, der mir eine Nahrungsumstellung empfahl, und zwar ohne tierisches Eiweiß, Industriezucker und Weizen, kombiniert mit einem Aufbau der Darmflora für meinen Sohn und mich. Da ich zu diesem Zeitpunkt noch stillte, erhielt mein Sohn seine Nahrung über mich und damit auch die Nährstoffe der Lebensmittel, die ich aß. Ich änderte meine Ernährung und konnte zusehen, wie es meinem Sohn stetig besser ging und die Neurodermitis immer mehr zurückging.

Aus ganzheitlicher Sicht stehen der Darm und damit verbundene Krankheitssymptome auch für bestimmte seelische Aspekte, so wie jede Krankheit aus dieser Sicht auch nur ein Symptom und keine Ursache ist. Der wahre Ursprung einer Krankheit ist ganzheitlich gesehen insbesondere im inneren Wesen des Menschen zu finden. Doch an dieser Stelle möchte ich erst einmal nur die physischen Gegebenheiten und die

Wirkung von physischer Nahrung auf deine Darmflora und Darmgesundheit betrachten.

Deine Darmflora ist eine Quelle für Gesundheit und Wohlgefühl. 80 % der antikörperproduzierenden Zellen befinden sich in der Darmwand, das sind die sogenannten Peyer-Plaques. Der Darm mit seinen unzähligen Schleimhautzotten hat, wenn du ihn ausbreiten würdest, eine unglaublich große Oberfläche zwischen 400 und 500 Quadratmetern. Die Peyer-Plaques im Darm zu positionieren, ist eine ideale Stelle, die dein Organismus dafür gewählt hat, denn ein Großteil der Krankheitserreger wird über die Nahrung aufgenommen. So hat dein Organismus die Möglichkeit, die potenziellen Erreger direkt an Ort und Stelle zu bekämpfen. Bereits die Hälfte der eingedrungenen Erreger werden in deinem Magen abgetötet. Die Nahrung gelangt anschließend in deinen Dünndarm. Dieser ist dicht unter dem Darmschleim mit einer Vielzahl von Lymphfollikeln ausgekleidet. Die Lymphfollikel sind oft in Gruppen von bis zu 80 Follikeln versammelt und werden Peyer-Plaques genannt. An dieser Stelle lösen dann die vorhandenen und eingedrungenen Krankheitserreger eine unspezifische oder spezifische Immunabwehr aus. Du hast nämlich in deinem Körper ein spezifisches und ein unspezifisches Immunsystem. Dein unspezifisches Immunsystem wird auch als dein angeborenes Immunsystem bezeichnet, da du es seit deiner Geburt besitzt. Das spezifische Immunsystem besteht dagegen aus spezialisierten Abwehrzellen und entwickelt sich erst im Kontakt mit speziellen Erregern oder Fremdkörpern. Es muss erst regelrecht vom Körper trainiert und ausgebildet werden. Wenn deine Darmflora und die darin angesiedelten Bakterien nun aus ihrem gesunden und natürlichen Gleichgewicht gerät, kann dies Folgen für deine Gesundheit und deine Lebensenergie haben. Dein Darm steht nicht nur wörtlich gesehen, sondern auch real in permanentem und engem Kontakt mit der Nahrung, die du zu dir nimmst. Er ist es, der aus deiner Nahrung die Nähr- und Schadstoffe filtert. Umso wichtiger für deine Gesundheit ist es also, dass dein Darm seine Arbeit mit den besten und einer großen Fülle seiner Mitarbeiter verrichten kann. Warum Mitarbeiter?

Lass mich dir hierzu eine kleine Metapher aufzeigen. Stell dir bitte einmal vor, du hättest eine Firma, die auf dem höchsten Niveau die besten und innovativsten Produkte auf dem Markt produziert und anbietet. Doch mit der Zeit wird die Hälfte der Mitarbeiter krank und steht deiner Firma nicht mehr zur Verfügung. Da gerade eine Mangel von spezialisierten Fachkräften auf dem Arbeitsmarkt herrscht, kannst du keine Mitarbeiter mehr einstellen, die du dringend benötigst, damit die Abläufe in deiner Firma weiterhin reibungslos funktionieren. Was würde dann wohl geschehen? Die Entwicklung deiner Produkte würde stagnieren, da nicht mehr genug Ingenieure zur Verfügung stehen. Die Rechnungen würden nicht mehr geschrieben, da auch dein Büro unterbesetzt ist. Die Produktion würde nur noch auf 50 % laufen und dementsprechend würden auch die Umsätze deiner Firma einbrechen. Die Mitarbeiter, die noch da sind, würden Überstunden machen müssen und unzufrieden werden. Früher oder später würden auch sie wahrscheinlich stark erschöpft sein und öfter krankheitsbedingt ausfallen, sodass deine Produktion noch weiter heruntergefahren werden müsste. Auf Dauer wärst du so auf dem Markt nicht mehr wettbewerbsfähig – und das, obwohl du eine Firma mit dem innovativsten Produkt hast. Die Konkurrenz würde dich überholen und du würdest wahrscheinlich früher oder später Insolvenz für deine Firma anmelden müssen. Was nutzt dir also das beste Konzept auf dem Markt, wenn dir die Mitarbeiter und die Umsetzungskompetenz und Kraft dafür fehlen?

So ähnlich verhält es sich auch mit deiner Darmgesundheit. Du brauchst die Mitarbeiter deines Darmes, sprich deine Darmbakterien in einem natürlichen und ausgeglichen Verhältnis, damit sie für deine Gesundheit arbeiten können. Wenn die Hälfte der Besatzung fehlt, wird dies allerdings auf Dauer nicht funktionieren. Was verursacht nun, dass deine Darmgesundheit leidet und ein gesundes Verhältnis kippen kann?

Industriell hergestellte Nahrung schadet deiner Darmflora

Wusstest du, dass Menschen mit Übergewicht eine völlig andere Darmflora aufweisen als Menschen, die kein Übergewicht haben und schlank sind? Wusstest du, dass autistische Menschen über eine andere Darmflora verfügen als gesunde Menschen? Oder wusstest du, dass die Darmflora von Menschen, die an Rheuma erkrankt sind, eine andere Zusammensetzung hat als die Darmflora von Menschen, die kein Rheuma haben?

Bereits im Jahr 2004 konnten die Wissenschaftler Hawrelak und Meyers von der *School of Natural and Complementary Medicine* der australischen Southern Cross University in „The Cause of intestinal dysbiosis: a review" aufzeigen, dass eine ungünstige Veränderung der Darmflora (Dysbiose) zur Entstehung vieler chronischer und degenerativer Krankheiten beitragen kann. In dieser Studie werden die folgenden Krankheiten erwähnt:

- Reizdarmsyndrom
- Chronisch entzündliche Darmerkrankungen
- Rheuma (Arthritis)
- Morbus Bechterew (rheumatische Erkrankung mit Versteifung der Wirbelsäule)

Hawrelak und Meyers wiesen darauf hin, dass der moderne westliche Lebensstil und die typisch westliche Ernährung und Lebensweise, mit vielen isolierten Kohlenhydraten, Zucker, schlechten Fetten und viel tierischem Eiweiß, der häufigen Einnahme von Antibiotika und permanent erlebten Stresssituationen einen sehr schädlichen Einfluss auf die Gesundheit der Darmflora hat. Sie empfahlen zunächst, diese potenziell schädlichen Faktoren auszuschließen und anschließend die Darmflora wieder neu aufzubauen. Deine Darmflora beeinflusst nicht nur deinen Darm. Sie beeinflusst jeden Winkel deines Wesens und deines Seins – körperlich wie auch seelisch.

Deine Darmflora kann dich krank machen, aber auch wieder gesund werden lassen. Ohne eine Darmflora, die im Gleichgewicht ist, ist ganzheitliche Gesundheit nicht möglich.

Eine gesunde Darmflora stärkt deine Abwehrkräfte

Du hast in deinem Darm nicht nur nützliche probiotische Bakterien, sondern auch weniger nützliche Bakterien. Entscheidend ist hierbei jedoch, dass das Verhältnis der nützlichen Bakterien zu den potenziell schädlichen Bakterien stimmt. Die Aufgaben der nützlichen Bakterien sind sehr vielfältig. Sie verhindern zum Beispiel, dass potenziell schädliche krankheitserregende Bakterien überhandnehmen. Sie sind in der Lage dazu, Giftstoffe zu neutralisieren. So helfen sie deinem Organismus bei der Entgiftung und dabei, ihn vor Schadstoffen zu schützen. Je gesünder deine Darmflora also ist, desto leistungsfähiger ist dein Immunsystem, desto stärker ist deine körpereigene Abwehrkraft und desto weiter entfernt bist du von Krankheit und Unwohlsein.

Eine gesunde Darmflora schützt dich vor Allergien

Deine gesunde Darmflora schützt dich also nicht nur vor Infektionen und Schadstoffen, sondern auch vor Allergien, Hauterkrankungen und Asthma. Schwangere Frauen, die zu Allergien neigen und in der Schwangerschaft ein hochwertiges Probiotikum einnehmen, können dadurch nicht nur ihr eigenes Immunsystem unterstützen, sondern auch das ihres ungeborenen Kindes. Ihre Babys leiden nach der Geburt, also während der Stillzeit, in der die Einnahme des Probiotikums fortgesetzt wird, seltener an Ekzemen oder anderen allergischen Problemen als Babys, deren stillende Mütter kein hochwertiges Probiotikum einnehmen. Eine gesunde Darmflora sorgt dementsprechend für eine deutlich geringere Gefahr, Nahrungsmittelunverträglichkeiten, chronisch entzündliche Darmerkrankungen oder gar Pilzinfektionen zu entwickeln. Auch in der Krebsvorsorge nehmen Probiotika und eine intakte Darmgesundheit eine wichtige Rolle ein.

Je gesünder und intakter deine Darmflora ist, desto weniger Übergewicht hast du

Wie bereits beschrieben ist zu erkennen, dass deine Ernährung einen riesigen Anteil an der Gesundheit deiner Darmflora hat. Umgekehrt ist es natürlich ebenfalls der Fall. Menschen, die sich natürlich und gesund ernähren, haben eine andere körperliche Konstitution als Menschen, die sich häufig und überwiegend mit Fertigprodukten, Zucker, Fastfood und vielen tierischen Produkten ernähren. Eine gesunde Darmflora reguliert einen regelmäßigen, normalen Stuhlgang, sie normalisiert deine Cholesterinwerte und unterstützt sogar deine Gewichtsabnahme.

Warum unterstützt eine gesunde Darmflora deine Gewichtsabnahme oder hilft dir dabei, dass letztere in einem gesunden Verhältnis zu deiner Körpergröße ist und bleibt? Viele Menschen, bei denen das Gewicht in einem ungünstigen Verhältnis zur Körpergröße steht, haben eine Darmflora, in der Bakterien angesiedelt sind, die sogar noch aus unverdaulichen Ballaststoffen Kalorien ziehen können. So sprechen also viele Gründe dafür, dass du einem gesunden Erhalt oder Aufbau deiner Darmflora deine volle Aufmerksamkeit schenken solltest. Wenn sich in deinem

Körper genügend nützliche Darmbakterien befinden, bist du auch gesund, schlank und leistungsfähig. Natürlich gehört dazu auch noch eine vollwertige und richtige Ernährung, die tägliche Zufuhr von ausreichend Wasser, regelmäßige Bewegung, Schlaf, Entspannung und eine Seele im Gleichgewicht.

Um im Gleichgewicht zu bleiben, benötigt deine Darmflora dich im Team!

Gerade in der heutigen Zeit, die geprägt ist von Lebensmittelskandalen und der Ausbreitung antibiotikaresistenter Krankheitserreger ist es aus meiner Sicht enorm wichtig, dass du deinen Körper in einem abwehrbereiten Zustand hältst. So kannst du unabhängig vom Kontakt der Erreger, mit denen du im Laufe des Tages in Kontakt kommst, sicher und gesund durch dein Leben gehen und es mit voller Energie gestalten und erleben.

Deine Darmflora ist nämlich keine feste und unveränderliche Einrichtung in deinem Körper, die einmal unterstützt und gestärkt auch weiterhin stark und im Gleichgewicht bleibt. Du scheidest nämlich regelmäßig Darmbakterien aus. Dabei sind es nicht nur die unerwünschten Bakterien, die ausgeschieden werden, sondern auch die, die für deine Darmgesundheit positive Auswirkungen haben. Das ist grundsätzlich nicht schlimm, denn die übrig gebliebenen Darmbakterien vermehren sich stets und in Windeseile wieder neu. Das bedeutet, dass immer wieder Nachschub an gesunden und nützlichen Bakterien nachrückt. Doch nicht nur die nützlichen, sondern auch die schädlichen

Bakterien vermehren sich in Windeseile. Dadurch verändert sich deine Darmflora nicht nur mengenmäßig, sondern auch in ihrer Zusammensetzung, jeden Tag, jede Stunde und jede Minute, und das sowohl in ein für dich günstiges, positives Verhältnis als auch in ein ungünstiges, negatives Verhältnis. Zum Glück kannst du die Verantwortung dafür selbst übernehmen und die Richtung des Verhältnisses selbst bestimmen. Deine Darmflora verändert sich nicht nach Lust und Laune, sondern gemäß deinem inneren Milieu. Dieses innere Milieu kannst du in jeder Sekunde, jedem Augenblick deines Lebens „selbst-bewusst" beeinflussen. Du hast immer wieder die Wahl, die Dinge zu tun, die entweder eine gesunde Darmflora aufbauen und fördern, oder eine ungesunde Darmflora. Du kannst mit deinem Bewusstsein dafür sorgen, dass sich die nützlichen Darmbakterien in dir wohlfühlen können, sodass sie sich vermehren und dabei in der Lage sind, die schädlichen Bakterien und schmarotzenden Pilze in Schach zu halten.

Du kannst dabei auch Dinge tun, die zu einer explosionsartigen Vermehrung der schädlichen Bakterien, Pilze und Krankheitserreger führen. Dadurch geraten dann die nützlichen Bakterien, die für deine Gesundheit, Lebensenergie und Lebensqualität wichtig sind, leider ins Abseits und werden verdrängt. Sie können sich nicht mehr ausreichend vermehren und das Gleichgewicht kippt zugunsten der schädlichen Bakterien und Pilze. Lass uns einmal genauer hinsehen: Was schadet deiner Darmflora?

Antibiotika

Antibiotika stehen an erster Stelle, denn sie zerstören nicht nur die schädlichen Bakterien, für die sie eingesetzt werden, sondern ungünstigerweise auch die nützlichen Darmbakterien. Auf diese Weise beeinträchtigen sie deine Darmflora also enorm. Eine beeinträchtigte Darmflora bedeutet, dass du anfällig für Krankheiten aller Art sein kannst. Selbst wenn sich die Darmflora nach einer Antibiotikatherapie wieder von allein regeneriert, benötigt das in der Regel bis zu sechs Monate. In dieser Zeit kann viel geschehen. Häufig regenerieren sich die übrig gebliebenen, schädlichen Darmbakterien und Pilze deutlich schneller als die Restbestände der übrig gebliebenen „guten Darmbakterien". Die selbstständige und erfolgreiche Regeneration deiner Darmflora ist also nicht in jedem Fall gegeben. Wenn sich eine Antibiotikatherapie nicht vermeiden lässt, solltest du im Anschluss daran eine Darmsanierung oder zumindest einen Darmfloraaufbau vollziehen.

Im Durchschnitt bekommt jeder Deutsche in zehn Jahren ca. 47 Tagesdosen Antibiotika verschrieben, die von ihm verzehrten Tiere 219 Tagesdosen. Was dies für die Darmgesundheit bedeutet, kannst du dir, nachdem du diese Kapitel gelesen hast, sicher von selbst erklären. Aus meiner Sicht ist es daher sinnvoll, sich bewusst und regelmäßig um eine gesunde Darmflora zu kümmern. Grundsätzlich solltest du deine Darmflora regelmäßig mit gesunder Nahrung unterstützen und regelmäßig eine Darmsanierung und Entgiftung vornehmen.

Antibabypille

Die Antibabypille und andere Hormonpräparate haben ebenfalls einen massiven störenden Einfluss auf deine Darmgesundheit. Forscher des Massachusetts General Hospital und der Harvard Medical School in Boston stellten in einer prospektiven Kohortenstudie mit dem Titel „Oral contraceptive, reproductive factors and risk of inflammatory bowel disease" fest, dass Frauen, die orale Kontrazeptiva einnehmen (Verhütungsmittel, die oral eingenommen werden, wie die Antibabypille), ein deutlich erhöhtes Risiko tragen, chronisch entzündliche Darmerkrankungen wie Morbus Crohn und Colitis ulcerosa zu entwickeln als Frauen, die ein anderes Verhütungsmittel anstatt der Pille wählen. Diese Studie wurde bereits 2012 in einem renommierten Fachjournal veröffentlicht und bezog sich dabei auf Raucherinnen. Deshalb bleibt hier noch die Frage übrig, welche Auswirkungen die schädlichen Inhaltsstoffe der Zigarette zusätzlich auf die Darmgesundheit der Probanden hatte, allerdings weisen weitere, ältere Studien der 1990er-Jahre bereits auf die Schädlichkeit oraler Verhütungsmittel auf die Darmgesundheit hin – ganz besonders dann, wenn es sich um Pillen mit besonders hohen Östrogendosen handelte.

Chlor

Leitungswasser ist häufig gechlort. Chlor ist eine Chemikalie, die dem Wasser zum Zwecke der Desinfektion zugeführt wird.

Leider erledigt das Chlor seinen Job der Desinfektion nicht nur im Leitungswasser, sondern auch in deinem Körper und speziell in deinem Darm. Dort sorgt es dafür, dass sich deine gesunden Darmbakterien reduzieren und ein Milieu entsteht, in denen sie sich nicht mehr ausreichend vermehren können.

Bereits 2013 warnten die belgischen Wissenschaftler Van den Abbeele und Kollegen in der im Fachmagazin *Microbial Biotechnology* veröffentlichten Studie „Prebiotics, faecal transplants and microbial network units to stimulate biodiversity of the human gut microbiom" vor dem unnötigen Einsatz von Antibiotika sowie auch vor übertrieben hygienischen Vorsichtsmaßnahmen, wozu auch das Trinken von gechlortem Wasser gehört. Die Wissenschaftler van den Abbeele und Kollegen erklärten in ihrer Studie, dass die genannten Faktoren in Kombination mit der typischen westlichen Ernährungsweise zu einer Abnahme der mikrobiellen Vielfalt im Darm führen, was zu häufig wiederkehrenden Infektionen, entzündlichen Darmerkrankungen und Übergewicht führt.

Um eine gestörte Darmflora wieder aufzubauen, ist neben der Einnahme von Probiotika auch die Zufuhr von Präbiotika notwendig. Präbiotika sind Stoffe, die den nützlichen Darmbakterien als Nahrung dienen und die sich in besonders großen Mengen in manchen Lebensmitteln wiederfinden, wie in Chicorée, Flohsamenschalen, Schwarzwurzeln, Zwiebeln, Knoblauch, Spargel, Bananen, Artischocken und Topinambur.

Diese pflanzlichen Lebensmittel haben den großen Vorteil, dass sie gleich eine Vielzahl wertvoller und gesunder Inhaltsstoffe besitzen, unter anderem Spurenelemente und Mineralstoffe. Zudem sollte es zu deiner Priorität gehören, kein gechlortes Wasser mehr zu trinken, denn sonst nützt die beste Ernährung deiner Darmgesundheit nichts. Ein guter Wasserfilter kann dir dabei helfen, Chlor aus deinem Leitungswasser zu filtern, sodass du deinem Körper nur das beste Wasser zur Verfügung stellst.

Fluoride

Fluoride stehen ebenfalls unter Verdacht, Darmgesundheit und Darmflora zu stören. Fluoride werden in einigen Ländern dem Leitungswasser zugesetzt, z. B. in den USA und in Großbritannien. In Deutschland ist dies zum Glück nicht mehr der Fall. Allerdings gibt es hierzulande etliche Zahnpasten mit Fluoriden. Auch beim Speisesalz werden gemeinhin Jod und Fluorid zugesetzt. Deshalb Augen auf beim Salzkauf! Für deine intakte Darmgesundheit solltest du darauf achten, dass du weder eine jodierte Zahncreme noch jodiertes Speisesalz verwendest.

Fette und Zucker

Zucker besitzt die ungeheure Durchschlagskraft, deine Darmflora zielgerichtet zu zerstören und aus ihrem gesunden Gleichgewicht zu bringen. In der Kombination mit ungesunden

Fetten, wie sie oft bei Fertigprodukten, gezuckerten Süßigkeiten und Kuchen zu finden sind, ist eine gestörte Darmflora sogar noch schneller zu erreichen. Dies ist übrigens nicht die alleinige Erkenntnis der hartnäckigen Zuckerverweigerer aus der Öko-Ecke. Mittlerweile gibt es auch genügend wissenschaftliche Studien und Erkenntnisse über die Wirkung von Zucker auf den menschlichen Organismus und dessen Gesundheit.

Was passiert in deinem Körper, wenn du Zucker isst?

Je reiner der Zucker ist, den du isst – im schlimmsten Fall reiner Fruchtzucker, Traubenzucker oder Haushaltszucker –, desto schneller gelangen die Zuckermoleküle in deine Blutbahn. Dein Körper reagiert darauf schon fast wie in Panik, denn er hat Sorge, dass er die ankommenden Zuckermoleküle nicht schnell genug in Energie für die Zellen umwandeln kann. Deshalb veranlasst er schnell die Bauchspeicheldrüse dazu, hohe Mengen an Insulin (in der Fachsprache bezeichnet man diesen Vorgang auch als Insulin Peaks) auszuschütten. Das Insulin ist für den Zuckertransport verantwortlich, damit dieser auch in die Zellen gelangt, um dort in Energie umgewandelt zu werden. Ständig hoher Nachschub an Zucker durch zuckerhaltige Speisen oder Getränke hat jedoch gravierende Folgen für deine Gesundheit. Langfristig gesehen erschöpft sich die Bauchspeicheldrüse dadurch. Auch die Körperzellen, in die der Zucker zur Energiegewinnung hineingelangen soll, kommen mit dem hohen Nachschub und dauerhaften

Angebot auf die Dauer nicht zurecht. Sie entwickeln eine Insulinresistenz. Sie machen dem Zucker bildlich gesprochen „die Türe vor der Nase zu", da sie dem Reiz des Insulins nicht mehr richtig Folge leisten können und deshalb auch dem Zucker die „Türe nicht mehr öffnen".

Stell dir einmal vor, es würde alle paar Minuten an deiner Tür klingeln und es steht dein Nachbar davor und möchte dir eine Schachtel Pralinen überreichen. Die ersten Male freust du dich vielleicht noch darüber. Aber spätestens nach der fünfzigsten Schachtel lässt deine Motivation nach, an die Tür zu gehen, um sie zu öffnen. So ist es auch mit den Insulinrezeptoren auf deine Zellen. Das hat wiederum zur Folge, dass der Zucker in sehr hohen Mengen in deinem Blut zurückbleibt und dadurch kann er deine Gefäße und Zellen stark schädigen.

Exzessiver Zuckerkonsum verkürzt schließlich auch deine Telomere. Das sind die Endabschnitte an deinen Chromosomen, die speziell für die Zellalterung wichtig sind. Je kürzer diese Abschnitte werden, desto schneller altern auch deine Zellen. Je länger die Telomere, desto langsamer schreitet dein Alterungsprozess voran. Das bedeutet im Klartext, dass Zucker neben seinen ganzen Auswirkungen auf deinen Körper und deine Darmgesundheit auch noch deinen Alterungsprozess beschleunigt!

Im April 2013 veröffentlichen z. B. französische Wissenschaftler eine Studie mit dem Titel „Western diet induces dysbiosis with increased E coli in CEABAC10 mice, alters host barrier function favouring AIEC colonisation" und erklärten darin, dass die übliche westliche Ernährung mit reichlich Zucker und Fett einen maßgeblichen Risikofaktor für die Entwicklung der chronisch entzündlichen Darmerkrankung Morbus Crohn darstellt. Die Studie untersuchte die Auswirkungen einer zucker- und fettreichen Ernährung auf die Zusammensetzung der Darmflora im Zusammenhang mit Auffälligkeiten und Krankheiten. Dabei zeigte sich, dass eine Ernährungsweise mit Nahrungsmitteln dieser Zusammensetzung umgehend zu einer Dysbiose (einer aus dem Gleichgewicht geratenen Darmflora) führten. Dabei verringerte sich gleichzeitig die Darmschleimhaut und nahm in ihrer Dicke ab, während ihre Durchlässigkeit stieg. Daraufhin entdeckten die Forscher, dass sich bei einer derart veränderten Darmschleimhaut die schädlichen Bakterien besonders gut vermehren konnten und sich umgehend entzündliche Prozesse entwickelten. Ich bin wirklich sehr froh, dass ich den Ausstieg aus der Industriezuckerfalle bereits gemacht habe.

Übersäuerung

Leider enthält die typisch westliche Ernährung neben viel Zucker und Fett noch einige weitere ungesunde Zusätze, die in stark verarbeiteten Nahrungsmitteln häufig vorkommen. Durch deren regelmäßigen Konsum verschiebt sich das gesunde Gleichgewicht in deinem Körper. Du überlastest dadurch früher oder später die Kompensationsfähigkeit deines Körpers und Organismus. Auf Dauer führt dies zu der heute weitverbreiteten chronischen Übersäuerung. Die Frage, was nun zuerst da war, die Dysbiose oder die Übersäuerung, ist ähnlich der Frage nach dem Huhn und dessen Ei. Eine Antwort gibt es nicht. Doch eines steht fest: keines kann ohne das andere existieren. So ist es auch bei der Übersäuerung und der Dysbiose deiner Darmschleimhaut. Der eine Zustand verschlimmert den anderen. Eine Dysbiose verstärkt eine Übersäuerung und eine Übersäuerung verstärkt eine Dysbiose. So entsteht ein zerstörerischer Kreislauf. Wenn dein Darm nicht mehr im Gleichgewicht ist, können die Nährstoffe und Mineralstoffe nur noch erschwert von ihm aufgenommen werden. Mineralstoffe sind aber als Pufferung für dich und deine Gesundheit unverzichtbar, denn es fallen täglich Säuren in deinem Organismus an, die durch Mineralstoffe gepuffert und so neutralisiert werden. Mit einer gestörten Mineralstoffaufnahme deines Darms schreitet die Übersäuerung weiter fort.

Zudem führt das Ungleichgewicht in deinem Säure-Basen-Haushalt zu einer pH-Wert-Verschiebung in deinem Verdauungssystem. Diese Veränderung beeinflusst das Milieu im Verdauungssystem und führt in der Folge dazu, dass die nützlichen Darmbakterien vertrieben werden. Dies führt wiederum dazu, dass ein günstiges Klima für schädliche Darmbakterien und Pilze entsteht.

Für deine Darmgesundheit ist also nicht nur die Aufnahme von Probiotika und Präbiotika über deine Nahrung wichtig, sondern gleichzeitig auch noch eine gutes Entsäuerungsprogramm bei gleichzeitig hoher Mineralstoffaufnahme. Vollwertige pflanzliche und industriezuckerfreie Ernährung ist bestens dafür geeignet, deine Darmflora, deinen Säure-Basen-Haushalt und dein Wohlbefinden wieder in ein gesundes Gleichgewicht zu bringen.

Lebensmittelzusatzstoffe

Leider liefert uns die moderne Ernährung neben den oben bereits erwähnten ungünstigen Inhaltsstoffen noch weitere ungünstige Inhaltsstoffe wie künstliche Lebensmittelzusatzstoffe. So wie Antibiotika, Chloride und Fluoride schädlich auf unsere Darmbakterien wirken, wirken sich auch diese naturfremden Substanzen schädlich oder gar tödlich auf viele deiner nützlichen Darmbakterien aus.

Im internationalen Fachjournal *Complementary Therapies in Medicine* wurden in einer veröffentlichten Studie unter dem Namen „Intestinal dysbiosis" Lebensmittelzusatzstoffe in einem Atemzug mit Antibiotika und oralen Verhütungsmitteln als Stoffe genannt, die zu einer Störung der Darmflora führen. Die an der Studie beteiligten Wissenschaftler rund um John McLaren betonten, dass die Konsequenzen einer Dysbiose weit über mögliche Verdauungsbeschwerden hinausgehen. Eine gestörte Darmflora kann nämlich zusätzlich zu einer erhöhten Durchlässigkeit der Darmschleimhaut führen, was die Wurzel vieler systemischer Erkrankungen ist. Eine

Dysbiose mit zusätzlichem Pilzbefall kann außerdem zu noch vielfältigeren Beschwerden führen, unter anderem zu erhöhter Infektanfälligkeit, chronischer Müdigkeit bis hin zum völligen Zusammenbruch des Immunsystems. Je mehr frisch zubereitete und selbst gekochte Lebensmittel du zu dir nimmst, desto mehr verringert sich die Aufnahme dieser schädlichen Zusatzstoffe, die deine Darmgesundheit stören oder sogar zerstören.

Pestizidrückstände

Pestizidrückstände in konventionellen Lebensmitteln werden regelmäßig bagatellisiert. Die verantwortlichen Stellen berufen sich dann auf den Grenzwert, der im Normbereich liegt, damit eingehalten wird und so angeblich die Sicherheit des Lebensmittels garantiert. Dabei wird dann auch der eine oder andere Grenzwert angehoben, damit das erzeugte Lebensmittel noch im Normbereich bleibt. Bei Fischprodukten wird dies z. B. bei der Belastung von Schwermetallen gerne gemacht. Die Werte werden angehoben, damit der Fisch weiterhin auch bei erhöhter Belastung verkauft und gegessen werden kann. Bei näherer Betrachtung der Spritzmittelrückstände fällt jedoch auf, dass sie alles andere als harmlos für deine Gesundheit sind. Gifte, die als harmlos gelten, sodass sie von jedermann z. B. bei der Bekämpfung von Ameisen im eigenen Garten eingesetzt werden können, entpuppten sich bei näherer Betrachtung mit einem Mal doch als hochgefährlich für die Gesundheit. Eines dieses weitverbreiteten Gifte ist

Chlorpyriphos, das unter verschiedenen Namen im Handel erhältlich ist. Dadurch wird ausnahmslos jedes Insekt getötet, das zu beseitigen gewünscht wird. Ob in der Landwirtschaft, im Mottenmitteln, im Flohhalsband für Hunde und Katzen oder im Ameisenpulver, das Mittel Chlorpyrifos ist allgegenwärtig. Dieses Mittel schadet nicht nur deiner Darmgesundheit, sondern auch den Gehirnen unserer Kinder. So lauteten 2012 bereits einige Schlagzeilen: „Insektizid macht Kinder dumm", „Insektizid greift Gehirne von Ungeborenen an" und „Experten warnen vor Insektenschutzmitteln".

Im Mai 2021 wurde eine Studie veröffentlicht, die von Wissenschaftlern der Jules Verne University of Picardy durchgeführt wurde. Diese Studie befasste sich mit den störenden Auswirkungen bereits geringer Dosen Chloropyrifos auf die Darmflora von Säugetieren. Die Forscher kamen dabei zu der Erkenntnis, dass Chloropyrifos in der Lage sei, eine Dysbiose zu verursachen. Umso wichtiger ist es für dich und deine Gesundheit, auf biologisch hochwertige Produkte zurückzugreifen, um deine Pestizidbelastung dadurch zu verringern. Wir sind Schätzungen zufolge täglich bis zu 400 Umweltgiften ausgesetzt. Auch hier habe ich nur die Auswirkungen eines weitverbreiteten Pestizids aufgezeigt. Die Belastungen durch die verschiedenen Schwermetalle, Mikroplastik, Medikamente usw. sind hierbei überhaupt noch nicht berücksichtigt.

Stress

Stressfaktoren gibt es sicher einige, die Frage ist dabei ja immer wieder, wie gehst du mit Stress um? Stressgefühle bringen leider nur in den seltensten Fällen einen Vorteil, wie in dem Falle, wenn dein Körper das Stresshormon Adrenalin ausschüttet, da du vor einem vier Meter großen Braunbären um dein Leben rennen musst. In diesem Fall sichert dir dein Körper durch die Ausschüttung des Hormons Adrenalin wahrscheinlich dein Leben. Stresshormone setzen den Körper, so wie es der Name bereits verrät, unter Stress. Das kann, wenn dieser Stress dauerhaft erlebt wird, zu diversen Krankheiten führen. Auch wenn du heute nicht täglich vor einem Braunbären wegläufst, ist der von dir erlebte negative Stress, bei dem auch ohne Braunbär Stresshormone ausgeschüttet werden, für deinen Körper, Geist und deine Seele dauerhaft schädlich. Wissenschaftliche Beweise hierzu, neben den persönlichen Erfahrungen und Gefühlen durch Stress, gibt es sehr viele.

Eine Studie, die im Fachjournal *Psychoneuroendocrinology* im Herbst 2012 veröffentlicht wurde, konnte Spannendes aufzeigen.

Die Forscher entdeckten dabei, dass nicht nur Stress die Darmflora schädigen kann, sondern auch umgekehrt eine intakte Darmflora für eine höhere Resilienz sorgen kann. Also sieht es so aus, dass deine intakte Darmgesundheit dich sogar vor Stress und dessen schädlichen Auswirkungen auf deine Gesundheit von Körper, Geist und Seele schützen kann. Also noch ein Grund mehr, sich von alten Mustern und belastenden Gedanken sowie belastender Nahrung zu befreien.

Alkohol

Der Mensch ist ein wahrer Meister darin, sich hinter lieb gewonnenen Gewohnheiten mit einer Selbsttäuschung zu verstecken oder sich diese, falls er sie als ungünstige Gewohnheit identifiziert hat, einfach schönzureden, ganz so, wie er es braucht, um sich nicht verändern zu müssen, damit er anschließend weiterhin in der Deckung seiner Komfortzone bleiben und die gefährlichen Auswirkungen dieser Gewohnheiten verdrängen und kleinreden kann. Immer wieder erlebe ich erwachsene Menschen (ich war früher übrigens selbst einer von ihnen), die Glaubenssätze über z. B. Alkohol in sich tragen, hinter denen sie sich verstecken. Ein sehr beliebter Glaubenssatz für manche ist, dass Alkohol „Lebensqualität" bietet und „man sich schließlich im Leben etwas gönnen sollte". Dass es sich hierbei aber um eine erlernte „Lebensqualität" handelt, wie übrigens bei vielen ungesunden Angewohnheiten, wird sehr gerne vergessen oder verdrängt.

Ich kann mich ehrlich gesagt nicht an einen Kindergeburtstag meiner Kindheit erinnern, an dem wir Kinder nicht auch einen Heidenspaß GANZ OHNE Alkohol gehabt hätten – du vielleicht? Gab es bei dir früher Alkohol auf dem Kindergeburtstag? Sicher nicht! War deine Lebensqualität zu diesem Zeitpunkt geringer als mit Alkohol? Vermutlich ebenfalls nicht. Und jeder, der sich an seinen ersten Schluck Alkohol zurückerinnert, kann sich wahrscheinlich auch noch gut daran erinnern, wie „fürchterlich dieses Gebräu" geschmeckt hat. Aber es gab nicht nur Negatives, denn es war auch cool, endlich Erwachsenenstatus durch den ersten Schluck Alkohol zu bekommen. Ich denke, aus echten und reinen Geschmacksgründen beginnen nur ganz wenige oder auch gar kein junger Mensch damit, Alkohol zu trinken. Doch „gute Gründe" gibt es ja genug, um den Alkoholkonsum zu rechtfertigen und zu legitimieren. Bereits als Kinder konnten wir in unserer Feierkultur und bei den Erwachsenen beobachten, dass „ein Gläschen" auf jedem Fest und bei vielen Alltagsgelegenheiten dazugehört. Doch nur weil viele Menschen etwas in einer Kultur als richtig empfinden, bedeutet es nicht gleichzeitig, dass dieses Verhalten auch tatsächlich richtig und sinnvoll ist!

Wenn keiner oder nur wenige Menschen über bestimmte Gewohnheiten in einer Gesellschaft nachdenken und diese hinterfragen, wird sich auch keine andere Erkenntnis einstellen können. Die Alkohollobby ist sicher nicht gram über diese Unbewusstheit der meisten Menschen und deren fehlende Bereitschaft zu hinterfragen, ob stetiger Alkoholkonsum sinnvoll für das eigene Leben und die Gesundheit ist. Auf welcher Feier gibt es heute keinen Alkohol zu trinken? Solche Veranstaltungen ohne Bier, Wein oder Schnaps feiern doch nur die spießigen Ökospaßbremsen der Gesellschaft, oder? Übrigens ist auch das ein großartiges Beispiel für einen Glaubenssatz von vielen, der uns davon abhält, bezüglich des Alkoholkonsums umzudenken! Alkohol ist DIE salonfähige Droge Nummer 1, die aus dem Alltag vieler Menschen nicht mehr wegzudenken ist. Sehr fatal ist dabei, dass wir völlig verdrängen und vergessen, dass es sich eben bei Alkohol um eine Droge handelt, und zwar die günstigste Einstiegsdroge, erhältlich legal im Supermarktregal. Und dabei ist es auch völlig egal, ob es sich um billigen Fusel oder die teure Flasche Wein oder Champagner mit exklusiver Expertise handelt:

Alkohol ist auch schon in kleinen Mengen schädlich und Pro-Alkohol-Studien sind oftmals von geringer Qualität!

Das Märchen vom „gesunden Alkohol" hört sich für viele sicher ganz großartig an und ist heute weitestgehend überholt, auch das vom „gesunden Glas Rotwein".

Geringe Mengen an Alkohol können bereits zu einer Leberzirrhose führen und schon bei fünf Bier pro Woche wird die Zeugungsfähigkeit beeinträchtigt. Trotzdem wird immer wieder publiziert, wie unglaublich gesund Alkohol in moderaten Mengen sein soll. Mit „moderat" ist der regelmäßige Genuss von kleinen Mengen Alkohol gemeint. Damit schütze man angeblich sein Herz-Kreislauf-System und lebe somit länger. Gerade die Studien, die diese Ergebnisse hervorbringen, scheinen alles andere als glaubwürdig zu sein. Der Forschungsleiter Dr. Tim Stockwell vom Suchtforschungszentrum der Universität von Victoria in Kanada und seine Kollegen kamen unlängst zu dem Ergebnis, dass Studien, die den moderaten Alkoholgenuss gelobt hatten, meist von äußerst minderwertiger Qualität sind.

Die Alkoholindustrie freut sich bestimmt über Studienergebnisse, die den Alkoholkonsum nicht nur verharmlosen, sondern sogar noch moderat, sprich täglich, empfehlen. Doch dieser Alkoholkonsum kann langfristig für Zellschäden verantwortlich sein und damit dem menschlichen Organismus chronische, teils schwere und irreparable gesundheitliche Probleme bereiten.

Dann kommt wiederum die Pharmaindustrie ins Spiel, die, verordnet durch den verlängerten Arm der Ärzte, dem Menschen regelmäßig und rezeptpflichtig ein „Gegenmittel" bereitstellen kann und dadurch wiederum Milliarden verdient. Diese Medikamente können jedoch nicht die Heilung der Ursachen bewirken, sondern lediglich die Symptome bekämpfen. Das Team um Dr. Stockwell wertete 87 Studien über die Auswirkungen moderaten Alkoholgenusses auf die Lebenserwartung der Probanden aus. Die Ergebnisse wurden im März 2016 im Fachmagazin *Journal of Studies on Alkohol and Drugs* veröffentlicht. Dabei kam heraus, dass die Ergebnisse teilweise höchst widersprüchlich waren. Ein Hauptproblem bei diesen Studien ist z. B. die Definition des Begriffs „Abstinenzler", also von Menschen, die keinen Alkohol trinken.

Mit diesen sogenannten Abstinenzlern werden z. B. die Menschen verglichen, die täglich ein Glas Rotwein trinken. Bei der Auswertung der Studie zeigte sich aber dann, dass zu den Abstinenzlern auch die sogenannten „derzeitigen Abstinenzler" zählten, also die Menschen, die gerade erst mit dem Alkohol aufgehört hatten oder aufhören mussten, weil sie eine Krankheit hatten oder auch eine langjährige Alkoholsucht überwunden hatten.

In nur 13 Studien wurde tatsächlich darauf geachtet, „echte Abstinenzler" zu wählen, um sie mit den moderaten Trinkern zu vergleichen – und genau bei diesen Studien konnten keinerlei positive Auswirkungen des regelmäßigen Alkoholkonsums in moderaten Mengen auf die Sterberate aufgezeigt werden. Als die kanadischen Forscher in den übrigen Studien sämtliche Ungenauigkeiten und Schwachstellen herausfilterten, zeigte sich, dass moderate Trinker keinesfalls länger leben als Menschen, die keinen Alkohol trinken.

Beim Abbau von Alkohol entsteht Acetaldehyd, das ist ein wahres Krebsgift. Zusätzlich belastet Alkohol die Leber sehr stark und fördert somit Übergewicht. Wenn du Alkohol trinkst, kümmert sich die Leber in erster Linie um den Abbau von Alkohol. Dein Fettstoffwechsel wird erst einmal völlig heruntergefahren, denn die Verstoffwechslung von Fett und Co. ist für deinen Körper dann zunächst zweitrangig; zuerst muss das zellschädigende Nervengift abgebaut werden. Übrigens ist der Kater am nächsten Tag eine klassische Vergiftungserscheinung, wenn du am Tag zuvor mal einen über den Durst getrunken hast. Alkohol ist ein Zellgift, das auch deinen Darm aus seinem gesunden Gleichgewicht bringen und eine Dysbiose verursachen kann. Überlege dir also bitte einmal gut, wie du zukünftig mit Alkohol und dessen Auswirkungen auf deine Gesundheit verfahren möchtest.

Tierische Produkte

Durch den Verzehr tierischer Produkte fallen bei deren Verstoffwechslung viele Säuren im Organismus an. Tierische Produkte werden überwiegend als schlechte Säurebildner in deinem Körper verstoffwechselt, wofür im Körper Mineralien freigesetzt werden müssen, um diese Säuren zu puffern, sofern diese nicht gleichzeitig mit der Nahrung immer wieder eintreffen. Der Körper geht dann an seine Depots, z. B. an das Kalzium der Knochen, um die entstandenen Säuren zu neutralisieren. Das wiederum kann dann auf Dauer dazu führen, dass die Depots geplündert werden, aber auch dein Säure- und Basenhaushalt aus den Fugen gerät, weil die Säureflut durch die Nahrung einfach zu groß ist und vom Körper nicht mehr bewältigt werden kann. Du weißt bereits, welchen Einfluss ein aus den Fugen geratener Säure-Basen-Haushalt auf deinen Organismus hat. Deshalb ist es für deine Gesundheit elementar, dass mit deiner Nahrung neben ausreichend Makronährstoffen wie gesunden Fetten, vollwertigen Kohlenhydraten und Eiweiß genügend Mikronährstoffe enthalten sind. Diese Komponente lässt sich mit einer veganen Ernährung wunderbar erfüllen.

Vegane Ernährung für mehr und eine neue Lebensqualität

Ich behaupte jetzt einmal ganz selbstbewusst, dass insbesondere vegane Ernährung mehr Lebensqualität für dich bedeuten kann. Und nein, wenn ich recht überlege und meine gesamten Erfahrungen zum Thema zusammenfasse, ist es doch keine Behauptung. Es ist ein Fakt für mich. Ein Fakt, den meine Familie und ich jeden Tag erfahren. Am eigenen Leib. Doch nicht nur dort, auch unsere Beziehungen untereinander und mit unserer Umwelt haben sich durch die Entscheidung, uns vegan zu ernähren, verändert. Um gesund zu sein und zu bleiben, gehören neben einer gesunden Ernährung natürlich noch weitere Faktoren dazu, die Körper, Geist und Seele in Einklang halten. Doch darauf möchte ich an dieser Stelle nicht näher eingehen.

Die Gesprächsthemen meiner Familie beschäftigen sich seit vielen Jahren immer wieder mit den Auswirkungen unserer Ernährung. Wir überlegen gemeinsam, was mit der Welt und den Tieren passiert, die wir essen oder von denen wir Milch, Eier usw. konsumieren, aber auch, was mit uns und in uns passiert. Vegane Ernährung schärft das Bewusstsein für Empathie, nicht nur für

Tiere. Auch bei meinem Mann, der zu Beginn sehr skeptisch war, bemerke ich einen Wandel.

In einem Buch von Rüdiger Dahlke[2] habe ich den inspirierenden Satz gelesen, dass wir nur solche Dinge essen sollten, bei deren Herstellung eine Kindergartengruppe zusehen könnte. Wir gehen leider zur Gewinnung von tierischen Nahrungsmitteln überwiegend brutal mit Tieren um und reden uns selbst ein oder bekommen in Kindheitstagen erzählt, dass es „Nutztiere" sind, die für unseren Nutzen da sind. Wir unterscheiden also ständig zwischen unseren Haustieren und Nutztieren. Doch warum machen wir das? Es ist doch nur die Bezeichnung, die anders klingt, die Tiere in ihrem Wesen sind doch gleich. Wie viele Menschen empfinden es als schlimm, dass anderenorts und in anderen Kulturen Affen, Katzen und Hunde gegessen werden, und können sich nicht vorstellen, jemals eines dieser Tiere zu essen, weil sie mit diesen Tieren von klein auf anders verbunden sind und unsere Kultur einen anderen Umgang mit diesen Tieren vorlebt. Doch bei näherem Betrachten ist es doch eher die Kultur, in der wir leben, die über den Umgang und das Vorleben unser Essverhalten prägt. Nur wer sich bewusst selbst auf den Weg macht, kann seine eigene Wahrheit und seinen eigenen Weg finden und danach handeln.

Kühe, Schweine, Hühner und Fische haben auch Gefühle wie unsere Haustiere und empfinden Angst, Schmerzen und Liebe. Das wissen wir aus der neuesten Tierforschung („Warum wir Hunde lieben, Schweine essen und Kühe anziehen", Buch von

---

2   Ruediger Dahlke ist ein österreichischer Humanmediziner und Vertreter der Reinkarnationstherapie, der auf dem Gebiet der Esoterik tätig ist (Quelle: Wikipedia).

Melanie Joy und weiteren Autoren). Wir lieben und umsorgen unsere Haustiere und betäuben gleichzeitig unser Gewissen und unsere Moralvorstellungen durch den Glaubenssatz, dass „Nutztiere" für den Verzehr und den Genuss von uns Menschen leben und dafür getötet werden dürfen. Wir verdrängen, was in Zuchtanlagen und Verarbeitungsfabriken geschieht, weil wir es „eigentlich" gar nicht sehen wollen. Deshalb werden diese Institutionen auch aus unserem Sichtfeld verlagert. Wenn wir täglich sehen würden, unter welchen Bedingungen diese Tiere leben und sterben, würden sich sicher viele Menschen dazu entscheiden, solche Bedingungen für die Tiere nicht mehr zu unterstützen. Ich kenne wirklich viele Menschen, die mir, wenn wir ins Gespräch über diese Zustände der Tierhaltung kommen, sagen: „Das will ich lieber gar nicht wissen!" Doch warum ist das so? Wieso wollen und sollen die Menschen nicht wissen, wie ihre Mahlzeit auf ihren Teller kommt, was darin enthalten ist, was zuvor damit geschehen ist und was diese Mahlzeit mit ihrem Körper und ihrer Gesundheit macht? Würde denn nicht genau dieses Bewusstsein dafür sorgen, dass du etwas siehst, dessen du dir zuvor nicht bewusst warst und du dadurch eine andere und bewusstere Entscheidung treffen kannst?

Für eine andere Sicht auf die Dinge ist es wichtig, ein Bewusstsein dafür zu bekommen, was mit Tieren passiert, die von uns genutzt oder gegessen werden, und was der Konsum dann mit uns, unserem Körper und unserer Gesundheit macht. Aus meiner Sicht dürfen uns diese Auswirkungen nicht egal sein. Nicht nur auf das Leben der Tiere, aber vor allem nicht die Auswirkungen für uns Menschen, unsere Umwelt und unsere Gesundheit.

Wusstest du schon, dass Zellen Emotionen speichern? Isst du also Fleisch, nimmst du die zuvor gespeicherten Emotionen und Hormone des Tieres in dich auf. Keine schöne Vorstellung, die Todesangst eines Tieres mit dem Steak inklusive serviert zu bekommen, oder?

Auch Kühe haben eine Vorstellung von Liebe. Werden Mutterkuh und Kalb zu früh voneinander getrennt, schreien sie tagelang nacheinander. Diese Gefühle von Verlust und Schmerz nehmen wir ebenfalls in uns auf, wenn wir Kalbfleisch essen. Schweine spüren, wenn ihre Stallnachbarn zum Schlachter gebracht werden, und entwickeln währenddessen bereits Todesangst. Diese Energie ist in den Zellen gespeichert und sie ist nicht weg, nur weil die Tiere tot sind und wir das Fleisch dieser Lebewesen essen. Im Gegenteil: Diese Energien, diese Emotionen, nehmen wir in uns auf. Solche Auswirkungen sollten uns bewusst sein, wenn wir uns dafür entscheiden, tierische Produkte oder Fleisch zu essen. Natürlich spricht niemand gerne darüber und ich möchte auch gar nicht mit dem erhobenen Zeigefinger auf alle Fleischesser zeigen, denn darum geht es auch nicht. Schließlich war ich selbst jahrelang Fleischesser. Doch was ich möchte ist, dass du die Möglichkeit bekommst, ein Bewusstsein für diese Dinge zu entwickeln und dich damit beschäftigst. Entscheiden darfst du dann natürlich selbstverantwortlich, wie du diese Informationen verarbeitest und wie du damit umgehst.

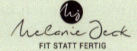

Lecker und gesund

Wenn du gesund essen und leben möchtest, ist es aus meiner Sicht unumstößlich, dass du dir Zeit dafür nimmst. Das bedeutet nicht, dass du jeden Tag Stunden in der Küche verbringen musst oder dich wochenlang mit Rezepten und dem Einkauf der Zutaten herumschlagen sollst. Auch gesundes Essen kann innerhalb von 20 Minuten zubereitet sein und es darf auch kalt sein. Geröstetes Vollkornbrot, eingerieben mit Knoblauch, belegt mit Avocado, Frühlingszwiebel und Tomaten – fertig ist eine kalte, vegane, schnelle und vor allem gesunde Mahlzeit. Na, Hunger bekommen?

Wer sagt denn, dass Mittag- und Abendessen stets warm sein müssen? Wer sagt, dass ein Gericht aus Fleisch, Soße und Kartoffeln bestehen muss? Das sind Glaubenssätze und Gewohnheiten, die du seit deiner Kindheit erlernt hast (du erinnerst dich daran, was ich bereits beschrieben hatte), die wir jederzeit ablegen können, wenn wir uns zunächst darüber bewusst werden und einer Veränderung offen gegenüberstehen. Nimm dir die Zeit für dich und deine Lieben. Fange an, dich bewusst damit zu beschäftigen, was du zu dir nimmst, und vor allem beginne damit, selbst, frisch und vitalstoffreich für dich zu kochen. Sonst wirst du essen, was du vorgesetzt bekommst und das wird größtenteils sicherlich nicht die Qualität haben, die du ab sofort für dich selbst wählen kannst.

Jeder Körper unterliegt bestimmten Naturgesetzen

In unserem Mund herrscht ein neutrales, schwach basisches pH-Milieu mit einem pH-Wert von 7,1-7,0. In unserem Dünndarm (pH 8,0), dem Sekret der Leber und Gallenblase (pH 7,1) und dem Blut (pH 7,35-7,45) herrscht ein basisches Milieu. Das Sekret der Bauchspeicheldrüse ist dabei weit im basischen Bereich. Es dient dazu, die im Magen angesäuerte Nahrung im Zwölffingerdarm zu neutralisieren, damit die Nährstoffe der Nahrung über den Dünndarm vom Organismus aufgenommen werden können. Im Bindegewebe herrscht ebenfalls noch ein leicht basisches Milieu (pH 7,08-7,29). Im Dickdarm (pH 5,5-6,5) und in unserem Magen (pH 1,2-3,0) herrscht hingegen ein saures Milieu, ebenso in den Muskelzellen und den Zellen der Organe (pH 6,9). Dies ist deshalb der Fall, weil die Energiefabriken unseres Körpers 24 Stunden an 365 Tagen im Einsatz sind. Bei der Verarbeitung und Verbrennung unserer Nährstoffe entstehen nämlich Säuren. In diesem Fall entsteht dabei Kohlensäure. Für unsere Zellen ist es allerdings essenziell, dass sie ständig entsäuert werden, und dazu brauchen sie Basen. Wenn nämlich die Zellen von unserem wichtigsten Muskel, unserem Herz, auf einen pH-Wert von 6,2 absinken würden, dann würde es uns seine Arbeit versagen und stehenbleiben!

Eine der unzähligen Ernährungsempfehlungen lautet genau daher: 80 % basenbildende Lebensmittel und 20 % gute Säuren über die Nahrung zu uns zu nehmen. Wenn unser Körper ständig Basen benötigt, um entstandene Säuren zu neutralisieren und auszuleiten, wieso sollten wir ihn dann nicht auf diese Art ernähren und ihn dabei unterstützen, mit seiner Energie im Gleichgewicht zu bleiben? Doch die Nahrungsmittel, die die meisten Menschen durch die westliche Ernährungsweise täglich zu sich nehmen und die in den meisten Fällen überwiegend tierische Produkte wie Käse, Milch, Joghurt, Wurst, Käse, Fisch, Fleisch in Kombination mit Gebäck und Teigwarengerichten aus Auszugsmehlen und isolierten Kohlenhydraten wie Zucker sind, liefern schlechte Säuren und übersäuern den Körper auf Dauer. Der pH-Wert wird ständig von deinem Körper ausgeglichen, denn der Körper ist auf das Überleben programmiert. Dafür benutzt er dann allerdings, falls keine basischen Mineralstoffe durch die Nahrung eintreffen, seine Reserven oder Depots. Auf Dauer können so Krankheiten und Energiemangel entstehen. Deshalb ist es wichtig, dass du für dich einen guten Umstieg zu einer vitalstoffreichen Ernährung findest und einen individuellen Weg, der zu dir passt. Je früher, desto besser. Doch sei dir versichert, es ist auch nie zu spät, deine Gewohnheiten zu überdenken und zu verändern. Das Wichtigste ist dabei, der Erkenntnis Taten folgen zu lassen, damit sie wahrhaftig Früchte tragen kann, lebendig wird und bleibt. Erkenntnisse verhelfen dir in deinem Leben nur dann zu nachhaltigen Veränderungen, wenn du sie auch tatsächlich bewusst anwendest und umsetzt.

Bildlich gesehen lässt sich dieses Vorgehen mit einem Hausbau vergleichen. Du kaufst Rohstoffe ein, mit denen du dein Haus bauen möchtest. Dein Haus wird aus nichts anderem bestehen als aus den Rohstoffen, die du zuvor ausgewählt hast. Und so ist es auch mit deinem Körper und dem, was du isst. Dein Körper kann nur das verarbeiten, was du ihm gibst. Mit jeder guten Mahlzeit gibst du deinem Körper also sein Baumaterial zurück. Mit jedem guten Bissen trägst du einen Teil der alten Rohstoffe deines Hauses ab und erneuerst sie. Bist du schon krank, dann musst du schlimmstenfalls dein Haus kernsanieren und mit guten Materialien wieder stabil aufbauen. Dann kannst du auf dein neues, stabiles Fundament aufbauen und ein schönes, gesundes Haus entstehen lassen.

Doch Ernährung ist nicht alles auf dem Weg zu einem gesunden Leben. Nimm dir auch Zeit für Sport. Nimm dir Zeit zu lesen und meditieren. Nimm dir die Zeit dafür, deine Gedanken kennenzulernen, um negative Gedanken und Glaubenssätze zu finden. Nimm dir Zeit dafür, deine Akkus positiv aufzuladen. Nimm dir Zeit, zu reflektieren. Und nimm dir immer wieder Zeit, um dir bewusst zu werden, wo du gerade stehst.

Nimm dir Zeit für die Beziehungen zu deiner Familie, deinen Freunden und deinem Partner. Welche Beziehungen tun dir gut, welche weniger und warum? Was möchtest du für erfüllte Beziehungen investieren? Warum tun dir manche Beziehungen nicht gut? Möchtest du daran etwas ändern oder die Beziehungen vielleicht sogar beenden? Was möchtest du für eine Energie aussenden, mit der du Menschen in dein Leben ziehst? Welche

Energie strahlst du derzeit aus, mit der du Menschen in dein Leben ziehst? Nimm dir Zeit, um darüber nachzudenken, was dir guttut und was dir nicht guttut, nimm dir Zeit, dich und deinen Weg zu finden.

Auf dem Weg zu dir selbst brauchst du Ruhe und Auszeiten. Mit Ablenkungen findest du nicht zu dir selbst. Egal, ob Alkohol, Shopping oder übermäßiges Essen – das sind aus meiner Sicht alles Ablenkungen, um sich nicht mit sich selbst beschäftigen zu müssen. Gönne dir Langeweile und Zeit mit dir!

Langeweile?

Wahrscheinlich kennst du es noch aus deiner Kindheit: „Mir ist langweilig", ein Satz, mit dem wir alle unsere Eltern zeitweise Nerven gekostet haben. Doch je älter wir werden, desto weniger erleben wir ein Gefühl der Langeweile, denn wir haben uns oftmals einen Alltag erschaffen, der Langeweile kaum noch zulässt. Viele von uns können Langeweile auch nicht ertragen, weil in der Zeit der Stille Gedanken und Gefühle hochkommen, mit denen wir dann überfordert sind und die wir nicht gerne fühlen wollen. Langeweile im eigentlichen Wortsinn meint, dass die Zeit, die du gerade erlebst, lang ist. Das bedeutet, du bist im Jetzt. Du lebst hier und jetzt im Moment und du erlebst ihn bewusst. Das ist etwas Erstrebenswertes und als Kinder sind wir noch ganz intuitiv im Jetzt. Erinnere dich einmal daran, wie lang es als Kind gedauert hat, bis Weihnachten war? 365 Tage, das war eine Ewigkeit. Heute empfinden viele, dass die Zeit schneller vorbeigeht. Doch das Jahr hat immer noch 365 Tage. Wir sind nur in der Regel nicht mehr präsent, um das Jahr mit seinen 365 Tagen zu erleben. Wir erleben den Moment oft gar nicht in voller Präsenz, deshalb fehlen uns viele Momente und Stunden der Wahrnehmung und wir glauben, die Zeit verfliegt schneller. Als Erwachsene beschäftigen wir uns in unserer Freizeit mit unseren Smartphones, schauen Serien, gehen shoppen oder lenken uns vielleicht mit Schokolade oder Alkohol ab, anstatt Langeweile überhaupt zuzulassen. Oft hören wir uns dann sagen: „Dafür habe ich keine Zeit". Aber woran liegt es, dass wir keine Zeit haben? Stimmt diese Aussage überhaupt?

Wir haben uns oft ein Leben mit dem Glauben des Müssens erschaffen. Ich muss erst noch …! Kennst du das? Natürlich gibt es Dinge in unserem Leben, die dazugehören und für die sich eine anfängliche Überwindung auch lohnt, doch das meine ich damit nicht. Nein, ich meine die Dinge, die uns daran hindern, neue Wege zu gehen, weil wir erst noch „müssen". Wir müssen uns mit Freunden treffen, die uns gar nicht mehr guttun, weil wir das seit zehn Jahren tun. Ich muss weiterhin bei dem Arbeitgeber bleiben, weil mir vielleicht der Mut zu einer Veränderung fehlt. Ich muss weiterhin zu Einladungen von Menschen gehen, die mir gar nicht guttun, weil ich Angst davor habe, was sie über mich denken, wenn ich nicht komme usw.

Wir alle haben 24 Stunden am Tag zur Verfügung, 24 Stunden Zeit für alle Dinge und Entscheidungen für das, was wir wirklich machen möchten. Zeit haben wir, nur nehmen wir sie uns meist nicht mehr für das, was wir wirklich möchten, denn oft sind wir

Gefangene unserer Glaubenssätze und der Gedanken in unserem Kopf, die uns begrenzen und einschränken. Oftmals haben wir uns einen Alltag geschaffen, der rast- und ruhelos ist. Einen Alltag, in dem wir keine Zeit mehr für die herzerfüllenden Dinge im Leben finden. Zwischen Job, Haushalt, Familie und Freizeitstress bleiben wir selbst auf der Strecke.

Befindest du dich auch schon in einer solchen Situation, solltest du unbedingt auf die Bremse treten und dir die Zeit dafür nehmen, um aus deinem Alltagstrott auszusteigen. In dieser Zeit kannst du dir genau überlegen, was *du* wirklich willst und was dir wirklich wichtig ist in deinem Leben. Dann entscheidest du dich, wie du weitermachen möchtest, denn es ist dein Leben und deine Lebenszeit.

Doch sei dir bewusst: In *Entscheidung* steckt das Wort Scheidung. Und eine Scheidung kann auch wehtun. Als ich mich dazu entschloss, mich vegan zu ernähren, hatte ich einige Hemmschwellen zu bewältigen. *Ob das meine Familie mitträgt? Wie und was koche ich ab jetzt?*

Rückblickend bedeuten jedoch viele meiner Entscheidungen keinen Verzicht, sondern stattdessen Befreiung und meine Zweifel waren unbegründet. Stell dir vor, es gäbe ein Regal, in dem alle Dinge stehen, die dein Leben wertvoll machen. Und plötzlich fehlen in diesem Regal 20 Dinge. Zuerst bist du irritiert und glaubst, dir fehlt nun etwas. Sobald dir jedoch klar wird, dass das, was herausgenommen wurde, im Grunde gar nichts ist, was dir wirklich fehlt, sondern du einfach daran gewöhnt warst, dann war es kein wirklicher Mehrwert für deine Lebensenergie und deine Gesundheit. Es ist Befreiung und kann sich enorm gut anfühlen, manche Dinge nicht mehr zu brauchen. Und diese Befreiung, diese Ent-Scheidung trifft alle deine Lebensbereiche, seien es Beziehungen zu anderen Menschen, deinen Alltag oder deine Ernährung.

Dich von Dingen loszusagen, die nachweislich deine Lebensqualität einschränken, hat nichts mit Verzicht zu tun. Aus Verzicht wird durch den bewussten Prozess der Veränderung eine Befreiung.

Befreiung vs. Verzicht, wo liegt der Unterschied?

Wenn du dein *Warum* bei einer Veränderung gefunden, verstanden und wahrhaftig verinnerlicht hast, kannst du dich von alten Denkmustern, Glaubenssätzen und Gewohnheiten befreien. Wenn du dein *Warum* noch nicht wahrhaftig verinnerlicht hast, dann verzichtest du noch. Was meine ich damit? Lass mich dir dies kurz an einem Beispiel erklären. Ein Mensch mit einem Alkoholproblem wird nur dann dauerhaft aufhören zu trinken, wenn er das *Warum* dafür verstanden, eine andere Bewältigungsstrategie statt Alkohol findet und dies wahrhaftig verinnerlicht hat. Wenn er erkannt hat, dass er seine Probleme und Traumata mit Alkohol nicht löst, sondern sich damit noch zusätzlich neue Problemfelder eröffnet, z. B. seine Gesundheit dauerhaft ruiniert, seine Beziehung zu Frau und Kindern möglicherweise zerstört und belastet, seine Arbeitsstelle verliert usw. – erst, wenn ihm dies wahrhaftig bewusst ist, kann er sich von dieser zerstörenden Routine befreien. Er wird wahrnehmen können, dass es kein Verzicht mehr für ihn ist, sondern eine Befreiung. Wenn du dich in einem Gedanken von etwas befreist, dann entsteht ein Gefühl der Fülle in dir. Wenn du jedoch in Gedanken daran glaubst, dass du auf etwas verzichtest, dann entsteht dabei ein Gefühl des Mangels in dir. Bei der Befreiung lebst du aus der Fülle heraus und beim Verzicht lebst du aus dem Mangel heraus. Wozu entscheidest du dich? Denn es ist deine Entscheidung! Nicht nur beim Zucker …

Warum es sinnvoll ist, dich langfristig und dauerhaft von Industriezucker zu befreien

Gleich vorweg, Zucker ist nicht gleich Zucker. Aber was ist Zucker überhaupt und welche Zuckerarten gibt es? Du kennst wahrscheinlich schon mehrere Arten von Zucker, wie Saccharose, den üblichen Haushaltszucker, oder Fructose (= Fruchtzucker) und Glukose. Letzteres ist die Zuckerart, die bei einem Zuckertest in deinem Blut gemessen werden kann und die sich in umgewandelter Speicherform als Glykogen in deiner Leber und in deinen Muskeln befindet. Es gibt unzählige weitere Zuckerformen und Namen dafür, derer sich besonders die Nahrungsmittelindustrie gerne bedient, da sie so auf der Verpackung nicht direkt als Zucker zu identifizieren sind. Ähnlich wie bei Nahrungsfetten lässt sich auch Zucker in verschiedene Gruppen einteilen. So ist Glukose z. B. ein Monosaccharid, auch Einfachzucker genannt. Saccharose, also Haushaltszucker, ist ein Disaccharid, ein Zweifachzucker, der zu 50 % aus Glucose und zu 50 % aus Fruktose besteht.

So unterschiedlich wie die verschiedenen Zucker sind, so unterschiedlich ist auch deren Wirkung und ihr Einfluss auf deinen Stoffwechsel und deinen Körper.

Zucker verschlechtert deine Blutwerte

Zugesetzte Fruktose in Nahrungsmitteln und Snacks führt nachweislich zu einem Anstieg von arterogenem Low Density Lipoprotein im Blut. Die Fructose gelangt mit dem Blut in die Leber und wird dort in Fett umgewandelt. Anders als Glucose, die zur Energiegewinnung in den Zellen unverzichtbar ist, ist der Körper nicht auf Fructose angewiesen. Die Aufnahme der Fructose in die Leber wird nicht wie bei Glucose reguliert. Fructose kann nicht wie Glucose als Speicherform von Glykogen in der Muskulatur und der Leber als Reserve gespeichert werden. Sie wird deshalb bei einem Überschuss in Fett umgewandelt. Auch Getränke, die mit Saccharose oder Glukose gesüßt werden, führen zu einer ähnlichen Verschlechterung des Blutbildes. Die Werte der Nüchternglukose und des high-sensitivity C-reaktiven Proteins (kurz CRP) zeigen beim Verzehr der drei zuvor genannten Zuckerarten einen signifikanten Anstieg. CRP ist ein Marker, mit dem Entzündungen im Körper festgestellt werden können. Je höher der CRP-Wert, desto stärker ist auch die Entzündung im Körper ausgeprägt. Normaler Haushaltszucker (Saccharose) besteht zu 50 % aus Fructose und zu 50 % aus Glucose. Wenn du also Saccharose isst, dann wird dein Körper auch jedes Mal mit isolierter Fructose belastet. Natürliche Fructose aus ganzen Früchten belastet deinen Blutzuckerspiegel weitaus weniger. Da die Fructose in einem natürlichen Komplex von Zellwänden und Ballaststoffen in der Frucht vorhanden ist, wird diese deshalb auch langsamer vom Körper aufgenommen, wenn du einen Apfel isst, als wenn du ein Glas Saft trinkst, in dem ausschließlich die Fructose des Apfels ohne Ballaststoffe vorhanden ist. Ein Glas Apfelsaft zu trinken, ist mit zwei bis drei Schlucken geschehen. Die gleiche Menge dieser Frucht als Ganzes zu verzehren, benötigt ca. drei bis vier Äpfel, dauert wesentlich länger als eine Minute, macht im Vergleich zu Saft satt und wird dennoch sicher wenigen von uns in den Sinn kommen.

Zucker begünstigt das Risiko für Schlaganfälle und Herzinfarkte

Neben den zuvor beschriebenen Effekten von Zucker auf deine Blutwerte und den CRP-Wert, hat Zucker ebenso wie eine sehr kohlenhydratreiche Ernährung, die gleichzeitig wenig Ballaststoffe enthält, weitere negative Auswirkungen. So führt diese Ernährung zu einem Anstieg der Nüchtern-Plasma-Triglyceride im Blut. Die Kombination von erhöhten Entzündungswerten und gleichzeitig erhöhten Triglyceridwerten kann zu Arteriosklerose führen. Es handelt sich dabei um eine chronische Entzündungsreaktion und damit bedingter krankhafter Fetteinlagerung in den Wänden der Blutgefäße. Diese Ablagerungen sind die häufigste Ursache für einen Schlaganfall und Herzinfarkt. Mittlerweile ist die Arteriosklerose zur Zivilisationskrankheit geworden und in Industrieländern eine der häufigsten Todesursachen.

Zucker begünstigt Übergewicht

Zucker wird grundsätzlich in einen starken Zusammenhang mit Adipositas und Übergewicht gebracht. Untersuchungen an Jugendlichen haben gezeigt, dass sich die Einschränkung der Zuckeraufnahme positiv auf den Body-Mass-Index, kurz BMI, auswirkt. Bei Jugendlichen, die weniger gesüßte Getränke zu sich nahmen, konnte allein dadurch eine Senkung des BMI erreicht werden. Gerade solche Getränke sind besonders ungesund. Dazu zählen leider auch gepresste Säfte. Bei diesen wurde lediglich der Fruchtzucker ohne Ballaststoffe aus der Frucht gepresst, wodurch der Blutzuckerspiegel rasant ansteigt. Der Körper wird dazu genötigt, den Zucker schnell in den Zellen zu verarbeiten. Dies kann dauerhaft zu einer nicht alkoholbedingten Fettleber führen, da die Fructose von der Leber umgewandelt wird. Heutzutage leiden durch den hohen Zuckerkonsum bereits viele Kinder unter solchen Auswirkungen. In Deutschland ist etwa jedes sechste Kind übergewichtig oder adipös. Unter den 11- bis 13-Jährigen ist es sogar jedes fünfte Kind. Evolutionsbedingt hat unser Körper noch ein aktives Programm, auf das er dabei zurückgreift. Zu früheren Zeiten war dieses Programm für den Menschen essenziell, denn es sorgte dafür, dass der Mensch nicht so schnell eines Hungertodes starb, wenn er einmal nicht genug zu essen hatte. Da es früher dieses Nahrungsmittelüberangebot in vielen Ländern oder Nahrungsmittel mit einer solch hohen Energiedichte nicht gab, kamen Hungerperioden viel öfter vor als zu unserer heutigen Zeit in den westlichen Ländern. Der Körper wandelt dank dieses

Programmes überschüssige Energie in Fett um und kann sie so für spätere Hungerperioden und Nahrungsmittelknappheit im Körper als Fett lagern. Auch heute noch ist dieses Programm in unserem Körper aktiv. Er wandelt dafür überschüssige Zuckerkalorien in Fett um und lagert diese als Fettreserve für „schlechte Zeiten" in seine Depots ein, falls eine Fastenperiode kommen sollte.

Zucker fördert Entzündungen in deinem Körper

Es gilt mittlerweile als wissenschaftlich erwiesen, dass Übergewicht mit chronischen Entzündungen einhergeht. Zur Entstehung dieser Entzündungsprozesse liegen mehrere Theorien vor. Die Ernährung scheint dabei jedoch die Hauptrolle zu spielen. Industrienahrung ist der Grundstein für Übergewicht. Die westliche Durchschnittsernährung ist geprägt von industriell verarbeiteten Nahrungsmitteln, die große Mengen von isolierten Kohlenhydraten wie raffiniertem Zucker, Auszugsmehlen und Stärke enthalten. Wer diese unnatürlichen Lebensmittel, die stark von ihrem Ursprung verändert wurden und somit nährstoffarm sind, regelmäßig konsumiert, ist häufig nicht nur übergewichtig, sondern läuft auch Gefahr, eine Vorstufe von Diabetes Typ 2 zu entwickeln, also eine Insulinresistenz. Festgestellt wird dieses Resultat einer Stoffwechselstörung im Glucosehaushalt durch einen Bluttest. Doch vorher kann bereits ein ehrlicher und aufrichtiger Blick in den Spiegel genügen, um einen Hinweis darauf zu finden, ob eine zukünftige Resistenz möglich erscheint. Je größer dein Bauchumfang ist, desto höher die Wahrscheinlichkeit einer bereits existierenden Insulinresistenz. Das Problem hierbei ist, neben dem Viszeralfett, dass Fettdepots Entzündungsstoffe freisetzen. Viszeralfett ist das Fett, das sich gerne am Bauch als sogenannter Bierbauch oder Rettungsring festsetzt. Es ist deshalb so gesundheitsschädlich und gefährlich, da es auch die inneren Organe umgibt, chronische Entzündungsprozesse fördert und zu Stoffwechselstörungen beitragen kann, da es selbst besonders stoffwechselaktiv ist. Chronische Entzündungen gelten als Ursache für die Entwicklung von fast jeder Erkrankung. Meistens leiden die betroffenen Personen nicht nur an einem „dicken Bauch", sondern auch bereits an einer Insulinresistenz und zu hohem Blutzucker oder sie sind bereits an Diabetes Typ 2 erkrankt. Auch die Blutfettwerte sind bei diesen Menschen nicht optimal, deshalb haben sie ein insgesamt erhöhtes Risiko für Herz-Kreislauf-Erkrankungen wie Bluthochdruck und Arteriosklerose.

Die Entzündungsstoffe des Viszeralfetts können also eine Insulinresistenz fördern, die sich im Zusammenhang mit Bewegungsmangel, schlechten Ernährungsgewohnheiten und einer erblichen Vorbelastung, wenn zum Beispiel bereits die Eltern an Übergewicht oder Diabetes leiden, weiter verschärfen kann. Der erste Schritt zu mehr Gesundheit in Kombination mit deinem Gesundheitsgewicht, sollte zunächst der Wille und die Erkenntnis sein, eine Alternative für schlechte und isolierte Kohlenhydrate zu finden. Hast du dich erst einmal von deiner Zuckersucht befreit und den Zuckerkonsum stark eingeschränkt oder gänzlich gestrichen, werden entzündliche Prozesse in deinem Körper verhindert, die zu Energielosigkeit und chronischen Krankheiten führen können. Es gibt viele gesunde und leckere Alternativen.

Denke bitte immer daran, deinen Geschmack hast du dir über die Jahre antrainiert und dein Belohnungszentrum im Gehirn mit der Droge Zucker lange bedient. Geschmack ist zum größten Teil von dir erlernt. Du kannst deinen Geschmackssinn also auch wieder umprogrammieren und neue Geschmäcker für dich entdecken, vorausgesetzt, du lässt dich wirklich darauf ein. Da du dieses Buch in den Händen hältst, bist du den ersten Schritt auf einem neuen Weg bereits gegangen. Es liegt an dir, was du nun daraus machst.

Doch noch einmal zurück zum Fleisch.

WELCHE ENERGIE WÄHLST DU HEUTE FÜR DICH ?

Warum du dich von Fleisch und tierischen Produkten befreien solltest

Der Verzehr von Fleisch und tierischen Produkten wirft nach dem neusten Kenntnisstand und der aktuellen Studienlage (Quelle: Zentrum der Gesundheit) nur wenige positive Aspekte auf, wie die Möglichkeit, Vitamin B12, Omega-3-Fettsäuren oder Vitamin D durch den Konsum tierischer Produkte aufzunehmen – von den negativen ethischen und moralischen Aspekten ganz abgesehen. Leider überwiegen die vielen negativen Aspekte, deren Auswirkungen du kennen solltest, bevor du eine Wahl für oder gegen den Konsum tierischer Produkte triffst.

Folgende Risiken gehen mit dem Konsum von Fleisch einher:

- Erhöhte Krebsgefahr, vorwiegend Darmkrebs, Magenkrebs, Speiseröhrenkrebs, Nieren- und Blasenkrebs
- Erhöhtes Risiko einer Fettleber
- Erhöhtes Risiko für Herzinfarkte

- Erhöhter Blutzuckerspiegel
- Erhöhtes Diabetesrisiko
- Hämeisen (= tierisches Eisen) hat eine zellschädigende Wirkung
- Verkürzte Lebensdauer

Verarbeitetes Fleisch und Wurstwaren sind oft gepökelt oder mit Salz versetzt. Im Körper bildet das Nitrat mit der Magensäure krebserregende Nitrosamine. Zusätzlich entstehen bei heißem Anbraten oder Grillen aromatische Kohlenwasserstoffe und Amine. Auch sie gelten als krebserregend. Die Effekte von Wurstwaren auf das Diabetesrisiko sind nicht unbekannt, mitunter gehen mittlerweile die offiziellen Empfehlungen sogar noch darüber hinaus, diese nur zu meiden. Laut einer amerikanischen Studie steht selbst unverarbeitetes Fleisch wie etwa Steak und Braten mit einer Erhöhung des Risikos für Diabetes Typ 2 in Verbindung.

Wodurch verursacht Fleisch Krebs?

Fleisch und Wurstwaren gelten schon lange als potenzielle Krebsursache. Besonders Magen- und Dickdarmkrebs, ebenso Lungen- und Leberkrebs, treten häufiger auf, wenn man bei der Nahrungsmittelauswahl gerne und häufig auf Fleisch und Fleischprodukte zurückgreift. Doch was genau ist das Problem beim Fleischverzehr? Lange Zeit glaubte man in der Forschung, dass nur verarbeitete Fleischprodukte, also Wurstwaren, das Krebsrisiko erhöhen. Als Verursacher hierfür zählen die sogenannten Nitrosamine, die sich bevorzugt aus dem in Wurstwaren vorhandenen Nitrit entwickeln können. Im Jahr 2014 wurde jedoch auch im unverarbeiteten Fleisch ein Kohlenhydrat namens Neu5Gc im Fleisch entdeckt, das zu den Krebsverursachern gehören könnte. Dieses Kohlenhydrat kommt in den meisten tierischen Organismen vor, bei Menschen jedoch nicht. Kalifornische Forscher vermuten nun, dass Neu5Gc für das steigende Krebsrisiko durch Fleischverzehr verantwortlich sein könnte. In ihrer Untersuchung kamen speziell Mäuse zum Einsatz, die kein Neu5Gc im Körper haben, wie wir Menschen, und deren Organismus aus diesem Grund auch ähnlich wie der menschliche Organismus auf diese Kohlenhydrate reagiert. Tierversuche halte ich aus ethischer Sicht nur für sehr schwer vertretbar, jedoch geht es in einigen Fällen wie in dieser Forschung, im Gegensatz zu z. B. Kosmetika, um eine wirklich wichtige Forschungsarbeit. Die Mäuse erhielten dabei Rind-, Schweine- und Lammfleisch, da diese Sorten dafür bekannt sind, viel Neu5Gc zu erhalten. In dieser Studie konnte nachgewiesen werden, dass das Kohlenhydrat Neu5Gc über die Blutbahn ins Gewebe transportiert wird und sich dort mit ungünstigen gesundheitlichen Folgen ablagert. Obwohl die Mäuse bei diesem Versuch keinen weiteren und zusätzlich Krebs auslösenden Umständen oder Bedingungen ausgesetzt waren, wie Umweltbelastungen, Genussgiften, Tabak, Schwermetallbelastungen usw., entwickelten viele von ihnen nach dem Verzehr des Neu5Gc-haltigen Fleisches spontan Lebertumore, da die Leber ein Organ ist, in dem sich Neu5Gc bevorzugt ablagert. Wie sich später bei einer Biopsie herausstellte, enthielten die Zellen der in der Leber entstandenen Tumore nachweislich das Kohlenhydrat Neu5Gc. Insgesamt erhöht sich das Krebsrisiko durch den Fleischkonsum um das Fünffache im Vergleich zu einer Neu5Gc-freien Nahrung.

Zusätzlich gibt es weitere Faktoren, die Fleisch eine krebsauslösende Wirkung zuschreiben, die etwa erst beim Kochen, Braten oder bei der Verarbeitung von Fleisch entstehen. Zu den möglichen karzinogenen Auslösern gehören z. B. Hämeisen, Nitrate, Nitrite, gesättigte Fettsäuren, Hormone und Salz. All diese Substanzen haben in Forschungen gezeigt, dass sie den Hormonstoffwechsel beeinflussen, die Zellvermehrung erhöhen, die DNA schädigen, insulinähnliche Wachstumsfaktoren anregen sowie die Zellschädigung durch freie Radikale fördern. Diese Faktoren können auch zur Entstehung von Krebs beitragen.

Fleisch fördert chronische Entzündungen

Die Studie, die ich zuvor beschrieb, wurde von Professor Ajit Varki und seinem Team von der University of California, San Diego School of Medicine durchgeführt. Sie fanden dabei ebenfalls heraus, dass Neu5Gc nicht nur das Krebsrisiko durch Fleischverzehr erhöht, sondern darüber hinaus auch noch chronische Entzündungen fördert. Gerade dieses Risiko gilt es zu minimieren. Warum also fördert Neu5Gc auch Entzündungen? Da Neu5Gc im menschlichen Organismus ursprünglich nicht vorkommt, identifiziert der Körper dieses Kohlenhydrat als einen

Fremdkörper. Diese Identifizierung ruft eine Immunreaktion hervor und unser Körper bildet Antikörper dagegen. Bei jeder Mahlzeit erkennt unser Immunsystem das Fleisch als Fremdkörper wieder.

Es kommt zu einer erneuten Antikörperbildung, also einer erneuten Immunreaktion des Körpers und zu weiteren Entzündungen im gesamten Körper, die langfristig äußerst negative Folgen für deine Gesundheit haben. Wenn nun also immer wieder, täglich oder mehrmals wöchentlich, Fleisch- oder Wurstwaren auf deinem Teller landen, können sich schnell und zunächst unmerklich chronische und systemische Entzündungen entwickeln. Zusätzlich geht von diesen Entzündungen noch eine weitere Gefahr aus: Sie fördern die Entstehung von Arteriosklerose und Diabetes Typ 2. Auch die Entstehung einer Fettleber wird mit dem Fleischverzehr und anderen tierischen Proteinquellen in Verbindung gebracht. Je größer der Konsum von Fleisch und anderen tierischen Proteinquellen ist, desto größer ist das Risiko, eine Fettleber zu entwickeln.

Wer sich in dieser Studie hingegen pflanzlich ernährte, hatte ein deutlich geringeres Risiko, an einer Fettleber zu erkranken. Eine Fettleber kann wiederum das Risiko für andere Krankheiten erhöhen, vor allem das Risiko, an Diabetes zu erkranken. Fleisch und tierische Produkte belasten den Körper also sehr stark und können auf verschiedenen Wegen zu Diabetes, Arteriosklerose und Krebs führen, einerseits über erhöhte Entzündungswerte und andererseits über eine entstehende Fettleber. Wenn du also etwas isst, das deiner Gesundheit nachweislich schadet

– wieso solltest du es weiterhin essen? Bei einer gesunden und gesundheitsfördernden Ernährung soll es dauerhaft darum gehen, die Entgiftungsorgane nicht zusätzlich zu belasten und zu schädigen, denn sie leisten schon Höchstarbeit für die Aufrechterhaltung deiner Gesundheit. Bei harten Drogen beispielsweise ist vielen Menschen die negative Auswirkung auf ihren Körper bewusst und lässt sie auch deshalb eher vor deren Konsum zurückschrecken. Doch bei schädlichen Nahrungsmitteln und Genussgiften, die eine schleichende und langsamere Wirkung auf unsere Gesundheit haben können, fehlt uns oft das Bewusstsein dafür, diese als schädlich einzustufen und entsprechend damit umzugehen.

Ebenfalls wurde in Forschungen durch das Bayerische Landesamt für Gesundheit und Lebensmittelsicherheit festgestellt, dass bestimmte Zusätze bei der Tierhaltung, wie der prophylaktische Einsatz von Antibiotika, beim späteren Verzehr noch zu großen Teilen im Fleisch vorhanden sind und dadurch im menschlichen Organismus zu Karzinogenität (Krebserzeugung) und einer erhöhten Antibiotikaresistenz führen können und unsere Darmflora schädigen. Wer sich also in seinem Leben zugunsten seiner Gesundheit und des Tierwohls nicht gänzlich von Fleisch und tierischen Produkten wie Eiern, Milch, Joghurt, Käse, Wurst und Fisch befreien möchte, sollte den Konsum zumindest sehr stark reduzieren und auf biologisch und fair erzeugte Produkte zurückgreifen, die das Tierwohl berücksichtigen und nicht bloß ein Label auf der Verpackung haben. Eine Empfehlung für die Nahrungsmittel Fleisch und

Wurstwaren, die Auslöser für diverse chronische Krankheiten und Krebs sein können, kann nach diesem Wissensstand nicht mehr beruhigt ausgesprochen werden.

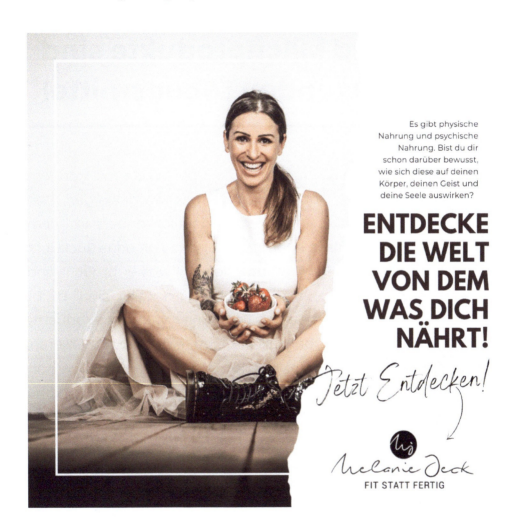

Milch und Milchprodukte sind keine gesunden Lebensmittel

Das idyllische Bild von der Kuh auf der Weide mit saftigem Gras und viel Platz ist sicherlich selten geworden. Den meisten Mastkühen ergeht es deutlich anders in ihrem kurzen Leben. Der Mensch nimmt sich leider zu oft ohne Rücksicht auf Verluste oder mit Blick auf das Tierwohl was er braucht und möchte. Da die Milchpreise seit Jahren im Keller sind, bleibt vielen Milchbauern (ebenso den Schweine- und Hühnerbauern) einfach nichts anderes übrig, als Milch auf Masse zu produzieren, damit ihr Betrieb überhaupt überlebensfähig ist. Um dauerhaft und immer weiter Milch geben zu können, werden Milchkühe ständig künstlich befruchtet. Auch während ihrer Trächtigkeit werden sie weiter gemolken. So gelangen ständig erhebliche Mengen Geschlechtshormone wie das Östrogen der trächtigen Kuh in die Milch. Dieser Hormonüberfluss gelangt über die Milch oder die daraus entstandenen Produkte in deinen Körper. Einige dieser Hormone werden zwar in der Leber inaktiviert, aber bedauerlicherweise nicht alle.

Akne kann z. B. hormonell durch den Konsum von Milch getriggert werden. Es sind aber vor allem die in der Milch vorhandenen Wachstumshormone Insulin, IGF-I und mTOR, deren Konzentration in unserem Blut durch Milchkonsum ansteigt. Sie sind mit erhöhter Krebsgefahr verbunden. Zusätzlich stehen Milch und Milchprodukte auch unter dem Verdacht, vermehrt Autoimmunerkrankungen wie Multiple Sklerose, Rheuma und entzündliche Darmerkrankungen auszulösen. Jedes Säugetier hat seine auf das zu säugende Jungtier abgestimmte Muttermilch. Deshalb ist die Milch einer Kuh in ihrer Zusammensetzung auch perfekt auf das Wachstum des Kälbchens abgestimmt, das sein Geburtsgewicht innerhalb eines Jahres ca. verzehnfacht. Daher enthält sie im Vergleich zur menschlichen Muttermilch deutlich mehr Kalzium und Eiweiß für schnelles Wachstum. Die Muttermilch von Menschen enthält dafür deutlich mehr Laktose, ein Kohlenhydrat für schnelles Hirnwachstum. Zusätzlich wirken die in der Kuhmilch enthaltenen Phosphorproteine und schwefelhaltigen Aminosäuren Methionin und Cystein entzündungsfördernd. Gerade das soll in deinem Körper verhindert werden. Ist es nicht absurd, wenn du einmal darüber nachdenkst, Milch zu trinken, insofern du kein Säugling bist und ein Alter erreicht hast, in dem du diese Nahrung nicht mehr brauchst? Sicherlich würdest du nicht sehr beherzt und erfreut zugreifen, wenn man dir ein Glas Muttermilch einer fremden Frau vorsetzen würde oder ein daraus hergestelltes Milchprodukt wie Joghurt oder Käse. Eher würdest du leicht irritiert oder angeekelt ablehnen, wenn der Pizzabäcker dir eine Pizza mit frischem Muttermilchkäse von Frau Müller oder

Schmidt servieren würde, oder? Auch bei Kängurumilch oder Rattenmilchkäse würdest du wahrscheinlich eher zurückhaltend sein. Bei Kuhmilch ist uns das egal geworden, weil wir kulturell bedingt nicht mehr darüber nachdenken. Dabei galt Tiermilch 5000 vor Christus noch als ekelerregende Körperflüssigkeit, die mit Blut und Urin des Tieres gleichgestellt war. Das zeigt auch einmal mehr, wie sehr die Milchlobby und der damit verbundene Beginn der massiven Werbung für Milch in den 70-er Jahren mit dem Slogan *Die Milch macht's*, den Konsum für Milch beeinflusst hat. Milch ist bis heute ein Milliardengeschäft für die Industrie, bei dem leider viele Bauern, die Tiere und auch die Menschen zu kurz kommen. Denn die Letzteren zahlen durch den viel zu hohen Pro-Kopf-Verbrauch von Milchprodukten früher oder später vielfach mit ihrer fehlenden Gesundheit dafür.

Die Milch macht's? Instabile Knochen dank oder trotz Kuhmilch?

Auch heute glauben viele noch immer, Milch sei notwendig für gesunde Knochen und beuge der weitverbreiteten Krankheit Osteoporose vor. Das Buch *Die China Studie* von Professor Campbell belegt sehr eindrucksvoll, wie schädlich Milch und Milchprodukte besonders im Hinblick auf Osteoporose sind. Die Wahrscheinlichkeit, dass Japaner einen Oberschenkelhalsbruch erleiden, ist verschwindend gering. Japaner nehmen kaum Milch und Milchprodukte zu sich, nämlich rund 40 Liter pro Jahr und Person. Typischerweise ist Osteoporose besonders in den Nationen am weitesten verbreitet, in denen auch der höchste Milchkonsum herrscht. Offenbar stimmt also etwas an dem Mythos *„Die Milch macht's"* nicht, zumindest nichts, was vielversprechend für gesunde Knochen wäre. In der Schweiz liegt die durchschnittliche Wahrscheinlichkeit, einen Knochenbruch wegen Osteoporose zu erleiden, im Alter von 50 Jahren bei Frauen bei 51,3 % und bei Männern bei 20,2 %. Statistisch gesehen erleidet jede zweite Frau also einen durch Osteoporose bedingten Knochenbruch. Die Milchlobby nutzt diese Tatsache jedoch, um der Bevölkerung zu empfehlen, mehr Milch zu konsumieren – und dies, obwohl es kaum ein Land gibt, in dem bereits so viel Milch konsumiert wird wie in der Schweiz. Im Jahr 2020 lag der pro-Kopf-Konsum in der Schweiz bei 238,6 kg Milch und Milchprodukten. Das ist mehr als jede andere Nahrungsmittelgruppe, mehr als Gemüse und Obst zusammengenommen und fast dreimal so viel wie der Konsum aller Getreideprodukte inklusive Brot und Nudeln usw. in einem Jahr.

Dennoch empfiehlt die Schweizer Gesellschaft für Ernährung den Menschen in der Schweiz, mehr Milch und Milchprodukte zu konsumieren. Das bedeutet im Klartext: Eine noch einseitigere Ernährung soll Knochen schützen? Wieso einseitig, fragst du dich jetzt vielleicht? In dem Moment, in dem ich mehr Milch und Milchprodukte konsumiere, konsumiere ich an anderer Stelle weniger Lebensmittel, z. B. nehme ich weniger pflanzliche Produkte zu mir. In Deutschland ist die Milchindustrie mit 22 Milliarden Euro Umsatz pro Jahr die größte Branche im Lebensmittelbereich. Auch hierzulande zählen Milchprodukte zu den am meisten konsumierten Lebensmitteln. Gibt es bereits Studien, deren

Ergebnisse die Fachleute darauf hinweisen könnten, dass sie mit ihrer Forderung für mehr Milch und Milchprodukte, um gesunde Knochen zu fördern, falsch liegen könnten? Ja, die gibt es. Nicht nur in der *China Studie*, sondern auch in der Schweiz selbst. Das Zentrum für Alter und Mobilität der Universität Zürich hat eine umfangreiche Untersuchung durchgeführt. Diese Meta-Studie – das bedeutet, hier wurden verschiedene Studien zusammengefasst – mit insgesamt über 190 000 teilnehmenden Frauen unter der Leitung von Prof. Dr. med. Heike A. Bischoff-Ferrari ging der Frage nach: Kann eine Ernährung reich an Milch und Milchprodukten die Gefahr von Knochenbrüchen vor allem bei älteren Frauen verhindern? Das Ergebnis: Ein Zusammenhang von Milchkonsum mit Hüftknochenbrüchen konnte nicht beobachtet werden, gleichgültig, wie viel Milch die Frauen täglich zu sich nahmen. Auch in anderen Studien kam man zu denselben Ergebnissen: Entweder hat Milch überhaupt keinen positiven Effekt auf die Knochen oder sie schädigt die Knochen sogar.

Für die Wirkung von Milch auf unsere Knochengesundheit gibt es einige gute Argumente. Diese sprechen allerdings weniger für, sondern eher gegen den Konsum von Milch, wenn wir dauerhaft gesunde Knochen haben möchten. In einer schwedischen Studie der Universität Uppsala wurde sogar eine erhöhte Todesrate bei Vielmilchtrinkern (dazu zählen Menschen, die drei Gläser Milch am Tag trinken) festgestellt. An dieser Studie nahmen mehr als 60 000 Frauen und rund 45 000 Männer teil. Das Ergebnis fiel nach der Aussage von Professor Karl Michaelson wie folgt aus: Frauen, die drei oder mehr Gläser Milch am Tag tranken, hatten ein 90 % höheres Todesrisiko, ein um 60 % höheres Risiko, einen Hüftbruch zu erleiden, und ein 15 % höheres Risiko für Brüche im Allgemeinen im Vergleich zu denen, die weniger als ein Glas Milch am Tag tranken. Wir können also zusammenfassen, dass die Behauptung, Kuhmilch sei wichtig für gesunde Knochen, wissenschaftlich nicht haltbar ist. Genügend Studien belegen eindrucksvoll das Gegenteil.

Was hilft deinen Knochen nun dabei, gesund und stark zu bleiben?

Bei differenzierter Betrachtung kannst du feststellen, dass die Knochengesundheit von mehreren Faktoren abhängig ist. Die wichtigsten und bekannten Faktoren sind die folgenden:

- Das Verhältnis von Kalzium und Phosphor in deiner Nahrung: Bei diesem Verhältnis schneidet Kuhmilch nicht wirklich gut ab. Der hohe Phosphorgehalt in der Milch bindet nämlich einen Teil des Kalziums in der Milch. Pflanzliche Nahrungsmittel hingegen haben den Vorteil eines hohen Kalziumgehalts und damit ein besseres Kalzium-Phosphorverhältnis. Deshalb empfiehlt es sich grundsätzlich, auf phosphorreiche Nahrungsmittel zu verzichten. Beispiele für phosphorreiche Nahrungsmittel sind Softdrinks wie Cola, viele Fertigprodukte, verarbeitete Wurst, Schmelzkäse usw.

- Der Säure-Basen-Haushalt deines Körpers: Die Übersäuerung des Körpers erfolgt heute hauptsächlich durch unsere Ernährung und Lebensweise, in der die Menschen zum einen zu viel tierisches Eiweiß konsumieren und zum anderen zu viel Stress erleben. Der Körper kann die Übersäuerung des Blutes nicht zulassen, denn das würde zum Tod führen. Damit das nicht geschieht, ergreift der Körper Gegenmaßnahmen. Da Kalzium sehr basisch wirkt, wird es bei einer säurelastigen Ernährung aus den Knochen gelöst, damit der Körper das Blut in einem gesunden pH-Bereich halten kann. Besonders erhitzte Kuhmilch, wie sie im Käse zu finden ist, wirkt stark säurebildend, sodass das darin enthaltene Kalzium das entstandene Übersäuerungsproblem nicht mehr ausgleichen kann, denn wie oben erwähnt, bindet der hohe Phosphorgehalt der Milch bereits einen Teil ihres Kalziums. Um die weitere Säurelast durch Phosphor in der Milch abzupuffern, nimmt der Körper dann das Kalzium aus seinen Knochen. Das bedeutet, Milch und Milchprodukte nehmen unserem Körper mehr Kalzium, als sie ihm zurückgeben können. Vollwertige, pflanzliche Nahrungsmittel wirken hingegen fast alle basisch. Genau deswegen sind sie deutlich bessere Kalziumquellen als tierische Produkte.

- Die Beanspruchung deiner Knochen durch regelmäßige Bewegung deines Körpers: Es verhält sich so, dass selbst die beste Ernährung nichts wert ist, wenn du deinem Körper nicht das Signal gibst, dass deine Knochen wichtig sind und benötigt werden. Dies geschieht durch ausreichende und regelmäßige Bewegung zwischen 50 und 70 Minuten am Tag. Dafür musst du keinen Leistungssport betreiben, du musst noch nicht einmal sportlich sein. Dennoch ist die tägliche Bewegung für deine Knochengesundheit enorm wichtig. Knochen und Muskeln, die nicht benutzt werden, bauen sich schnell ab.

- Eine ausreichende Vitamin-D-Versorgung: Damit das Kalzium aus der Nahrung auch in deine Knochen eingebaut werden kann, muss gleichzeitig genügend Vitamin D vorhanden sein. Dieses wird durch Sonneneinstrahlung in der Haut gebildet. Voraussetzung ist dafür, dass deine Haut nicht bedeckt ist, nicht mit Sonnencreme eingecremt ist und du zu einem Zeitpunkt in die Sonne gehst, wenn der Winkel der Sonne mehr als 45° ist. In Deutschland kannst du nur in den Monaten von April bis September über die Sonne Vitamin D produzieren, da ansonsten der UV-Index nicht ausreicht. Die UV-Bestrahlung ist dann nicht ausreichend vorhanden. Doch gerade diese ist es, die dafür sorgt, dass in deiner Haut die Vitamin-D-Produktion angeregt wird. Für deine Knochen ist es also ideal, wenn du draußen in der Sonne Sport treibst oder dich bewegst und du dich dabei nicht mit Sonnencreme eincremst. Natürlich solltest du es auch nicht übertreiben, denn Sonnenbrand schadet deiner Haut. Deshalb lieber regelmäßig, spätestens alle drei Tage, für eine halbe Stunde mit möglichst wenig bedeckten Hautpartien in die Sonne gehen, damit sich deine Haut an die Sonnenstrahlen gewöhnen kann und nicht so schnell einen Sonnenbrand bekommt. Die Haut kann dann ihren eigenen Schutz aufbauen, sodass sie auch ohne Sonnencreme länger in der Sonne geschützt ist. Damit jedoch aktives Vitamin D im Körper seine Aufgaben erfüllen kann, sollte gleichzeitig nicht zu viel tierisches Protein aufgenommen werden, denn dieses blockiert die Produktion des aktiven Vitamins. Deshalb ist es auch nicht erstaunlich, dass in Ländern mit einem hohen Konsum tierischer Nahrungsmittel gleichzeitig chronischer Vitamin-D-Mangel vorherrscht, so wie auch in Deutschland. Eine Studie von S. Schilling unter älteren Mitbewohnern einer Reha-Einrichtung ergab, dass dort 89 % der Teilnehmer mit Vitamin D unterversorgt waren.

- Die regelmäßige Aufnahme von Vitamin C: Kalzium kann von unserem Körper viel besser aufgenommen werden, wenn wir gleichzeitig mit kalziumreichen Lebensmitteln Vitamin-C-reiche Lebensmittel konsumieren. Bei der pflanzlichen, vollwertigen Ernährung findet man glücklicherweise viele pflanzliche Produkte mit einem hohen Vitamin-C-Gehalt, die regelmäßig und in ausreichenden Mengen konsumiert zu gesunden und starken Knochen beitragen können.

Was hat der Proteinkonsum mit deiner Knochengesundheit zu tun?

Seit vielen Jahren wird im Gesundheitssektor darüber gestritten, ob Proteine nun gut oder eher schlecht für die Knochendichte und Knochengesundheit sind. Man hat herausgefunden, dass ein zu niedriger Proteinkonsum die Knochen schädigt. Andererseits wurde belegt, dass eine säurebildende Ernährung, so wie sie mit einem hohen Konsum von tierischen Produkten stattfindet, die Kalziumausscheidung über den Urin fördert. Es scheint naheliegend, dass die optimale Lösung darin besteht, sich bei der Proteinaufnahme weniger mit säurebildendem Protein zu versorgen. Das bedeutet: Früchte und Gemüse anstatt Käse und Fleisch. Dies konnte übrigens auch beeindruckend in einer Studie belegt werden, in der untersucht wurde, wie der Einfluss sowohl von pflanzlichen als auch von tierischen Proteinen in der Ernährung auf die Knochen wirkt. In einer Studie, die im Jahre 2000 im *Journal of Gerontology* veröffentlicht wurde und bei der es um Hüftfrakturen ging, wurden 33 Länder miteinander verglichen. Dabei kam Folgendes heraus: Je günstiger das Verhältnis von pflanzlichem zu tierischen Eiweiß in der Ernährung war, desto geringer fiel in diesem Land die Anzahl der Hüftknochenbrüche aus, die einen deutlichen Hinweis auf Osteoporose liefern können. Der Unterschied in dieser Studie war sehr beeindruckend. Denn in Ländern mit dem geringsten Konsum von tierischen Proteinen gab es pro Jahr nur rund 20 Hüftknochenbrüche pro 100 000 Einwohnern, in den Ländern mit dem höchsten Konsum von tierischen Proteinen waren es 147 Hüftknochenbrüche.

Laktoseintoleranz: Bin ich selbst betroffen?

Milchzucker, auch Laktose genannt, kommt ausschließlich in Milch vor. Also konsumiert kein Säugetier mehr Milchzucker, nachdem es von der Mutter abgestillt wurde. Jedoch bilden hier viele Menschen eine Ausnahme und bleiben durch den Milchkonsum von Kuhmilch ein Leben lang „Säugling". Sie werden zwar nicht mehr mit der Milch von der eigenen Mutter versorgt, aber mit der Milch von Kuhmüttern. Diese Milch ist so zusammengesetzt, dass der Körper und das Wachstum des Kälbchens einer Kuh davon profitieren. Der Körper des erwachsenen Säugetiers ist darauf nicht eingestellt und bekommt oft Verdauungsprobleme. Viele Menschen vertragen weltweit nach dem Säuglingsalter deshalb auch keine Milch mehr.

Etwa drei Viertel aller Menschen weltweit sind laktoseintolerant: Ihnen fehlt das Enzym Laktase, also jenes Enzym, welches die Laktose aus der Milch im menschlichen Körper verarbeiten kann. In den USA und Europa hat die Bevölkerung allerdings eine lange Tradition von Milchkonsum im Erwachsenenalter hinter sich. Dies führte wohl zu einer genetischen Mutation, sodass heutzutage viele Erwachsene die Laktose aus der Milch ihr Leben lang verdauen können. Es gibt jedoch auch eine sehr große Anzahl von Menschen, die Blähungen, Durchfall und heftige Magenschmerzen bekommen, wenn sie Kuhmilch- oder Kuhmilchprodukte konsumieren. Wie groß die Anzahl dieser betroffenen Menschen in Europa genau ist, weiß niemand. Man spricht bei derartigen Symptomen von einer Laktoseintoleranz. Warum bemerken die Betroffenen nicht selbst, dass ihnen der Milchkonsum nicht guttut? Milch gilt bei der breiten Masse nach wie vor als ein reines, sehr gesundes Naturprodukt. Wer wird wohl auf die Idee kommen, dass seine gesundheitlichen Probleme auf den Konsum von Milch oder Milchprodukten zurückzuführen sind?

In den letzten Jahren konnte man in den Medien jedoch immer öfter von einer Laktoseintoleranz lesen. Wer nun glaubt, dass dies in dem Zusammenhang geschah, dass man das Ausmaß der Unverträglichkeit der Milch erfasst hatte, der irrt sich. Denn es gibt ganz einfache wirtschaftliche Gründe dafür, dass die Massenmedien nun auch dieses Thema aufgreifen und in die Welt tragen. Seit die Milchindustrie laktosefreie Produkte auf den Markt gebracht hat und diese auch medial bewirbt, wird auch in diesem Zusammenhang über die Laktoseintoleranz berichtet. Gleichzeitig hat die Pharmaindustrie auch Mittel auf den Markt gebracht, die das Enzym Laktase enthalten. Denn dieses wird bei Laktoseintoleranz an Menschen nicht ausreichend produziert. Aus diesem Grund kann die Laktose anschließend nicht verdaut werden. Menschen mit einer Laktoseintoleranz können diese Tabletten vor dem Verzehr laktosehaltiger Speisen einnehmen, damit sie die Laktose besser vertragen. Hier fällt mir der Spruch ein: Ein Schelm, wer Böses dabei denkt. Die spannendere Frage ist für mich jedoch: Wieso lässt man ein Nahrungsmittel, bei dem der Körper so deutliche Signale einer Unverträglichkeit zeigt, nicht einfach weg? Zumal der Körper dieses Nahrungsmittel nicht mehr benötigt und auch andere Stoffe in der Milch gesundheitliche Probleme bereiten können.

Dennoch waren diese offene Berichterstattung und Diskussion über Laktoseintoleranz in der Öffentlichkeit sicher das Glück für viele betroffene Menschen, die erst durch diese Berichterstattung ein jahrelanges Leiden benennen und beenden konnten. Sie hatten endlich die Ursache ihres Leidens gefunden. Doch der Mythos der gesunden Milch ist weiterhin stark in unseren Köpfen verankert. Es gibt keine systematische Untersuchung über die von Milch verursachten gesundheitlichen Probleme. In der Schweiz schätzt der Milchproduzenten-Verband Swiss Milk in der Ernährungsbroschüre *Laktoseintoleranz*, dass 17 % der Bevölkerung betroffen sind. Auf der Ärzte-Homepage *www.sprechzimmer.ch* wird hingegen berichtet, dass diese von 29 % Betroffenen ausgeht. Für Deutschland werden ganze 15–25 % der Bevölkerung als laktoseintolerant eingestuft. Was auf jeden Fall deutlich zu erkennen ist: Die Dunkelziffer der Betroffenen, derjenigen, die auch heute noch nicht bemerkt haben, dass ihre Beschwerden von der „gesunden" Milch verursacht werden, ist nach wie vor groß.

Allergien durch Kuhmilch?

Da Milchprodukte häufig Allergien erzeugen, werden sie in der EU mittlerweile zu den deklarierungspflichtigen Allergenen gezählt. In den Supermärkten findest du heute beachtlich viele Kühlregale, voll mit Milchprodukten und massenhaft weiteren Produkten, die mit Milchbestandteilen verarbeitet sind. Diese riesige Menge an gezuckerten und fettreichen Milchprodukten ist jedoch nur ein zusätzlicher Faktor, der Gesundheitsprobleme, ausgelöst durch den Verzehr von Milch, verstärkt. Das Hauptproblem bei Milch ist die Milch selbst. Sie ist immer noch weiß und sieht aus wie die Milch vor vielen Jahrzehnten. Für das Verbraucherauge unsichtbar hat sich jedoch viel an ihr verändert. Ich fasse hier die wichtigsten Veränderungen zusammen:

- Milchkühe wurden in den letzten Jahren zu Extremleistungen hochgezüchtet. Dies beeinflusst auch die Zusammensetzung ihrer Milch. Die Menge an Milch, die eine Kuh gibt, hat sich in den letzten 60 Jahren mehr als verdreifacht. In den ersten Wochen, nachdem das Kalb geboren wurde, gibt eine Kuh zwischen 30 und 40 Liter pro Tag. Die Kuh wird ca. an 300 Tagen im Jahr gemolken und ca. 6-8 Wochen nach der Geburt des Kälbchens bereits erneut künstlich befruchtet. Die Milch ist also ein richtiger Hormoncocktail, da die Kuh in der Schwangerschaft immer weiter gemolken wird. So befinden sich Schwangerschaftshormone wie Östrogen und Progesteron in der Milch.
- Laut Gesetz dürfen sich 400 000 Eiterzellen in der Milch befinden. In den USA sind es mit 750 000 Eiterzellen fast doppelt so viel. Keine appetitanregende Vorstellung, oder?
- Die heutigen Milchkühe können ihre Milchleistungen nur noch dank des Kraftfutters erbringen, das sie

bekommen. Milchkühe, die sich naturgemäß von Gras und Wiesenkräutern ernähren, gibt es kaum noch. Für die heutige Milchleistung einer Kuh reicht das reine Füttern von Gras und Wiesenkräutern nicht mehr aus. Diese Zucht von Hochleistungstieren hat ihre Schattenseiten, sowohl für Mensch als auch Tier. Pro produziertem Liter Milch werden 300 bis 500 Liter Blut durch das Euter der Kuh transportiert. Bei einer Durchschnittsleistung von 40 bis 50 Litern täglich übertrifft die dafür benötige Energie durchaus das, was der tierische Organismus allein mit einer artgerechten und natürlichen Fütterung zu leisten fähig wäre. Deshalb werden die Tiere mit speziellen Kraftfutterzusätzen gefüttert, durch die sie etwa 50 000 Kalorien am Tag zu sich nehmen. Damit die Tiere ihr Kraftfutter bekommen, müssen Futterpflanzen für die Tiere angebaut werden, die somit den Menschen nicht mehr direkt als Nahrung zur Verfügung stehen. Weltweit werden 60 % der Agrarflächen benutzt, um Tierfutter darauf anzubauen.

- Es kommt häufig zu entzündeten Eutern. Laut dem Fachportal *Kuhgesundheit* liegen Euterentzündungen bei rund 50 % der Kühen in Milchbetrieben vor. Die Fruchtbarkeit der Tiere nimmt dadurch ab, die Tiere sterben früher bzw. werden früher getötet. Bei der medikamentösen Behandlung werden oft Antibiotika genutzt. Kritiker warnen schon lange vor Medikamentenrückständen in der Milch, denn Euterentzündungen gehören im Leben einer Milchkuh zur Tagesordnung und deren

Behandlung mit Medikamenten ebenso. 80 % der in den USA verkauften Antibiotika werden an Tiere verfüttert, deren Fleisch, Milch und Eier danach in den Handel gelangen. In Europa kann von ähnlich hohen Raten ausgegangen werden. Über den Verzehr gelangen die Medikamentenrückstände dann in großen Mengen in den menschlichen Organismus. Die pathogenen Erreger in unserem Organismus gewöhnen sich mit der Zeit an die permanente Anwesenheit von Antibiotika. Sie entwickeln diesen Medikamenten gegenüber Resistenzen und können sich weiterhin vermehren. Dies erklärt, warum immer mehr Menschen an Infektionen sterben, die durch antibiotikaresistente Erreger ausgelöst werden. Würdest du freiwillig Antibiotika zu dir nehmen, obwohl es keinen ersichtlichen Grund dafür gibt? Sicherlich nicht. Wer regelmäßig Milch trinkt und Milchprodukte isst, macht dies allerdings zwangsläufig.

- Die Milch, die wir im Supermarkt kaufen, ist eine Mischung der Muttermilch von vielen tausenden Kühen in unterschiedlichen Trächtigkeits- und Laktationsphasen. Als Laktationsphase wird der Zeitraum bei Milchkühen zwischen der Geburt des Jungtieres und des Trockenstellens bezeichnet. Trockenstellen ist ein Ausdruck für die Phase, in der die Kuh keine Milch gibt.

- Milchprodukte werden grundsätzlich hoch erhitzt verkauft, damit sie keine gesundheitsgefährdenden Krankheitskeime mehr enthalten. Dadurch gehen Vitalstoffe wie die Vitamine

A, B und C in der Milch verloren. Außerdem wird beim Erhitzen der Milch das in ihr enthaltene Verdauungsenzym Laktase zerstört. So ist es auch nicht verwunderlich, dass diese Milch für die meisten Menschen schwer verdaulich ist und laktoseintoleranten Menschen große gesundheitliche Probleme bereitet.

- Die Milch wird vor dem Verkauf homogenisiert. Bei der Homogenisierung wird die Milch mit hohem Druck durch winzige Düsen auf ein Metallgitter gespritzt. Dadurch zerreißen die Fettmoleküle und werden durch diesen Vorgang so klein, dass sie sich anschließend nicht mehr als Rahm an der Milchoberfläche ansammeln und absetzen können. Durch diesen Prozess sind die Fetttropfen so klein, dass sie danach winzig genug sind, um unsere Darmwand durchdringen zu können, was zu gesundheitlichen Problemen und Allergien führen kann.

Der Umsatz der deutschen Milchindustrie beträgt über 28 Milliarden Euro jährlich. Aus Sicht der Milchindustrie besteht sicher ein großes Interesse daran, dass der Mensch weiterhin ordentlich Milch konsumiert und dabei denkt, er tue sich etwas Gutes.

Auswirkungen auf unser Immunsystem

Welchen Einfluss all diese Faktoren auf unser Immunsystem haben, möchte ich dir gern auch noch aufzeigen. Aus welchem Grund reagiert das Immunsystem allergisch auf diese veränderte, moderne Kuhmilch? Die tierischen Proteine der Kuhmilch sind den menschlichen Proteinen ähnlich, ganz im Gegensatz zu den pflanzlichen Proteinen. Genau diese Ähnlichkeit ist für unser Immunsystem aber eine Herausforderung, denn ursprünglich ist es seine Aufgabe, zu erkennen, welche Stoffe von unserem eigenen Körper stammen und welche Stoffe Fremdkörper sind, die er bekämpfen muss. Solange alles „normal" verläuft und die Aminosäuren in ihre einzelnen Bestandteile aufgespalten werden, stellt dies auch kein Problem für unseren Organismus dar. Die aufgespaltenen Aminosäuren dienen ihm als Bausteine, um z. B. körpereigenes Protein und andere Stoffe daraus zu bauen. Nun verhält es sich leider so, dass nicht immer alle Proteine in ihre einzelnen Bestandteile, sprich Aminosäuren, zerlegt werden können. Einige Aminosäuren schaffen es auch unzerlegt in unseren Darm. Rund 80 % der Proteine aus der Milch überwinden unseren Magen unbeschadet. Anstatt sich durch die Magensäure in ihre einzelnen Bestandteile aufzulösen, gerinnen diese Proteine genau wie bei der Käseherstellung, wo der Milch für diesen Prozess ein Säuremittel zugeführt wird. Diese Verklumpung hat einen natürlichen und biologischen Ursprung. Dadurch können die Proteine als Transportmittel und Speicher für Kalzium und Phosphat beim Neugeborenen dienen. Doch für Erwachsene hat sie den großen Nachteil, dass tierische Proteine unbeschadet bis zum Darm vordringen. Unser Immunsystem ist zwar sehr flexibel und kann schnell Antikörper gegen artfremdes Eiweiß bilden, jedoch wird es bei jedem Bissen eines Milchproduktes oder einem Schluck Kuhmilch mit tausenden Proteinen verschiedener Kühe konfrontiert.

Ein gesundes und intaktes Immunsystem kann damit umgehen. Doch weshalb sollten wir es ständig einer solchen Belastung freiwillig aussetzen? Die Wahrscheinlichkeit für Krankheiten und Allergien erhöht sich dadurch, dass das Immunsystem irgendwann einmal Antikörper gegen einen körpereigenen Stoff bildet. Dabei spricht man von sogenannten Autoimmunerkrankungen oder einer Allergie gegen Kuhmilch.

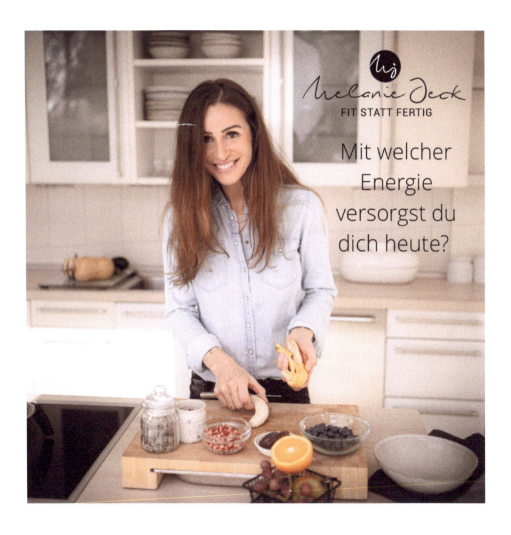

Weitere Lebensmittel – schau genau hin!

Was ist drin im Ei?

Als herausgefunden wurde, dass Eier „Cholesterinbomben" sind, wurde von ihrem Verzehr abgeraten. Heute weiß die Wissenschaft, dass nicht das reine Cholesterin das Problem in den Nahrungsmitteln ist, sondern die gesättigten Fette, die darin enthalten sind. Diese werden in der Leber zu Cholesterin umgewandelt. Danach war das Ei als Cholesterinbombe wieder rehabilitiert und der Konsum von Eiern war wieder „erlaubt".

Doch trotzdem spricht auch heute immer noch einiges gegen den Verzehr von Eiern. Warum? Eier sind, wie die Milch von Kühen, nicht als Grundnahrungsmittel gedacht, sondern die Urzelle für das Leben von Küken, inklusive dem im Ei biologisch festgelegten Wachstumsprogramm. Der hohe Protein- und Cholesteringehalt im Ei mag zwar zunächst wertvoll erscheinen, aber für erwachsene Menschen kann genau dies nachteilig sein. Wie auch Milch verstärken Eier im Laborexperiment Entzündungen im Körper. Neue Studien deuten mit verstärktem Hinweis darauf, dass der Verzehr von Eiern das Risiko für Gefäßverkalkungen und Herzinfarkte erhöht. Als ausschlaggebender Faktor gilt hierbei weniger das im Ei enthaltene Cholesterin als das im Ei enthaltene Cholin und das Phosphatidylcholin, das dir wahrscheinlich besser bekannt ist als Lecithin. Diese Substanzen kommen auch in Fleisch oder Käse vor, in Eiern jedoch in besonders hoch konzentrierter Form. Cholin und Phosphatidylcholin werden durch Darmbakterien in TMAO (Trimethylamin-N-Oxid) umgewandelt. Genau diese Umwandlung scheint das Risiko für Arteriosklerose, Prostatakrebs und Entzündungen zu erhöhen. Schon ein Ei am Tag erhöht dein Diabetesrisiko um 42 %. Dies ergab eine Metaanalyse von 22 ausgewerteten Studien aus dem Jahr 2013. Zusätzlich gelten Eier als Überträger für viele Keime, da wir heute im Supermarkt die Eier von Hühnern vorfinden, die nicht mehr durchleuchtet werden, um zu sehen, ob sich ein Embryo in ihnen befindet. Da viele Hühner in Zuchtanlagen ohne Hahn leben, handelt es sich hierbei um „Menstruationsabfall" der Hühner. Unbefruchtet gehen Eier rasant in Fäulnis über. Kein anderes Nahrungsmittel enthält so viele Fäulnisbakterien wie das Hühnerei. Es ist zudem ein nicht ungefährliches Nahrungsmittel wegen der häufigen Kontamination mit Salmonellen. Der Urmensch wird kaum täglich einige Eier zu seiner Verfügung gehabt haben, die er verspeist hat, sodass auch unser heutiger Organismus noch immer nicht auf den enorm hohen Konsum von Eiern eingestellt ist und dadurch nicht dauerhaft gesund bleiben kann, wenn wir sie regelmäßig verzehren.

Was ist dran und drin im gesunden Fisch?

Fisch hat den Ruf, gesund zu sein, aber stimmt das auch? In der Tat zeigten frühere Studien zu Fischölextrakt positive Resultate, um das Herzinfarktrisiko sowie auch das Risiko von Herzrhythmusstörungen zu verringern. Alle Fischöle konnten in den Laborversuchen sehr eindrucksvoll die Produktion von Entzündungsstoffen im Körper, den sogenannten Eicosanoiden, drosseln. Nach vielen weiteren Studien blieb von der positiven Wirkung des „segensreichen Fischöls" nicht mehr viel Segensreiches übrig.

Vor einigen Jahren erst haben Forscher der Universität Harvard zeigen können, dass die Proteine im Fisch zwar gesünder sind als die im Fleisch, aber immer noch ungesünder als das pflanzliche Eiweiß. Stammen ca. 3 % der gesamten Eiweißkalorien, die wir aufnehmen, aus Fisch, reduziert sich das Risiko für Herzerkrankungen um 12 %. Damit ist das Risiko für Herzerkrankungen durch Fischeiweiß zwar geringer als das durch Wursteiweiß, dessen Risikoerhöhung bei satten 39 % liegt, aber es ist dennoch kein Schutz vorhanden, der öffentlich immer noch von vielen Ernährungsberatern, Ärzten oder den Medien angepriesen wird.

Zu Beginn der gesunden Fisch-Hypothese stand die „Inuitlegende".

Die Forscher Hans Olaf Bang und Jørn Deyerberg dokumentierten die beeindruckende Herzgesundheit der Inuit und stellten damit die bisherige Ernährungsforschung auf den Kopf. Das Besondere war die Erkenntnis, dass Inuit fast kein Fleisch und kein Gemüse essen, also das Gegenteil der zu damaligen Zeiten angeblich herzgesunden Nahrung. Aus der heutigen Forschung wissen wir, dass weder unverarbeitetes noch verarbeitetes Fleisch gesund für das Herz oder das Herz-Kreislauf-System ist.

Angeblich sollte die gute Herzgesundheit der Inuit durch die Omega-3-Fettsäuren im Fisch gewährleistet sein. Fakt war allerdings, dass die Forscher nicht die Herzgesundheit und Gefäßgesundheit der Inuit untersuchten, sondern lediglich deren Fettsäurespiegel im Blut analysierten. Aus Daten von öffentlichen Sterberegistern zogen sie dann Rückschlüsse darauf, wie viele Inuit an Herzinfarkten starben und mutmaßten bei der Betrachtung, dass das nur bei wenigen der Fall war – was allerdings bei genauer Betrachtung daran lag, dass die Lebenserwartung der Inuit mit etwas über 50 Jahren so niedrig war, dass sie das typische Herzinfarktalter überhaupt nicht erreichten. Spätere Studien konnten zeigen, dass die altersbezogenen Raten an Herzinfarkten bei Inuit auch nicht geringer war als die der Festland-Dänen. Heutzutage kommt noch hinzu, dass die Belastung von Speisefisch mit giftigen Substanzen sehr hoch ist. Von der Ansammlung von Schadstoffen wie Dioxin, PCB (giftigen und krebserregenden Chlorverbindungen), DDT (Insektizid) sowie Pestiziden, Fungiziden, Schwermetallen wie Quecksilber, Cadmium und Blei sind vor allem Kaltwasserfische betroffen. Dazu zählen u. a. Makrele, Lachs und Pangasius, also Fische, die oft für eine „gesundheitsfördernde Ernährung" empfohlen werden.

So ist es nicht verwunderlich, dass sich auch bei Menschen, die häufig Fisch essen, eine erhöhte Schwermetallkonzentration nachweisen lässt. Zusätzlich wird auch immer öfter Mikroplastik in Fischfleisch nachgewiesen. Bei Nordseefischen findet man bei fünf von sieben Tieren Mikroplastik. Mikroplastik hat zusätzlich die Wirkung, dass es wie ein Magnet für andere Schadstoffe wie Dioxin und PCB agiert. So wird das Fischfleisch als buntes Potpourri mit Mikroplastik und Schadstoffen serviert. Auf diesem Weg finden die Schadstoffe den Weg in unseren Körper und in unsere Zellen. Der Spruch „*Du bist, was du isst*" sollte dich einmal mehr zum Nachdenken anregen. Um es mit den Worten des Ernährungswissenschaftlers Claus Leitmann auf den Punkt zu bringen:

Das beste Fleisch, das du essen kannst, ist Fruchtfleisch!

Aus der Vielzahl der ernährungswissenschaftlichen Untersuchungen hat sich herauskristallisiert, dass eine vollwertige, pflanzenbetonte, fleischlose oder zumindest fleischarme Ernährung die gesündeste Ernährungsform ist. Aber nicht nur aus gesundheitlichen Gründen, sondern auch aus ethischer, sozialer und ökologischer Sicht lohnt sich ein Nach- und Umdenken und eine veränderte Einstellung zu deinem Konsumverhalten tierischer Produkte. Wenn wir so weitermachen wie bisher, sind in ca. 40 Jahren unsere Meere leer gefischt. Für unser Klima und die Menschheit wäre das das Ende. Denn das Meer als Ökosystem ist ein absoluter Sauerstoffproduzent und

„CO_2-Killer". Schauen wir uns die Produktion von Fleisch an, sehen wir eine schlechte Klimabilanz. Weltweit werden 70 % des Ackerlandes für die Tierzucht verwendet. Um ein Kilogramm Rindfleisch zu produzieren, werden 15 000 l Wasser und ca. 16 kg Getreide benötigt.

Die Fleischproduktion ist außerdem für 15 bis 20 % der Treibhausgase verantwortlich. Allein eine Milchkuh produziert jeden Tag 253 Liter Methangas, das von Klimaforschern 21-mal so stark wie CO_2 eingeschätzt wird. Wahrscheinlich ist der Fleischverzicht sogar die einzige Möglichkeit, um alle Menschen auf der Welt zu ernähren, ohne den Planeten dabei ökologisch völlig zu zerstören.

Bewegung für Körper, Geist und Seele und um fit-statt-fertig zu sein

Für einen gesunden Einklang von Körper, Geist und Seele empfiehlt es sich, sich täglich mindestens 30–70 Minuten zu bewegen. Dafür ist es nicht notwendig, dass du zum Leistungssportler mutierst. Der Mensch ist von Natur aus für Bewegung gemacht. Permanentes Sitzen und Bewegungsmangel machen deinen Organismus dauerhaft krank und bringen ihn, genauso wie zu viel Bewegung ohne Pausen, aus seinem gesunden Gleichgewicht. Unser Lymphsystem ist auf die Bewegung der Muskulatur angewiesen, da es sonst nicht funktionieren kann, denn durch dein Lymphsystem werden auch Nähr- und Schadstoffe zu den Zellen hin- und aus den Zellen abtransportiert. Ohne Bewegung werden diese Stoffe daher nur unzureichend an- und abtransportiert.

„Sitzen ist das neue Rauchen!" So heißt es heute bereits aus Fachkreisen

Studien aus den USA und Australien haben bereits ergeben, dass Menschen, die sich viel bewegen, eine fünf Jahre höhere Lebenserwartung haben als Menschen, die vor allem sitzen. Mancher Experte spricht mittlerweile von einer neuen Krankheit: der sogenannten „Sitzkrankheit." Im Alltag kann dir Bewegung einfacher gelingen, wenn du mehr zu Fuß erledigst, dein Auto weiter vom Arbeitsplatz entfernt parkst und dorthin läufst, die Treppen statt des Fahrstuhls nimmst und dir regelmäßige Auszeiten für Bewegung in deinen Kalender einträgst. Verabrede dich mit Freunden auf einen Spaziergang oder zum Sport, dann fällt es dir gerade zu Beginn leichter, eine neue Routine in deinen Alltag zu integrieren.

Finde dein Gleichgewicht

Sei gut zu dir und deinem Körper, denn er ist der Ort, der dir Gesundheit und Energie gibt und in dem du den Rest deines Lebens verbringen wirst!

Du hast dich bereits damit auseinandergesetzt, wie du dich mit deinem Alter von 80, 90 oder vielleicht 100 Jahren fühlen möchtest. Ich möchte, dass du dir wirklich ein Bild von dir machst, wie du aussehen willst und wie du dich dann in deinem Körper und mit dir selbst fühlen möchtest. Nun kommt die spannende Frage: Passen deine bisherigen Gewohnheiten und deine bisherige Lebensweise und heutige Einstellung zu deinem Ziel?

Was genau passt vielleicht heute noch nicht zu deinem angestrebten Ziel? Was darfst du noch verändern und was ist stimmig?

Angenommen, du hast den Wunsch, ein Leben lang fit, vital, voller Energie, gesund und selbstständig zu sein (was ich durchaus für ein großartiges und erstrebenswertes Ziel halte), bist aber heute noch nicht bereit dazu, in dich und die Veränderung deiner Ernährung und Gesundheit zu investieren. Passen dein jetziges Verhalten und deine Einstellung zu deinem Ziel? Wenn dein jetziges Verhalten NICHT zu deinem Ziel passt, wie wahrscheinlich ist es dann, dass du dein Ziel auch tatsächlich erreichst, wenn du nichts Entscheidendes in deinem Bewusstsein verändern wirst? Welche Gewohnheiten an dir, die dich nicht zu deinem Ziel bringen, wirst du verändern? Was GENAU willst du nicht mehr oder weniger machen?

Was GENAU willst du mehr machen? Welche Glaubenssätze halten dich möglicherweise davon ab, deine Gewohnheiten nachhaltig zu verändern?

Erkenne deine Gewohnheiten

Ohne Gewohnheiten wäre unser Gehirn überfordert. Fast 50 % unserer täglichen Entscheidungen laufen durch Routinen ab und werden durch unsere Gewohnheiten bestimmt. Gewohnheiten haben viel mit unserem erlernten Verhalten in der Vergangenheit zu tun und entstehen immer durch ein Ziel und ein Bedürfnis, das befriedigt werden soll. Auch wenn uns dieses Ziel vielleicht nicht bewusst ist, folgen wir ihm und stimmen unser Leben darauf ab. Bas Verplanken, Professor für Sozialpsychologie, erforscht Gewohnheiten seit über zwanzig Jahren und weiß: Wenn Gewohnheiten mit unseren Zielen übereinstimmen, sind sie uns nützlich, manchmal sind sie sogar überlebenswichtig. Weichen sie allerdings von unseren tatsächlichen Zielen ab, stören sie eher, rauben uns Zeit und Energie und nicht selten schädigen sie sogar unsere Gesundheit.

Gewohnheiten, so definiert es Bas Verplanken, sind Verhaltensweisen, die wir regelmäßig in einem stabilen Kontext ausüben, ohne viel darüber nachzudenken oder abzuwägen. Meist basieren sie auf Entscheidungen, die wir einmal bewusst getroffen haben.

William James, ein US-amerikanischer Psychologe und Philosoph geht sogar so weit zu sagen, dass Gewohnheiten eine Grundeigenschaft der Dinge und Organismen sind. Sie sind Reaktionen auf die Umwelt bzw. Wechselwirkungen zwischen den Dingen und Organismen. So wie ein Schloss besser funktioniert, wenn es öfter gebraucht wird, ein Bachbett langsam breiter wird, wenn mehr Wasser fließt, oder wie ein Kleidungsstück sich an den Körper anpasst, wenn es öfter getragen wird, werden auch Verhaltensweisen geschmeidiger, je öfter sie ausgeführt werden. So oft, bis wir es nicht einmal mehr merken. Wenn Gewohnheiten automatisiert und eingelernt sind, dann werden sie mehr von der Umwelt bestimmt als von unserem bewussten Handeln. So ist es z. B. die Frühstückspause, die den Anlass dazu gibt, den Kaffee zu trinken oder die Zigarette zu rauchen, die Schokolade, die im Kühlschrank liegt und über die nach dem Abendessen hergefallen wird, das Bier, das zum Fußballspiel getrunken wird, und die rote Ampel, die in mir das Signal auslöst, stehenzubleiben. Welche Entstehungsgeschichte haben deine Gewohnheiten? Wodurch und wann sind sie entstanden? Welches Gefühl verbindest du mit deinen Gewohnheiten?

Das ist für dich vielleicht eine Übung, bei der die Antworten nicht so einfach zu finden sind. Lass dir dafür ausreichend Zeit und setz dich nicht unter Druck. Vielleicht machst du einen Spaziergang an der frischen Luft, dabei kannst du besser und klarer denken. Denn bei diesem Thema geht es darum, erst einmal ein BEWUSSTES Suchen und Erkennen deiner lieb gewonnenen Gewohnheiten zu erlernen.

Welche Gewohnheiten beschreiben dein Verhalten?

Gewohnheiten sind wie Wanderpfade, die durch eine Landschaft führen. Je öfter sie von Wanderern benutzt werden und je mehr Wanderer auf ihnen unterwegs sind, desto tiefer und deutlicher wird der Pfad in der Landschaft zu sehen sein. Er prägt und verändert dadurch die Landschaft. Ebenso prägen und verändern uns unsere Gewohnheiten. Wenn du jemandem mit einer Portion Menschenkenntnis ins Gesicht siehst, dann kannst du möglicherweise erkennen, ob dieser Mensch in seinem Leben viel gelacht, viel gegrübelt, viel geraucht, viel Alkohol getrunken oder ungesund gelebt hat. So wie der Wanderweg die Natur prägt und ihr einen Ausdruck verleiht, prägen unsere Gewohnheiten uns und unsere Gesichtszüge. Hierzu passt folgendes Zitat ganz treffend:

Achte auf deine Gedanken, denn sie werden Worte,

achte auf deine Worte, denn sie werden Handlungen,

achte auf deine Handlungen, denn sie werden Gewohnheiten,

achte auf deine Gewohnheiten, denn sie werden dein Charakter,

achte auf deinen Charakter, denn er wird dein Schicksal.

Warum liebt dein Gehirn Gewohnheiten?

Die Antwort ist einfach: Weil es schlau ist und dadurch Energie sparen kann!

Aus der Forschung im Bereich der Neurologie wissen wir heute durch bildgebende Verfahren wie z. B. Computertomografie, dass durch häufige Wiederholung einer Handlung Neuronen immer wieder aktiviert werden und die Nervenverbindungen immer größer und stärker werden. Das kannst du dir ähnlich wie auf entstehenden Wegen vorstellen. Zu Beginn entstehen ein paar Abdrücke im Gras. Je öfter dieser Weg am Tag aber von vielen Nutzern gegangen wird, desto schneller entsteht ein kleiner Trampelpfad und mit der Zeit, durch viele Nutzer und besonders viel Verkehr, eine breite Schnellstraße. Dort kann alles schnell und zügig, ohne große Umwege, von Punkt A nach Punkt B transportiert werden.

So ähnlich funktioniert das auch bei der Entstehung deiner Gewohnheiten in deinem Gehirn. Wenn du etwas sehr häufig machst (oder isst oder trinkst), führt das gleichzeitig zu physiologischen Veränderungen in deinem Gehirn. Wiederholung bedeutet in diesem Zusammenhang also Veränderung. Indem du etwas wiederholst, lernst du es, und aus dem anfänglichen Trampelpfad in deinem Gehirn wird eine Autobahn. Die Nervenbahn ist nun so dick, dass das Verhalten von selbst abläuft. Allein deine Häufigkeit des Tuns führt zu einer Vertiefung des Lernens. Nach einer gewissen Zeit funktioniert dein Verhalten automatisch – eine Gewohnheit ist entstanden. Du benötigst kaum dein bewusstes Ich oder gar kein Bewusstsein mehr dafür.

Unser Gehirn versucht genau das: aus bewährtem und bekanntem Verhalten möglichst viele Gewohnheiten zu bilden, denn das spart Energie und ist nicht anstrengend.

Wenn du Dinge jeden Tag immer wieder auf die gleiche Weise tust, wäre es unsinnig, wenn du jedes Mal wieder darüber nachdenken müsstest. Also bildet sich dein Gehirn so um, dass die Aktionen fast oder vollständig von allein ablaufen, sobald der entsprechende auslösende äußere Reiz aktiviert ist. Klingelt beispielsweise der Wecker, stehen wir auf und gehen die Zähne putzen. Lass mich mit dir hierzu noch ein keines Experiment machen, mit dem deutlich wird, wie sehr du von erlernten Gewohnheiten geprägt bist.

Bitte rechne das Ergebnis von 3 x 3 aus.

Wie schnell ist dir das Ergebnis eingefallen?

Wahrscheinlich ist dir die Antwort sofort eingefallen. Weil du diese Rechnung schon so viele Jahre immer und immer wieder wiederholt und gelernt hast, hat sie sich manifestiert und dein Gehirn kann spontan darauf antworten.

Nun rechne bitte das Ergebnis von 14 x 17.

Falls du kein Mathematiker bist, der täglich viel mit Zahlen jongliert, hat es bestimmt etwas länger gedauert, bis du das Ergebnis ausgerechnet hast, und du musstest die Aufgabe vielleicht auch in ein paar Teilschritten wie z. B. 10 x 17 und dann 4 x 17 ausrechnen.

Auch beim Thema Ernährung laufen ganz viele Dinge als erlernte Gewohnheit im Autopilotmodus ab.

Warum füge ich mir freiwillig Schaden zu?

Wie kommt es dazu, dass wir uns mit unserem Verhalten selbst schaden? Sind wir nicht bewusste und intelligente Wesen, die ihr Verhalten rational steuern können? Ja, sind wir, aber eben nur zu einem Teil.

Für unsere gelernten Gewohnheiten braucht unser Gehirn nämlich nicht mehr die Bereiche, die für eine bewusste Handlung zuständig sind. Wenn wir etwas Neues lernen, sind hauptsächlich zwei Zentren in unserem Gehirn aktiv: Präfrontaler Cortex und anteriorer cingulärer Cortex. Der präfrontale Cortex ist dabei der Empfänger für sensorische Signale und speichert Gedächtnisinhalte und emotionale Bewertungen. Auf diese Weise besteht ein wechselseitiges Verhältnis zwischen der präfrontalen Hirnaktivität und deiner Handlungsplanung. Bei all deinen gewohnheitsmäßigen Handlungen wird die Steuerung darüber durch den präfrontalen Cortex heruntergefahren.

Um zu verstehen, warum wir rauchen, Alkohol trinken, zu viel Schokolade, Knabberzeug, Fastfood oder Kuchen herunterschlingen, uns übermäßig kritisieren, uns innerlich immer wieder abwerten, stundenlang fernsehen oder zu viel Zeit am Handy verbringen, zu viel oder zu wenig Sport machen usw., müssen wir zunächst verstehen, welches Verhalten sich für unser Gehirn lohnt, beziehungsweise wie das Belohnungssystem unser Gehirn an der Nase herumführt und manipuliert.

Wir empfinden es zum Beispiel als belohnend, wenn wir uns die Zähne putzen und im Austausch für diese „Anstrengung" ein frisches, sauberes Mundgefühl erhalten.

Aber warum ist das so? Dabei erfolgt eine kleine Ausschüttung des Hormons Dopamin, das ein positives Gefühl entstehen lässt. Eine deutlich größere Ausschüttung dieses Hormons findet statt, wenn du ein Stück Schokolade isst. Wenn du deine Zähne putzt, fällt es dir womöglich oft schwer, zwei Minuten einzuhalten, damit alle Bereiche ausreichend geputzt und deine Zähne sauber sind. Beim Schokoladeessen können wir locker einige Minuten länger „durchhalten" und noch ein paar Stückchen mehr verdrücken.

Dabei spielen zwei unterschiedliche Systeme eine Rolle. Wenn du mit etwas zufrieden bist, dann ist das eine Form von Glück, bei der alles in bester Ordnung ist. Du brauchst nicht **mehr** davon und hast **kein Bedürfnis** nach einer **Steigerung**, z. B. bei der Arbeit im Garten, wenn du mit Kindern spielst, wenn du spazieren gehst, wenn du dich mit Freunden triffst und dir deine Zähne putzt. Es entsteht ein Zufriedenheitsgefühl, ohne dass du mehr davon haben möchtest. Anders ist das allerdings bei Dingen, die dein Dopaminsystem sehr stark aktivieren und dadurch einen „Belohnungseffekt" auf dich haben. Dann nämlich kann schnell das Bedürfnis nach mehr entstehen, wie bei Schokolade, Alkohol und Nikotin. Es gibt sogar sogenannte Superreize, die unser Dopaminsystem besonders stark aktivieren. Hierzu gehören auch Nahrungsmittel wie Zucker, Fett und Geschmacksverstärker als Zusatzstoffe in vielen Lebensmitteln. Das Problem dabei ist, dass wir uns sehr schnell an diese Belohnungsreize gewöhnen. Die Gewöhnung an die Reizstärke führt dann dazu, dass wir immer mehr wollen! Das kannst du mit einem Juckreiz nach einem Mückenstich vergleichen. Wenn du dich kratzt, dann juckt es noch mehr und du kratzt weiter. Der Teufelskreis ist perfekt. Auf eine ähnliche Weise werden Gewohnheiten zur Sucht und können dir somit massiv schaden. Das schädigende Verhalten endet meist erst dann, wenn eine Erschöpfung eintritt. Du bist so vollgegessen mit Chips, Schokolade oder Fastfood, dass dir schlecht ist.

In den bekannten Versuchen von Olds und Milner aus dem Jahr 1954 konnten Ratten ihr Belohnungszentrum direkt im Gehirn stimulieren, nachdem ihnen dort eine Elektrode eingesetzt wurde. Durch einen Hebeldruck konnten die Ratten nun eine Stimulation im Lustzentrum aktivieren. Die Ratten begriffen das schnell und betätigten mehr als tausendmal pro Stunde diesen Hebel. Sie drückten so lange, bis sie erschöpft umfielen. Manche trieben das Spiel so lange, bis sie tot waren.

Dein Gehirn verfügt zum Glück nicht über einen solchen Hebel und die direkte Verbindung zu deinem Lustzentrum. Allerdings haben Alkohol, Nikotin, Zucker, Fastfood und Co. eine direkte Wirkung auf deine Lustzentrale. Doch die Abhängigkeit von solchen Substanzen kann ähnlich dramatisch enden. Menschen, die von ihnen abhängig sind, erleben einen Kontrollverlust. Sie gewöhnen sich mit der Zeit an die Substanzen und benötigen für eine spürbare Wirkung immer mehr. Es gibt aber eine gute Nachricht, und deshalb liest du wahrscheinlich dieses Buch: Du bist nicht machtlos, sondern machtvoll! Du kannst deine Gewohnheiten erkennen und bremsen oder stoppen. Du kannst schädliche Gewohnheiten durch gesundheitsfördernde ersetzen. Nicht umsonst haben wir in unserem Gehirn den präfrontalen Cortex, die Gehirnstruktur, die bewusst Abläufe erkennt und aktiv steuernd in deine Handlungen eingreifen kann. Du musst nur lernen, sie richtig zu nutzen, ganz besonders im Bereich deiner Gewohnheiten.

Deine Gewohnheiten und ihr Einfluss auf deine Gesundheit

Gewohnheiten sind die vielen kleine Dinge, die du täglich tust und wiederholst. Sie sind die Spuren, die deinen Lebensstil kennzeichnen. Damit sind sie auch die Spuren deiner Gesundheit. Fast kein anderer Lebensbereich beeinflusst deine Gewohnheiten so sehr wie deine Vitalität und deine Lebensenergie. Leider entwickelt sich in manchen Situationen aus einer Gewohnheit eine Beeinträchtigung deiner Vitalität und deiner Lebensenergie. Denn viele unserer heute typischen Gewohnheiten und unser typischer Lifestyle tun uns nicht unbedingt gut. Wahrscheinlich kennst du diese gesundheitsschädlichen Gewohnheiten von dir selbst oder von anderen.

Das Robert-Koch-Institut hat in einem seiner bereits erschienenen Gesundheitsberichte die sieben führenden Faktoren aufgelistet, die für unsere Gesundheit schädlich sind: Rauchen, zu viel Alkohol, niedriger Obst- und Gemüsekonsum, zu wenig Bewegung, Übergewicht, hohe Cholesterinwerte im Blut und Bluthochdruck. Dabei sind die ersten vier Faktoren Gewohnheiten und die letzten drei Folgen bestimmter Gewohnheiten. Sie alle werden als wesentliche Risikofaktoren für den Anstieg von sogenannten Zivilisationskrankheiten angesehen: Diabetes mellitus, Herz-Kreislauf-Erkrankungen, Krebs, chronische Atemwegserkrankungen, aber auch psychische Belastungen und Störungen. Ernährungsgewohnheiten spielen dabei eine vorrangige Rolle.

Sie beeinflussen unsere körperliche Leistungsfähigkeit, unser Wohlbefinden und unsere Gesundheit. Das Robert-Koch-Institut hat auch festgestellt, dass sowohl Kinder als auch Erwachsene deutlich mehr Fleisch essen, als der Gesundheit (und unserer Umwelt) zuträglich ist. Außerdem essen die meisten zu süß und zu fettig. Sie können den Verlockungen aus der Werbung, im

Supermarkt und bei den weitverbreiteten Fastfood-Ketten nicht widerstehen und geraten leicht ins Übergewicht mit all seinen gesundheitlichen Folgen.

SORGE DAFÜR, DASS DU DICH HEUTE NUR MIT DER BESTEN ENERGIE VERSORGST, DAMIT DU IN DEINE MITTE UND KRAFT KOMMST. BERFREIE DICH VON ALL DEM, WAS DICH DAVON ABHÄLT!

Sinnvolle Ziele setzen

Ob dein TRAUM Realität wird oder ein Traum bleibt, darüber entscheidet am Ende nicht allein dein Mut, deinen Traum laut auszusprechen und ihn somit begreifbar zu machen, sondern dein Mut dazu, deine Taten deinem Traum entsprechend anzugleichen und diese wahrhaftig zu leben.

(Melanie Jeck)

In diesem Kapitel geht es darum, dass du dir „sinnvolle Ziele" setzt. Was sind sinnvolle Ziele, fragst du dich vielleicht jetzt? Dazu möchte ich das Wort *sinnvoll* zunächst einmal in seine zwei Wortbestandteile zerlegen, und zwar in die Worte SINN und VOLL.

Wenn du das Wort auseinandernimmst und umgedreht wieder zusammensetzt, entsteht VOLLER SINN.

Genau dieses Kriterium solltest du üben und verinnerlichen, wenn du dir sinnvolle Ziele setzt. Du setzt dir also ab heute Ziele oder ein Ziel, das voller Sinn ist.

Lass uns ein paar Beispiele besprechen, um es verständlicher zu machen. Das Ziel *Abnehmen* ist zum Bespiel ein Ziel, das nicht voller Sinn formuliert ist. Denn der Sinn fehlt hier bei der Zieldefinition. Worin besteht beim Abnehmen der Sinn für dich? Um in der nächsten Badesaison besser auszusehen? Um einem Schönheitsideal zu entsprechen? Ist das ein tiefer Sinn, der dich dauerhaft erfüllt und dich und deine Gesundheit, dein Leben positiv beeinflusst? Oder ist es ein kurzfristiges, oberflächliches Ziel, das, sobald die Badesaison vorbei ist, auch gleich in deinem Kopf verblasst und dir bis zur nächsten Badesaison nicht mehr am Herzen liegt? Oder ist es ein Ziel, das einem aktuellen Schönheitsideal entspricht, und sobald sich das Schönheitsideal in der Öffentlichkeit verändert, keinen Bestand mehr für dich hat?

Um sich ein sinnvolles Ziel setzen zu können, ist es in erster Linie wichtig, sich bewusst mit diesem Ziel auseinanderzusetzen. Bewusstsein ist der Schlüssel zu einem sinnvollen Ziel, das du wirklich entschlossen, motiviert und verinnerlicht in dir trägst, um auch anschließend in die Umsetzung des Ziels zu kommen.

Anstelle von *Abnehmen* könntest du dein Ziel so voller Sinn formulieren: Ab heute lebe ich ein Leben, das Gesundheit fördert, und so werde ich 10 kg an Körpergewicht abnehmen!

Dann machst du dir klar, welche Verantwortung du dabei übernimmst.

Dies könnte zum Beispiel so aussehen: Damit ich ein Leben lebe, das Gesundheit fördert, leiste ich täglich meinen Beitrag dazu, um dauerhaft ungesundes Körpergewicht zu verlieren. Denn ich respektiere und schätze mein Leben als einzigartiges Geschenk, meinen Körper und meine Gesundheit als ein wertvolles Gut. Ab heute werde ich respektvoll und voller Bewusstsein für dieses Geschenk mit mir, meinem Leben und meinem Körper umgehen. Ich lebe ab heute ein gesundes Leben. Mit gesunder und lebendiger Nahrung aus Pflanzen, die nur wenig verarbeitet ist, ausreichend täglicher Bewegung und gesundheitsfördernden, wohlwollenden und wertschätzenden Gedanken mir gegenüber. Denn mir ist ein Leben voller Gesundheit, Liebe und Energie sehr wichtig. Durch die Umsetzung dieses sinnvollen Ziels werde ich positiv, leichter und mit wertvoller Lebensqualität durch mein Leben gehen. Denn ich gebe mir und meinem Körper damit den nötigen Respekt und helfe mir eigenverantwortlich dabei, gesund zu bleiben. Dadurch kann ich mir Energiemangel, Krankheit und gesundheitliche Beschwerden ersparen, deren Entstehung ich durch Übergewicht gefördert habe. Das ist SINNVOLL für mein Leben und meine Lebensqualität.

Ein anderes Beispiel könnte sein: Ich möchte mein Herz-Kreislaufsystem entlasten, um meine Herzgesundheit zu fördern, weil ich in Zukunft eine hohe Lebensqualität und viel Energie in meinem Leben erleben und keine Einschränkung durch einen Herzinfarkt erleiden möchte. Mein Herz erbringt täglich und ununterbrochen Höchstleistungen für meinen Körper und mein Leben und ich bin mir bewusst, dass mein Herz keine Maschine ist. Deshalb kümmere ich mich ab heute mit einem Bewusstsein, einem tiefen Gefühl der Dankbarkeit und Respekt um meine Herzgesundheit. Ich übernehme täglich die Verantwortung für meine gesunde Ernährung, ausreichend Bewegung und positive Gedanken und werde dadurch mein Körpergewicht so angleichen, dass es positiv für meinen Körper und meine Gesundheit ist, damit ich auch in den nächsten Jahren fit und gesund bin und mein Leben voller Lebensqualität leben kann, statt Lebensqualen erleben zu müssen.

Ein weiteres Beispiel: Ich höre mit dem Rauchen auf, weil ich weiß, dass ich durch jede Zigarette mein Krebsrisiko in die Höhe schraube und mich somit einiger Jahre meiner wertvollen Lebenszeit beraube. Ich nehme mir ab heute Zeit für mich, um mich um mich selbst zu kümmern und um Sport zu treiben, weil ich und mein Leben es wert sind, mir die Zeit für mich zu nehmen und meine Gesundheit zu pflegen. Ich werde ab heute gesünder leben und gesünder essen, da ich ein Vorbild für meine Kinder und meine Familie bin.

Suche dir ein Ziel und formuliere es so, dass es voller Sinn ist und du den Sinn für dich darin erkennst.

Wenn du an Gewicht verlieren oder zunehmen möchtest, dann stelle dir die Frage nach deinem *Warum*. Die Antwort muss einen tiefen Sinn für dich ergeben.

Es ist ein Unterschied, ob du ein oberflächliches Ziel formulierst, das meist von kurzfristiger Natur ist, z. B. 5 kg abnehmen, oder ob du dir Gedanken darüber gemacht hast, warum es SINNVOLL ist, diese 5 kg abzunehmen. Denn sobald dein *Warum* groß genug ist, ist die Wahrscheinlichkeit höher, dein Ziel zu erreichen, und du bist eher bereit, die nötigen Konsequenzen zu ziehen. Jemand, der bereits ein einschneidendes Erlebnis wie einen Herzinfarkt erlebt hat, hat anschließend viel klarer vor Augen, warum es vonnöten ist oder warum es SINNVOLL ist, etwas in seinem Leben zu überdenken und zu verändern. Den meisten Menschen wird es mit diesem Bewusstsein leichter fallen, ein neues Verhalten zu leben und Gewohnheiten konsequent zu verändern.

Mit neuem Bewusstsein Ziele zaubern

Vielleicht kennst du die Zauber-Methode bereit, möglicherweise ist diese Methode aber auch völlig neu für dich. Deshalb möchte sie ich dir hier kurz vorstellen und dir zeigen, wie und warum du sie für dich nutzen kannst.

Manche Ziele sind schon zum Scheitern verurteilt, **bevor** du überhaupt damit angefangen hast. Warum ist das so? Den meisten Menschen ist nämlich **vor** ihrem Ziel nicht richtig bewusst, **was** sie genau **tun** müssen und was genau sie **brauchen,** um auch wirklich an ihrem Ziel anzukommen.

Die Zauber-Methode kann dir unter anderem dabei helfen, deine Ziele richtig zu definieren und zu erkennen, was du zu tun hast.

Damit dir das gelingt, sollte deine Zielformulierung jedoch einige wichtige Kriterien erfüllen.

Zeitlich begrenzt = In welchem Zeitraum verpflichtest du dich selbst dazu, dein Ziel zu erreichen? Was hast du bis wann erledigt oder erreicht?

Anziehend = Warum und was lohnt sich für dich an diesem Ziel? Willst du es wirklich?

Unverkennbar (dein Ziel so konkret wie möglich formulieren) = Wie genau sieht dein Ziel aus?

Bewusster Prozess (du identifizierst dich jeden Tag aufs Neue mit deinem Ziel) = Machst du dir dein Ziel jeden Tag bewusst?

Erfassbar (Bestimmung der qualitativen und quantitativen Messgrößen) = Womit oder woran misst du dein Ziel? Welche Methode nutzt du dafür?

Realistisch = Ist dein Ziel in der Zeit umzusetzen, die du dir vorgenommen hast? Verfügst du bereits über die nötigen Mittel?

Schaffe dir deinen Fokus! Der Punkt, auf den alles gerichtet ist

Was bedeutet es eigentlich, sich zu fokussieren? Was hat es mit dieser Eigenschaft auf sich, wofür brauchst du sie und wie lautet die Definition dafür? Wer Literatur und Internetbeiträge rund um diese Themen verfolgt, kommt irgendwann zu diesem Ergebnis: Wer sich fokussiert, der richtet sich auf ein bewusstes Ziel aus und widmet sich diesem mit all seiner Kraft, Leidenschaft, Konsequenz und Energie, um es auch wirklich zu erreichen. Dazu reicht es am Ende nicht, kognitive Fähigkeiten mit einigen

Konzentrationsübungen und theoretischem Wissen zu trainieren und zu stärken.

Eine Fokussierung ist vielmehr eine dem bewussten Willen unterzogene und gezielt ausgerichtete Zielsetzung. Menschen, die fokussiert sind, sind dadurch nicht nur enorm ausdauernd, motiviert und hartnäckig, sondern lassen sich auch kaum von ihrem angestrebten Ziel ablenken oder entmutigen.

Gleichgesinnte oder Unterstützer suchen

EINES TAGES WIRST DU AUFWACHEN UND KEINE ZEIT MEHR HABEN FÜR DIE DINGE, DIE DU IMMER WOLLTEST. TU SIE JETZT.

(PAOLO COELHO)

Vielleicht kennst du jemanden, der das gleiche oder ein ähnliches Ziel wie du verfolgt, gesünder, ganzheitlicher und fitter zu leben? Großartig, dann seid ihr schon zu zweit und könnt euch gegenseitig unterstützen und motivieren, falls es Tage gibt, an denen deine Motivation nicht so groß ist. Möglicherweise kannst du deinen Partner oder deine Partnerin, eine Freundin, einen Freund oder deine Eltern darum bitten, dich bei deinem Vorhaben, z. B. mehr Gemüse zu essen, zu unterstützen und für dich zu kochen oder dich daran zu erinnern, dich mehr zu bewegen. Erzähle ihnen von deiner Veränderung, wie ernst es dir damit ist und dass du sie gerne als „Stütze" und „Motivatoren" an deiner Seite hättest, damit es dir gerade am Anfang leichter gelingt, neues Verhalten in den Alltag zu integrieren.

Das bedeutet nicht, dass du die Verantwortung für dein Ziel und Vorhaben abgeben sollst. Es darf dir aber den Einstieg erleichtern, denn gerade am Anfang braucht es einige Zeit, bis aus deinem neuen Verhalten ECHTE GEWOHNHEIT geworden ist.

Falls deine Freunde und Familie sich damit schwertun sollten (einige Menschen haben leider selbst ihre Herausforderungen mit Veränderungen), suche dir einfach andere Gleichgesinnte und Unterstützer auf deinem Weg zum Ziel.

Vielleicht schließt du dich auch einer Lauf- oder Walking-Gruppe an, die sich an festen Tagen trifft, oder du besuchst einen Sportkurs in einem Verein oder einem Fitnessstudio.

Du kannst auch einen Vertrag mit dir selbst schließen, in dem du klar formulierst, was du versicherst, und diesen anschließend unterschreibst.

Die Vertragsüberschrift könnte sein:

Vertrag zwischen……… (dein Name) und meinem Handeln für Lebensqualität, Respekt und Selbstliebe.

Die Inhalte der vertraglichen Vereinbarungen mit dir könnten sein:

- Ich verpflichte mich, ab heute aus Liebe und Respekt zu mir und der Natur gesunde Lebensmittel für mich einzukaufen.
- Ich verpflichte mich, ab heute aus Liebe und Respekt zu mir gesunde und vollwertige Mahlzeiten zu kochen.
- Ich verpflichte mich, ab heute Wasser anstatt Süßgetränke zu trinken.

- Ich verpflichte mich, täglich 30–70 Minuten Sport oder mehr Bewegung in meinen Alltag zu integrieren.

Du kannst deinen Vertrag passend zu deinen Zielen aufsetzen und entsprechend anpassen.

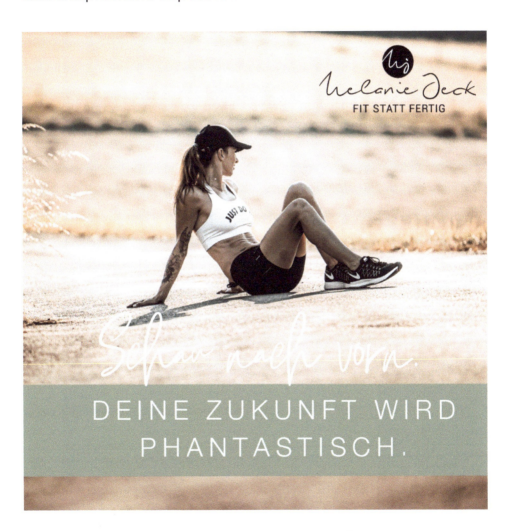

Selbstdisziplin und Selbstbeherrschung lernen und sich ehrlich damit wohlfühlen

---

Der Blick auf deine Ziele wird erst dann klar, wenn der Vorhang der Selbsttäuschung und die Angst vor dem Scheitern vollkommen verschwinden. Hör auf damit, dir selbst Ausreden zu präsentieren, und hör auf damit, dir selbst etwas vorzumachen, denn das ist respektlos dir gegenüber. Tief im Inneren spürst du, dass es nicht die Ausreden sind, die dich vom Erreichen deines Ziels abhalten, sondern deine Taten.

(Melanie Jeck)

Die Definition für Selbstdisziplin oder Selbstbeherrschung lautet bei Wikipedia:

„Selbstdisziplin oder Selbstbeherrschung bezeichnet ein stetiges und eigenkontrolliertes Verhalten, das einen Zustand aufrechterhält oder herbeiführt, indem es Anstrengungen aufwendet, die den Ablenkungen von einer Zielvorgabe entgegenwirken."

Hört sich spannend an, oder?

Hast du dir schon einmal diese Fragen gestellt?

- Wo mache ich mir selbst etwas vor und warum?
- Welche Anstrengungen bzw. Konsequenzen kosten mich mein Ziel?
- Welche Ablenkung wirkt auf mich?

Falls nicht, dann schreibe dir jetzt einmal deine Antworten dazu auf, **ohne** dich dafür zu verurteilen. Es geht nicht um richtig oder falsch, gut oder schlecht. Sondern um **bewusst oder unbewusst**. Bewusstsein oder Bewusstheit ist der Schlüssel, der zu dem führen kann, was du wirklich möchtest, und zu dem, was zu deinem Ziel passt. Je bewusster du bist, desto größer ist die Wahrscheinlichkeit, weniger von dem zu tun oder zu denken, was sich unbewusst und wahrscheinlich über viele Jahre zu Gewohnheiten manifestiert und bis heute das Erreichen deiner Ziele verhindert hat.

DU bist **nicht** deine Hülle, also nicht auf dein Äußeres beschränkt, dein Aussehen und dein Körper. Nein, du bist viel mehr als das!

Du bist in erster Linie ein wertvoller Mensch, so wie du bist und völlig unabhängig von deiner äußeren Hülle. Also habe den Mut zu mehr Bewusstheit und Erkenntnissen mit Tiefgang, um an die **wahrhaftigen** Ursachen zu gelangen, die dich möglicherweise (bis heute) in Ausreden verharren lassen!

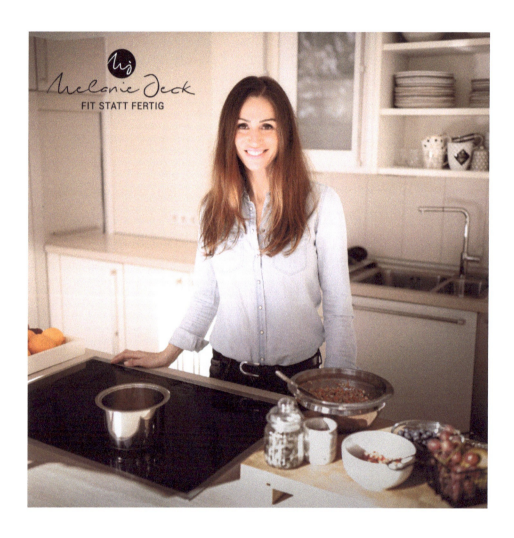

Positives Denken

Positiv zu denken bedeutet nicht, dass du davon ausgehst, dass dich auf deinem Weg keine Herausforderungen erwarten werden. Positiv zu denken bedeutet, dass du dich auf diese Herausforderungen freust, den Mut dazu hast, sie anzunehmen, und weißt, dass es sich lohnt, dies zu tun.

(Melanie Jeck)

Was bedeutet es für dich, dein Leben und deine Ziele, positiv zu denken?

- Positives Denken hält gesund!
- Wer positiv denkt, der lebt also gesünder und länger.

Zu diesem Ergebnis kommen zahlreiche wissenschaftliche Studien.

Ein entscheidendes Kriterium dafür, ob du eher ein Optimist oder ein Pessimist bist, ist die Art, wie du über dich und dein Leben denkst.

Positiv zu denken bedeutet sprichwörtlich, das halb volle Glas in einer Situation zu sehen anstatt das halb leere.

Beides entspricht nämlich der Realität und erhält erst durch deine Gedanken (d)eine Bedeutung. Wenn du dich entscheidest, positiv zu denken, siehst du das halb volle Glas und deutest diesen Aspekt positiv. Du freust dich, dass im Glas noch so viel für dich drin ist.

Positiv zu denken, bedeutet auch, dass du dir etwas zutraust und an deine Möglichkeiten, deinen Erfolg und deine Chancen glaubst, die andere Menschen vielleicht für nicht realisierbar halten. Weil du dich durch positive Gedanken nicht von der Angst „Was ist, wenn ich es nicht schaffe?" abhalten lässt. Du siehst deine Möglichkeiten und wertest auch deinen Weg als Ziel. Wer den Weg als Ziel sieht, fürchtet sich nicht mehr davor, sich große Ziele zu stecken. Denn die Angst, das Ziel nicht zu erreichen, wird zweitrangig.

Dein Weg als Ziel wird dir so viel geben, dass es nicht mehr tragisch ist, wenn du dein Ziel nicht gleich erreichst. Fast alle großen Erfolge der Geschichte haben den Ursprung im positiven Denken und einer damit verbundenen positiven Vision.

Jemand hat an etwas geglaubt, das für die meisten unerreichbar schien. Welche Vorteile hat es also für dich, positiv zu denken? Was macht es mit dir?

- Sich auf die positiven Dinge zu fokussieren, macht glücklich und fühlt sich „leicht" für deinen Gemütszustand an.
- Menschen, die überwiegend die schlechten Dinge, Gefahren und Misserfolge sehen, laufen Gefahr, wie gelähmt zu

sein. Im Gegensatz dazu kann dich das positive Denken handlungsfähig, mutig und durchhaltend machen.

- Positives Denken macht gesünder. Wer an die Chancen seiner Heilung glaubt, hat größere Chancen, sogar schwere Krankheiten zu überstehen und wieder völlig gesund zu werden. Negatives Denken kann hingegen einen Krankheitsverlauf negativ beeinflussen.
- Optimismus ist eine wichtige Voraussetzung für persönlichen Erfolg und Durchhaltevermögen.
- Optimisten handeln nicht angstbestimmt. Sie sehen die Möglichkeiten und trauen sich, diese anzupacken – **du tust, was du denkst und dir zutraust!**
- Ein positiver Blick auf Dinge lässt dich neue Möglichkeiten erkennen und entdecken. Er kann dir dabei helfen, deinen Horizont zu erweitern, um nicht in eingefahrenen Mustern steckenzubleiben.

Die Grundstimmung positiv denkender Menschen bewirkt sogar, dass ihre Sinnesorgane besser funktionieren. So hat man festgestellt, dass positiv eingestellte und damit ausgeglichene Menschen eine bessere Merkfähigkeit haben, kreativer und ideenreicher sind, besser sehen und hören können. Den neuesten wissenschaftlichen Erkenntnissen zufolge äußert sich positives Denken mit folgenden Auswirkungen auf deinen Organismus:

Positives Denken

- erhöht deine Lebenserwartung,

- verändert dein Risiko, an Depressionen zu erkranken,
- schützt dich vor Erkältungen,
- verbessert dein psychisches und dein physisches Wohlbefinden,
- senkt dein Risiko, an Herz-Kreislauf-Erkrankungen zu leiden, und damit auch dein Risiko, an einem Herzinfarkt zu sterben, und
- macht dich in Stresssituationen leistungsfähiger.

Na, wenn das mal nicht genügend Argumente sind, deine Herausforderungen mit positivem Denken anzupacken!

Hier nun meine Fragen an dich, die du dir ehrlich und schriftlich beantworten solltest.

- Was verändert sich in deinem Leben zum Positiven, wenn du dauerhaft und überwiegend eine gesunde Ernährung mit all ihren positiven Eigenschaften praktizierst?
- Was denkst du über dich, was sind deine unbewussten Gewohnheiten?
- Was ändert sich zum Positiven an deiner Lebensenergie durch gesunde Gedanken und eine gesunde Ernährung?
- Was verändert sich zum Positiven an deiner Gesundheit, wenn du dich gesund ernährst und gesund lebst?
- Was verändert sich an deiner Ausstrahlung?
- Was verändert sich an deiner Einstellung zu einer gesunden Lebensweise? Vielleicht hast du dich bis jetzt hinter einer

oder mehreren Ausreden versteckt und Schutz gesucht, damit du nicht wirklich etwas ändern „kannst"?

- Was verändert sich grundsätzlich in deinem Leben? Wie schaust du auf dich und dein Leben?
- Was verändert sich positiv in deinem Leben, wenn du dich **wirklich bewusst** mit dem Thema Ernährung auseinandersetzt und darauf einlässt?
- Was verändert sich positiv an deinem Selbstwert?
- Was verändert sich positiv für deine Gegenwart und Zukunft?
- Was verändert sich positiv in deinem Leben, wenn du mit positiver Energie die Verantwortung für dich und deine Handlungen übernimmst?

Was positives Denken NICHT ist!

Einige Menschen verdrehen beim Thema positives Denken die Augen und sind kritisch, was das betrifft. Positives Denken hat nichts mit Realitätsferne, Verharmlosung oder Verleugnung zu tun. Aus meiner Sicht ist der Grund eine falsche Vorstellung davon, was eigentlich damit gemeint ist. Positives Denken bedeutet nicht, alles Negative einfach auszublenden. Und es bedeutet erst recht nicht, mit der sprichwörtlichen rosaroten Brille und nur noch positiv beseelt durch die Welt zu tänzeln, so wie manche das interpretieren oder sich vielleicht vorstellen. Optimismus ist vielmehr ein Soft Skill, der dir dabei helfen kann, deinen Weg weiterhin und mutig zu gehen, auch wenn du dabei vielleicht einige Rückschläge hinnehmen musst. Es ist eine Form der Resilienz. Das bedeutet nicht, dass du deine Vorhaben nicht betrachtest und dir keine Gedanken darüber machst, wie du an dein Ziel gelangen kannst. Nur positiv zu denken, ohne etwas zu tun, ist ungefähr genauso, wie einen offenen Eimer Farbe ins Haus zu stellen und darauf zu warten, dass er von allein anfängt, die Wände zu streichen. Deshalb ist das positive Denken auch nicht der Garant dafür, dass du ausschließlich durch positives Denken deine Ziele erreichst.

Wenn du so denkst und dich nur darauf verlässt, ohne die nötigen Dinge zu tun und umzusetzen, könnte es dich sogar davon abhalten, tätig zu werden, und du erreichst womöglich genau das Gegenteil von dem, woran du ursprünglich einmal gedacht hast.

Positives Denken ist dennoch sehr wertvoll und kann dich stark dabei unterstützen, den Weg zu deinem Ziel zu gehen, auch wenn dieser manchmal etwas mühsam, steinig, steil und von unbeständigem Wetter geprägt sein mag. Denn darüber solltest du dir auch als Optimist vorher ein paar Gedanken gemacht haben.

Es ist ein Teilstück des Erfolges und etwas, das fast alle erfolgreichen Menschen in ihrem Denken verbindet und vorantreibt. Positives Denken hat also nichts mit Verleugnung zu tun. Als Verleugnung bezeichnet die Psychologie den Abwehrmechanismus, der dich davon abhält, an die Ursachen deiner inneren Themen zu gelangen. Dadurch soll die Wahrnehmung schwer erträglicher äußerer Realitätseindrücke verhindert werden. Mittels Verleugnung lässt sich die Wahrnehmung realer

Sinneseindrücke und deren Bedeutung für das Individuum ignorieren. Bedrohliche Stücke „äußerer Wirklichkeit" können auf diese Weise als nicht existent anerkannt oder durch wunscherfüllende Fantasien ersetzt werden. Verleugnung ist also innerhalb der Psyche das Gegenstück dazu, wenn du äußerlich vor einer drohenden Gefahrenquelle wegsiehst. Dieser Mechanismus ermöglicht es dir, bewusste oder vorbewusste bedrohliche Inhalte notfalls deinem Bewusstsein zu entziehen. Die Abwehr durch Verleugnung ist also eine spontan einsetzende Schutzreaktion, die du dafür nutzen kannst, unangenehmen Wahrheiten die Aufmerksamkeit und sogar den Realitätsstatus zu entziehen. Verleugnung, Realitätsferne und Verharmlosung unterscheiden sich also ganz deutlich vom **positiven Denken**, denn die Methode des positiven Denkens besteht im Kern daraus, dass du durch konstante positive Beeinflussung deines **bewussten Denkens** in deinen Gedanken eine dauerhaft konstruktive, optimistische Grundstimmung und demzufolge einen höheren Grad an Zufriedenheit und Lebensqualität erreichen kannst.

Affirmationen

Was sind Affirmationen und wie wendest du sie richtig an?

Affirmationen sind einfache, klare, positiv formulierte Sätze. Du kannst sie laut oder leise aussprechen und wiederholen. Sie dienen dazu, dein Unterbewusstsein mit neuen Informationen zu versorgen. Ziel von Affirmationen ist es, mögliche Blockaden zu lösen, Störungen und überholte, ein- oder festgefahrene und hindernde Gedankenstrukturen zu verlassen, um neue Gedankenstrukturen zu erlernen, die eine positive, befreiende und inspirierende Botschaft haben.

Affirmationen zählen zu den psychologischen Hilfsmitteln, die – ohne zusätzliche Hilfsmittel anzuwenden – deine Fähigkeiten unterstützen, dein eigenes Verhalten systematischer, zielgerichteter und zielsicherer zu unterstützen und zu steuern. Somit leisten sie einen zuverlässigen und positiven Beitrag zur Werte- und Weiterentwicklung deiner Persönlichkeit. Negative Glaubenssätze, wie z. B.:

1. Gemüse schmeckt doch nicht
2. Von Salat werde ich nicht satt
3. Sport ist Mord
4. Ich kann das nicht
5. Das schaffe ich nicht
6. Ich bin unsportlich
7. Ich war schon immer so
8. Daran kann ich nichts ändern
9. Ich habe schlechte Gene
10. Alle aus meiner Familie haben Gewichtsprobleme
11. Daran lässt sich nichts ändern usw.

können deine Ziele sabotieren und dich beim Handeln blockieren. Ersetze deine negativen Glaubenssätze durch positive Affirmationen.

Hier einige Formulierungen für positive Affirmationen zu einem gesunden Leben:

1. „Ich liebe mich mit all dem, was an und in mir ist."
2. „Meine positiven und energiegeladenen Gedanken tragen dazu bei, in einem gesunden und energiegeladenen Körper zu leben."
3. „Ich erkenne das großartige und wundervolle Potenzial meines Körpers und empfinde es als Privileg, in ihm leben zu dürfen."
4. „Ich lasse meine Vergangenheit los."
5. „Ich vergebe mir selbst."
6. „Ich bin freundlich, fürsorglich und liebevoll zu meinem Körper."
7. „Für mich und meinen Körper entscheide ich mich immer für das Beste."
8. „Ich ernähre mich vollwertig und gesund. Dadurch habe ich ein gesundheitsförderndes, energieförderndes und ausgeglichenes Körpergewicht."
9. „Ich esse nur Nahrung, die mich positiv energetisiert und heilt."
10. „Jeden Tag fühle ich mich stärker und gesünder."
11. „Mein Körpergefühl ist mit jedem Tag besser."
12. „Ich darf und kann in einem gesunden Körper leben."
13. „Ich entscheide über mein Leben und mein Verhalten."

14. „Ich liebe es, wie gut es sich in mir anfühlt, wenn ich Obst und Gemüse gegessen habe."

Welche negativen Glaubenssätze über dich und dein Verhalten gehen dir durch den Kopf?

Wo wirst du dadurch blockiert? Spür diese auf, werde dir ihrer bewusst und mach dir klar, dass du das in Zukunft nicht mehr denken musst! Es ist ein Konstrukt deiner bisherigen Realität und deine bisherigen Glaubenssätze müssen NICHT deine Realität bleiben.

Nichts, aber auch gar nichts aus deiner Vergangenheit ist dazu verpflichtet, in deiner Gegenwart und Zukunft stattzufinden. Finde positive Affirmationen, um deine negativen Glaubenssätze zu überschreiben, und nimm dir Zeit, um diese täglich aufzuschreiben, am besten morgens gleich nach dem Aufstehen. Schreibe sie in ein schönes Buch, auf einen Zettel und drucke sie zusätzlich aus. Hänge sie in deine Wohnung, dein Haus oder dein Zimmer, im Büro an den PC, an den Kühlschrank, ins Auto usw., sodass du auch im Außen davon umgeben bist, bis du sie verinnerlicht hast. Wichtig dabei ist, dass du deine Affirmationen mit einem positiven Gefühl verbindest, wenn du sie aufschreibst. Das Gefühl dabei ist extrem wichtig. Fühl dich in dein Glücksgefühl und dein Herz hinein, wenn du dir positive Dinge für dich vorstellst, und spüre in dich, wie du dich in der Erfüllung deiner Affirmationen fühlst. Lass diese Energie in dein Herz und anschließend durch deinen gesamten Körper fließen. Vielleicht fällt dir das am Anfang noch etwas schwer. Das ist nicht schlimm, denn es ist völlig normal, dass dir etwas zu Beginn noch nicht ganz so leichtfällt. Doch wenn du beharrlich weiterarbeitest, wirst du sehen, dass es dir bald schon leichter fällt. Dranbleiben ist dein Schlüssel zum Erfolg.

- Sag deine Affirmationen nicht nur still, sondern sprich sie laut aus. Dadurch erhöht sich ihre Wirkung.
- Du kannst deine Affirmationen auch auf Band sprechen und dir dieses zusätzlich immer wieder anhören.
- Eine verstärkende Wirkung der Affirmation erzielst du, wenn du diese täglich per Hand aufschreibst. Schreiben per Hand aktiviert das Gehirn.

Auf geht's! Aber wie?

Am Anfang ist es vielleicht etwas ungewohnt, falls du mit der obengenannten Technik der Affirmationen noch nicht vertraut bist. Wenn du sie aber regelmäßig anwendest, wird sich dieses Gefühl bald verflüchtigen und es wird sich ganz anders anfühlen. Du wirst ermutigt sein, diese Technik weiter anzuwenden. Hab bitte keine Angst davor, etwas falsch zu machen. Trau dich einfach und lass dich nicht von deinen unbewussten, einschränkenden Glaubenssätzen bestimmen (das kann ich nicht, das schaffe ich nicht, usw.). Veränderungen bedeuten VER-ÄNDERUNGEN, es geht darum, etwas zu ändern und du kannst jetzt damit beginnen! Ich bin mir sicher, du wirst es großartig machen. Ich sehe dich schon voller Glück und Klarheit deine Zukunft und dein gesundes, energievolles Leben gestalten. Denke immer daran: Dein Geist erschafft Materie. Selbst wenn es zu Beginn nur wenige

Affirmationen sind, die dir einfallen, jeder Satz, jede einzelne Affirmation, bedeutet eine positive Sicht auf dich und dein Leben und kann eine negative Sicht verdrängen und dadurch die Gesamtheit der negativen Wirkung nach und nach ablösen.

Eine alternative Möglichkeit: Du kannst jeden Tag Tagebuch für deine Zukunft schreiben. In diesem Buch beschreibst du jeden Tag für ca. 10-20 Minuten deine Zukunft voller Gesundheit, was du täglich machst, wie du dabei aussiehst, wie du dich dabei fühlst und was alles in deinem Leben stattfindet. Du kannst genau aufschreiben, wie die Regale deiner Küchenschränke mit gesunden Lebensmitteln gefüllt sind, dir vorstellen, wie die gesunden Speisen auf deinem Teller liegen, wie und womit du deinen Körper sportlich, geistig und seelisch fit hältst.

Wie wählst du deine Affirmationen richtig aus?

- Stell dir bitte so bildhaft wie möglich vor, was du wirklich in deinem Leben haben willst. Entwickle die passenden inneren Bilder und vor allem Gefühle zu deinen Affirmationen.

- Stell dir deine Affirmationen so vor, als wären sie bereits eingetroffen. Nutze die Gegenwartsform für deine Formulierung und verleihe deinem inneren Bild zusätzlich ein positives Gefühl und dadurch mehr Kraft und Energie. Zum Beispiel: „Ich bin voller gesunder Energie!", statt den Augenmerk auf die Zukunft zu richten: „Ich werde voller gesunder Energie sein!"

- Stell dir die Verwirklichung deiner Affirmationen deutlich vor und genieße die positive Veränderung durch diese.

Ich wünsche dir viel Erfolg und Spaß mit deinen Affirmationen, die einen zusätzlichen Baustein für dein großartiges, gesundes und energiegeladenes Leben bilden. Aller Anfang kann schwer und ungewohnt sein. Sei einfach offen für diese Art des positiven Denkens und ich bin mir sicher, du wirst viele positive Ereignisse erleben, die dein Leben bereichern werden.

Klar im Kopf. Entscheidest du noch selbst, was du isst?

Warum du dir manchmal selbst im Weg stehst.

Im Laufe deines Lebens hast du bereits einiges erlebt, dir eine ganze Menge Gedanken gemacht und Ideen oder Konzepte für dein Leben entwickelt, die du für nützlich gehalten hast, die dir in einer Situation geholfen haben und von denen du glaubtest, dass sie für dein Überleben notwendig wären. Und möglicherweise waren sie das auch eine Zeit lang, in bestimmten Situationen und unter bestimmten Umständen. Mit der Zeit haben sich deine Gedanken und Ideen vielleicht verselbstständigt, vervielfacht und sind zu eingeschliffenen Gewohnheiten geworden, die heute deinem Leben in Freiheit im Weg stehen.

(D)ein Leben in Freiheit ist (d)ein Privileg!

Wir wollen frei sein in unserem Leben und unseren täglichen Entscheidungen. Freiheit lässt dir Raum für Entscheidungen! Aber bist du wirklich frei? Hast du die Freiheit, so zu sein, wie du wirklich bist? Hast du die Freiheit, die Entscheidungen zu treffen, die DU wirklich willst? Hast du die Freiheit, die Entscheidungen zu treffen, die deiner Gesundheit nutzen und nicht schaden? Hast du die Freiheit, DU SELBST zu sein, aus deinem Wesenskern heraus? Hast du die Freiheit, der Mensch zu sein, der DU WAHRHAFTIG bist? Die meisten von uns beantworten diese Fragen wahrscheinlich mit: „Nein! Ich bin nicht wirklich frei." Wirkliche und wahrhaftige Freiheit hat etwas mit einem tieferen Bewusstsein zu tun, das dir die Freiheit gibt, so zu agieren und so zu sein, wie du wirklich bist. Sie ermöglicht dir ein Leben ohne die vorrangige Kontrolle, die die diversen Schutzmechanismen und Glaubenssätze über die Jahre hinweg über dein ECHTES ICH gelegt haben. Dieses tiefere Bewusstsein haben wir aber oft nicht oder – ich sollte besser sagen – nicht mehr. Denn wir haben im Laufe der Jahre verlernt, frei zu sein und stecken in unseren „erlernten" Gewohnheiten fest.

Mit Geduld und einem erweiterten Bewusstsein wirst du es schaffen, diese eingefahrenen Gewohnheiten aufzubrechen und neue Gewohnheiten zu erlernen. Wenn du kleine Kinder betrachtest, dann beobachtest du freie Menschen. Kinder sind unglaublich lebendig in ihrem Wesen. Sie sind ungezähmt, rein in ihren Gedanken und noch nicht „gebrieft" von den ethisch-moralischen Wertvorstellungen aus ihrem sozialen Umfeld. Sie sind wie unbeschriebene Bücher, deren Seiten erst noch mit Inhalt gefüllt werden müssen. Sie spielen, sie toben, sie schreien. Sie kümmern sich nicht um bestimmte Uhrzeiten für eine Mahlzeit und auch nicht darum, was der Nachbar über sie denkt, wenn sie ihre Gefühle ausleben. Kinder haben eine Menge Spaß am Leben, lachen aus vollem Herzen und sorgen sich weder um die Vergangenheit noch um ihre Zukunft. Sie leben das Motto von Carpe Diem, *Nutze den Tag*. Sie leben präsent, mit ihrer Aufmerksamkeit im Hier und Jetzt. Sie haben keine Angst vor ihren Gefühlen oder davor, diese auszudrücken. Sie haben keine Angst, zu weinen und zu lieben. Kinder lieben bedingungslos und ohne Hemmungen. Im Laufe der Jahre haben wir durch die Umwelt bestimmte Verhaltensmuster, Vorlieben, Werte und Gewohnheiten angenommen. Manche davon helfen dir dabei, in deinem Leben an dein Ziel zu gelangen. Andere stellen sich dir dabei in den Weg. Das Geheimnis besteht nur darin, sie zu finden. Welche Gewohnheiten haben sich im Laufe der Jahre bei dir manifestiert, die früher einmal wichtig und sinnvoll waren, es heute aber nicht mehr sind?

Ich möchte dir ein Beispiel geben: Vielleicht bist du mit Geschwistern oder Eltern aufgewachsen, die gern Süßes gegessen haben. Jedes Mal, wenn bei euch zuhause Süßigkeiten im Schrank waren, wurden sie auch schnell weggenascht. Das heißt, du musstest schnell sein, wenn du etwas abbekommen wolltest. Deshalb hast du schnell zugeschlagen und dich mit ausreichend Süßigkeiten „versorgt". Leider behältst du dieses Programm bis heute bei und vertilgst deine Süßigkeiten noch immer schnell, wenn sie da sind. Aus damaliger Sicht war es sicher sinnvoll, diese Taktik anzuwenden, um nicht leer auszugehen. Heute ergibt dieses Verhalten allerdings nur noch wenig Sinn und trotzdem tust du es.

Energiegeladen oder energielos durch dein Leben?

Den wenigsten Menschen ist bewusst, welche enorme Wirkung und welch starken Einfluss eine gesunde Ernährung auf ihren Körper und ihre Gesundheit haben.

Dein Körper ist ein absolutes Wunderwerk und er arbeitet kontinuierlich und ununterbrochen für dich. Er nimmt die von dir zugeführte **Nahrung** auf, überprüft sie, **wandelt sie in körpereigene Substanzen um**, speichert sie, repariert Zellen, baut neue Zellen auf, scheidet Giftstoffe aus und sorgt dafür, dass er im Gleichgewicht bleibt. Damit er perfekt arbeiten und funktionieren kann, um deine Gesundheit aufrechtzuerhalten, braucht er die richtigen Vitalnährstoffe. Das sind Vitamine, Mineralien, Spurenelemente, Enzyme, sekundäre Pflanzenstoffe, Aminosäuren, Fettsäuren usw. Diese bekommt er allerdings nicht durch industriell verarbeitete Lebensmittel. Die Bezeichnung *Lebensmittel* haben diese Produkte aus meiner Sicht nicht verdient. Vitalnährstoffe stecken nämlich fast ausschließlich in naturbelassenen Lebensmitteln. Daher BIST du das, was du auf Dauer isst, denn dein Körper macht aus dem, was du isst, neue Bausubstanzen und gewinnt daraus Energie und Kraft für seine lebensnotwendigen und lebenserhaltenden Maßnahmen. Defizite kann dein Körper eine Zeit lang kompensieren. Er versucht Mängel auszugleichen, indem er sich auf das Wesentliche konzentriert und sich auf die wichtigsten Bereiche fokussiert. Wenn dabei in anderen Bereichen die Versorgung unzureichend ist, nimmt er das in Kauf. So kann er z. B. bei Bedarf von Kalzium und gleichzeitigem Defizit, weil er nicht genügend Kalzium aus der Nahrung gewinnen kann, Kalzium der größten Körperreserve entnehmen, den Knochen. Sein oberstes Ziel ist es, zu überleben und im Gleichgewicht zu bleiben. Irgendwann kann er sich allerdings nicht mehr selbst regenerieren. Wenn du ein gutes Körpergefühl hast und aufmerksam bist, spürst du die Signale, die dein Körper dir sendet. Das sind Hilferufe deines Körpers, die dich darauf aufmerksam machen möchten, dass er aus dem Gleichgewicht geraten ist. Durch minderwertige Ernährung minderst du leichtsinnig deine Lebensqualität. Du fühlst dich zunehmend unwohl und energielos in deinem Körper.

„Krankheiten befallen uns nicht aus heiterem Himmel, sondern entwickeln sich aus den täglichen Sünden wider die Natur. Wenn sich diese gehäuft haben, brechen sie unversehens hervor."
(Hippokrates, 460-370 v. Chr.)

Auch wenn du glaubst, nicht alles beeinflussen zu können, so kannst du aber durch Eigenverantwortung, Fürsorge und Vorsorge sehr viel für deine Gesundheit, deine Lebensenergie und deinen Körper tun. In den letzten 100 Jahren haben sich die Ernährungsgewohnheiten gravierend geändert. 100 Jahre mag sich vielleicht sehr viel für dich anhören, aber evolutionstechnisch gesehen ist das keine lange Zeit für unseren menschlichen Körper.

Er kann sich „so schnell" nicht an diese veränderten Umstände anpassen. Ganz davon abgesehen, dass unser Organismus immer noch besser mit zu wenig angebotener Nahrung zurechtkommt, so wie es während der Entstehung unseres Stoffwechsels war, als mit dem permanenten Überangebot unserer heutigen Ernährungsweise. Vereinfacht lässt sich sagen, der Körper kommt mit Fastenzeiten besser zurecht als mit Völlerei. Es gibt zu allen Tagen und Jahreszeiten volle Supermarktregale mit Produkten jeder Preisklasse aus diversen Ländern. Unsere Kühlschränke sind voll und Lieferdienste stehen fast rund um die Uhr zur Verfügung. Essen to go, zwischendurch immer mal wieder einen Snack auf die Hand, zu erlernten und gewohnten festen Zeiten zu essen, obwohl wir vielleicht gar nicht hungrig sind, ist für die meisten Menschen in unserer westlichen Bevölkerung völlig normal und ein Zeichen unseres Wohlstands. Deine tägliche Ernährung wirkt sich also auf deinen Körper, deine Gesundheit, deine Lebensenergie, dein Aussehen und **auch** auf deine Stimmung aus. Die besten Lebensmittel für dein gesundes Leben sind die, die keinen eigenen TV-Spot haben, die das Wort *Lebensmittel* verdienen und Leben beinhalten. Wahrscheinlich weißt du selbst, was für deinen Körper gesund und was weniger gesund ist. Doch möglicherweise hast du durch falsche „Glaubens-sätze" deine Ernährungsgewohnheiten noch nicht dauerhaft und konsequent verändert. Ich höre immer wieder, wie Menschen sagen, *Gemüse schmeckt mir nicht, macht mich nicht satt, ich kann nicht ohne..., das mag ich nicht*. Dabei gibt es eine so große Auswahl an Gemüse, Hülsenfrüchten, Obst usw., dass sicher für jeden etwas dabei ist – vorausgesetzt, du möchtest wirklich etwas verändern.

Bevorzugt sollte täglich auf deinem Speiseplan stehen:

- Frisches Gemüse, Salate, Kräuter und Obst, am besten nach Saison
- Vollkornprodukte oder hochwertige glutenfreie Produkte
- Hochwertige Fette und Öle
- Naturbelassene Nüsse und Saaten
- Sprossen
- Hülsenfrüchte
- Stilles Wasser oder Kräutertee

Kombiniere dies mit:

- unverarbeiteten Bio-Sojaprodukten
- fermentierten Sojaprodukten, wie Tempeh
- fermentiertem Gemüse

Gelegentlich bis selten:

- Industriell hoch verarbeitete Fleischersatzprodukte
- Weißmehlprodukte
- Gesalzene und gewürzte Knabberei
- Gezuckerte Getränke
- Kohlensäurehaltige Getränke

- Gehärtete Fette (z. B. in industriell hergestellten Keksen, Donuts, Chips etc.) und frittierte Nahrungsmittel
- Tierische Produkte

Davon befreist du dich am besten komplett:

- Alkohol und andere Rauschmittel
- Nikotin
- Fertigprodukte mit ungesunden Zusatzstoffen
- Industriezucker und was daraus hergestellt ist
- Künstliche Aromastoffe, Aspartam und Glutamat

Erfolg sehen und erkennen lernen

Wie, wann und woran kannst du eigentlich deinen Erfolg erkennen?

Manchmal haben wir so viel Ablenkung um uns herum, dass wir uns nicht die Zeit nehmen, um unser Verhalten zu reflektieren, oder wir haben noch nicht gelernt, wie das funktioniert. Selbstreflexion ist neben der richtigen Zielsetzung und positiver Gedankenhygiene ein weiterer wichtiger und elementarer Baustein auf deinem Weg zum Erfolg, denn dadurch gelangst du zu mehr Tiefgang in deinen Handlungen und zu dir selbst. Du richtest den Blick von außen nach innen. Selbstreflexion bezeichnet die Fähigkeit, über sich selbst nachzudenken. Das bedeutet konkret, dass du deine Gedanken, deine Gefühle und deine Handlungen selbst analysierst und hinterfragst, weil du mehr über dich selbst herausfinden möchtest. Um deine Erfolge zu erkennen und wahrzunehmen, ist es also elementar, dass du dir Zeit und Ruhe zur Selbstreflexion nimmst. Nachfolgend möchte ich dir ein paar Beispiele dafür nennen, was du tun kannst, um deinen Erfolg für dich sichtbar zu machen.

- Erfolgstagebuch führen

Das Erfolgstagebuch ist ein echter Klassiker unter den Reflexionsmethoden. Nimm dir dafür täglich abends etwas Zeit, um dir über fünf bis zehn Erfolge deines Tages bewusst zu werden und diese zu notieren.

- Erfolgsanteile identifizieren

Werde dir bei deinen Erfolgen darüber bewusst, welcher Anteil in dir dazu beigetragen hat, erfolgreich zu handeln. Hier ein Beispiel dazu: Heute hast du es geschafft, an der Bäckerei vorbeizugehen, in der du dir sonst jeden Morgen einen Donut kaufst. Überlege dir bewusst, woran es gelegen hat, dass es heute anders war. Eventuell kannst du diese Tat deiner bewussten, mentalen Stärke zuschreiben.

- Lob formulieren können und annehmen

Nachdem du nun einige Erfolge aufgeschrieben hast, formuliere ein Lob an dich selbst! Das fällt dir vielleicht am Anfang schwer. Stell dir vor, dass du das Lob für einen Freund oder eine Freundin formulierst, der oder die dir sehr am Herzen liegt. Vielen Menschen fällt es schwer, Lob anzunehmen oder es zu akzeptieren. Sie schämen sich sogar oft dafür, dass sie gelobt werden. Das resultiert möglicherweise aus ungeprüften Glaubenssätzen und einem geringen Selbstwert, der sie glauben lässt, dass sie das gar nicht verdient haben oder nicht gut genug sind. Der Mensch macht sich selbst klein, damit er nicht auffällt und keinen Sonderstatus bekommt.

In einer Welt, in der wir schon als Kind spätestens in der Schule, durch unsere Umwelt oder unser Umfeld mitbekommen, dass Streber negativ wahrgenommen werden, können solche negativen Glaubenssätze entstehen, wenn du sie dir nicht bewusst machst. Meistens steckt hinter der Abwertung für den Streber doch eher die eigene Enttäuschung, es nicht selbst so weit gebracht zu haben. Daraus kann unbewusst eine ablehnende Haltung entstehen, die dich davon abhält, selbst nach etwas für dich zu streben, für das du gelobt wirst, denn dann würdest auch du zu den Strebern gehören. Aber du darfst dir jederzeit erlauben, nach dem Leben zu streben, das du gerne leben möchtest. Du darfst dir erlauben, in deinem Leben nach voller Energie und Gesundheit zu streben. Du darfst dir erlauben, in deinem Leben nach Glück, Liebe und Wachstum zu streben.

Ich möchte dir an dieser Stelle sagen: Erfolgreiche Menschen sind allesamt Streber. Denn sie habe alle eins gemeinsam: Sie haben nach einem Ziel gestrebt, für das sie etwas investiert haben, und daran ist nichts verwerflich, solange du es wirklich für dich erreichen möchtest, es dir guttut und du dabei nicht Sklave deines Egos bist. Lerne täglich Lob und Selbstliebe anzunehmen und dich wertzuschätzen für alles, was du bis heute bereits geschafft hast.

Wenn du anfängst, dir selbst Briefe zu schreiben, in denen du dich lobst, und dies deutlich und wohlwollend formulierst, wird automatisch dein Selbstwert erhöht und du steigerst dein Selbstbewusstsein. Es wird dir in Zukunft immer leichter fallen, Lob zu formulieren und anzunehmen. Dadurch überschreibst du negative Glaubenssätze und ersetzt sie durch positive, die wiederum positive Handlungen nach sich ziehen.

- Fortschritte messbar machen und erkennen

Mangelnde Selbsteinschätzung kann dazu führen, dass dir Maßstäbe fehlen oder Fortschrittsindikatoren nicht klar ersichtlich sind. Das hört sich vielleicht kompliziert an, ist es aber nicht. Es geht darum, dass du dir Kennzahlen und Messgrößen suchst, um deine Fortschritte auf deinem Weg zum Ziel messbar zu machen und erkennen zu können. Selbst wenn diese Schritte noch so klein sind geht es in erster Linie darum, sie anzuerkennen und wahrzunehmen.

- Erfolge feiern und „sinnvoll belohnen"

Dass du es schaffst, deine Erfolge wahrzunehmen, ist das eine, diese dann auch angemessen zu belohnen, das andere. Mach es dir doch zur Gewohnheit, dich auch für Teilstücke auf deinem Weg zu belohnen. Auch das wird deine Wahrnehmung deiner Erfolge bewusster werden lassen. Mit den zuvor von dir festgelegten Maßstäben und deinen Fortschrittsindikatoren kannst du jederzeit feststellen, wann du eine Zwischenetappe auf deinem Weg erreicht hast, diese feiern und „sinnvoll belohnen".

Dabei solltest du beachten, dass diese Belohnung auch zu deinem angestrebten Ziel passt. Hierzu ein Beispiel: Hans hatte in seiner Vergangenheit ein Alkoholproblem. Nun ist er seit zwei Monaten trockener Alkoholiker. Sein Körper und seine Gesundheit haben sehr unter dem enormen Alkoholkonsum und seiner Lebensweise gelitten. Dies hat er nun erkannt. Es ist ihm bewusst geworden, er will etwas in seinem Leben verändern und weg vom schädlichen Alkoholkonsum. Er möchte einen anderen Umgang mit seinen persönlichen „Lebensherausforderungen" lernen und trainieren, statt diese mit Alkohol zu ertragen und zu betäuben. Er möchte mehr in sich und seine Gesundheit investieren und ein bewussteres Leben führen. Hans hat sich vorgenommen, sich für jede Woche zu belohnen, in der er es schafft, keinen Alkohol mehr zu trinken. Wäre es für Hans jetzt sinnvoll, eine Belohnung zu wählen, die ihn wieder in sein altes Verhalten zurückwirft? Nein! Natürlich nicht, denn wenn er sich jetzt mit einer alkoholreichen Party in der nächsten Kneipe belohnen würde, wäre sein Durchhalten für die Katz gewesen. Er wäre sofort rückfällig. Sein altes Verhaltensmuster greift wieder und sein Belohnungssystem hat ihn wieder voll im Griff. Seine Strategie zur Belohnung würde also NICHT zu seinem angestrebten Ziel passen. Er könnte sich stattdessen mit einem Konzertbesuch, einem Spieleabend mit Freunden, einem Spaziergang, einem guten Buch in der Badewanne, einem Kinobesuch, einem Besuch bei einem Freund, einer Freundin oder Sport usw. belohnen. Diese Belohnungen würden seinem Ziel entsprechen und das Erreichen dauerhaft auch weiterhin in die richtige Richtung lenken.

- Überprüfe deine Ansprüche

Solltest du zu den Menschen gehören, die keine Erfolge bei sich feststellen können, dann überprüfe deine Ansprüche. Möglicherweise bist du einer der Menschen, die unglaublich hohe Ansprüche an sich selbst haben.

Vielleicht helfen dir folgende Fragen dabei, die Erfolge zu sehen oder die hohen Ansprüche an dich selbst zu entlarven.

- Würdest du dieselben Maßstäbe und Ansprüche, die du bei dir anlegst, auch bei anderen Menschen anlegen?
- Wenn nein, warum nicht?
- Ist dein Anspruch fair und realistisch dir gegenüber?

Wenn du deine Ziele mit solchen Fragen hinterfragst, wirst du auch ganz sicher Erfolge bei dir feststellen können.

Belohnungen angemessen und sinnvoll gestalten

Dieses Thema ist außerordentlich wichtig, sodass ich ihm ein zusätzliches Kapitel einräumen möchte. Denn für das Erreichen deiner Ziele ist es enorm wichtig, dass du zukünftig zielunterstützende und keine zielsabotierenden Belohnungen wählst, um in deinem Handeln dauerhaft zielorientiert zu sein. Um deine Ziele angemessen belohnen zu können, ist es essenziell, dass du tief in dein ECHTES Bewusstsein und ins reflektierte und bewusste Handeln kommst. Wenn du dich WIRKLICH für ein gesundes und energiegeladenes Leben entscheidest, dann ist es selbstverständlich, dass auch deine Taten, Gedanken und deine Belohnungen dazu passend und **bewusst** gewählt werden! Nirgendwo wird sich aus meiner Sicht so herzlich in die eigenen Taschen gelogen, als wenn es um das Rechtfertigen oder Verdrängen der eigenen schädlichen Gewohnheiten geht. Dann kommen gerne und schnell Aussagen wie: *„Die Potenz macht das Gift"*, oder: *„Ein bisschen Spaß muss auch mal sein, das ist für mich Lebensqualität"* (zu diesem

Thema, also *Was ist Lebensqualität für dich*, habe ich übrigens einen Podcast gemacht, den du dir gerne anhören kannst), oder Ähnliches. Hierzu lautet meine Gegenfrage: Wer bestimmt die Potenz? Ab welcher Potenz wird es gefährlich? Wann ist es vermeintlich ungefährlich? Oder hast du dir schon einmal ernsthaft die Frage in deinem Leben gestellt, was Lebensqualität WIRKLICH für dich bedeutet? Ich meine nicht die erlernte und kulturelle Lebensqualität, die du durch dein soziales Umfeld oder die Erziehung von anderen übernommen hast. Ich meine deine individuelle und ganz persönliche Lebensqualität für dein Leben. Deine wahrhaftige und tiefe Lebensqualität aus dem bewussten Aspekt deines Lebens heraus betrachtet, dass dein Leben hier auf der Erde, also deine Geburt, schon ein Sechser im Lotto ist. Und wenn du dieses Geschenk erhalten hast, warum gelingt es vielen Menschen nicht, dies auch als solches zu erkennen? Es so würdigend zu leben, dass sie dieses Leben hier auch bei bester Energie und Gesundheit so lange wie möglich leben können? Vielleicht liegt es daran, dass die meisten Menschen nicht bewusst darüber nachdenken, was sie wirklich wollen und was sie täglich dafür tun müssen. Denn alles, was du tust, hat am Ende jedes Tages eine Konsequenz. Ich bin überzeugt davon, dass der Schlüssel für eine echte Veränderung ausschließlich in deinem Bewusstsein liegt. Eine echte Veränderung kann erst dann stattfinden, wenn du dir darüber bewusst bist, WAS du tust und WARUM du es tust!

Wir tun nämlich unglaublich viele Dinge unbewusst, ohne wirklich zu wissen, warum wir es tun und ob es sinnvoll ist. Meine nächste Frage an dich lautet: Was ist deine Definition von Spaß?

Was ist Spaß für dich? Hast du schon einmal wirklich und ehrlich tief in dein Inneres gehorcht und darüber nachgedacht, ob z. B. Alkohol trinken Spaß für dich bedeutet? Ist es **wirklich** Spaß, der dich auf allen Ebenen mit Freude durchdringt und dir zu einem glücklichen, erfüllten und gesunden Leben verhilft? Oder ist der Alkohol nur „Hilfsmittel", um abzuschalten, um in ein Gefühl zu kommen, um dich frei von Angst und Zwängen und Sorgen zu fühlen, um befreit zu handeln und befreit zu denken? Führt Alkohol vielleicht dazu, endlich den Topf vom Deckel zu befreien, damit der Druck entweichen kann? Oder ist es einfach nur eine Gewohnheit, Feste mit Alkohol zu feiern und zu entspannen, weil wir es in unseren Kulturkreisen so gewohnt sind und uns seit unserer Kindheit Partys und Feste unter diesem sozialen Muster vorgelebt werden? Ist es möglich, all diesen „Spaß" ohne ein „Hilfsmittel von außen" im Innen zu leben? Wenn nein, warum nicht? Was genau brauchst du? Wenn ja, warum nutzt du dieses Hilfsmittel dann noch? Ergibt es für deine Lebensqualität und dein Leben wirklich Sinn, Hilfsmittel zu benutzen, die dir auf der einen Seite vielleicht ein bisschen helfen können, aber auf der anderen Seite viel, viel mehr schaden?

Ist es dann nicht sinnvoller, sich der einen Seite zuzuwenden, die weniger Schaden anrichtet, und an der Seite zu arbeiten, die schadet? Genau hinzusehen, was du wirklich brauchst und mit Bewusstsein und Vertrauen daran zu arbeiten, dass du das bekommst, anstatt dich mit einer Ersatzbefriedigung zufriedenzugeben, die deiner Lebensqualität auf lange Sicht schadet?

Wenn ich an meine Kindheit zurückdenke, an die vielen wundervollen Kindergeburtstage mit all den anderen Kindern, da ist kein Tropfen Alkohol geflossen und wir alle hatten unglaublich viel Spaß und Freude im Herzen. Damals waren es die Spiele, wie Topfschlagen, Apfelbeißen, Luftballontanzen, Stopptanz usw., die dafür gesorgt haben, dass der Kindergeburtstag mit bestimmten Werten und einer gewissen Kultur belegt wurde. Wir alle haben in unserem Leben schon einmal eine Zeitspanne von mindestens 14-16 Jahren mit einer Menge Lebensqualität, Freiheit und Spaß auf Partys ohne Alkohol erlebt. Fällt dir auf, wie sehr wir durch unsere Kultur geprägt sind und fast nicht mehr wahrnehmen, was sich unbewusst in uns verankert? Warum entwickeln wir bestimmte Verhaltensmuster zu unserer Belohnung als Alternative, anstatt unsere wahre Erfüllung einzufordern? Warum geben wir uns mit einer Alternative ab? Alternativen braucht es doch erst dann, wenn die erste Wahl nicht mehr verfügbar ist, oder? Also müssen wir deshalb herausfinden, was unsere erste Wahl ist, und lernen, anders damit umzugehen. Dann ist die Ersatzbefriedigung für uns unnötig.

Ein Leben deiner Wahl zu leben, bei voller Energie und Gesundheit, indem du keine „schädlichen Ersatzbefriedigungen" mehr brauchst, ist möglich für dich. Der Schlüssel ist Bewusstheit und dass du es wert bist, das Beste in deinem Leben zu bekommen.

Geh in die Liebe, das Vertrauen und übernimm das Bewusstsein, dass du genau so gut bist, wie du bist. Übernimm ab heute die Verantwortung für dich, deine Taten, deine Gedanken und dein

Leben. Du wirst sehen, was sich alles zum Positiven verändern wird. Du kannst es! Ich möchte an dieser Stelle nichts an deinem Verhalten bewerten, denn alles hat seine Zeit und alles in deinem Leben hat einen Sinn, da bin ich mir sicher. Du bist heute genau da, wo du sein sollst, damit du deinen Weg gehst. Die Richtung entscheidest IMMER du selbst. Du sitzt hier nicht umsonst, vor diesem Buch und machst dir Gedanken über dieses Thema. Du bist auf dem Weg zu dir, weg von der Oberfläche und den reinen Äußerlichkeiten, hin zu deinem Kern!

Wenn wir schon einmal dabei sind, lass es uns richtig durchziehen. Geh tief in dein Bewusstsein, hab keine Angst davor, sondern vertraue darauf, dass du das finden wirst, was nötig ist, um eine Transformation in deinem Leben zu vollziehen. Auch wenn es vielleicht zu Beginn komisch und unangenehm ist, dir selbst etwas einzugestehen, was du am liebsten weiterhin verdrängen und nicht sehen möchtest. Es ist der Schlüssel zu deiner Transformation, um in dein Bewusstsein zu kommen und andere Handlungen als bisher durch deine Taten sprechen zu lassen. Du wirst sehen, danach bist du in der Lage, sinnvolle Belohnungen passend zu deinen angestrebten Zielen auszuwählen. Also frage dich: Welchen Sinn und welche Bedeutung hat diese Belohnung für mich und passt der Sinn zu dem von mir angestrebten Ziel? Falls dein Ziel kein „echtes Ziel" ist, also kein Ziel, das dir wirklich wichtig ist, und dir dein *Warum* dieses Ziels noch nicht klar ist, wird die Wahl deiner Entscheidung für eine gute und angemessene Belohnung wahrscheinlich unmöglich sein. Wenn dein Ziel nicht stark genug und nicht absolut klar ist, WARUM du es erreichen willst und was der Mehrwert in deinem Leben ist, wenn du es erreicht hast, dann wirst du auch nicht alles dafür geben, um es wahrhaftig zu erreichen.

Dein Körper benötigt ständig neues Baumaterial in Form von Nahrung, um z. B. neue Zellen aufbauen zu können. Ähnlich wie auf einer großen Baustelle, wo ein neues Haus gebaut wird.

Stell dir vor, du bist der Bauleiter, der dafür zu sorgen hat, Material für den Hausbau zu besorgen. Sorgst du nicht für hochwertiges Baumaterial, wird auch das Haus nicht aus diesen Materialien bestehen können. Logisch, oder?

(Melanie Jeck)

Die 20 Kurzregeln für eine gesunde Ernährung, die dich fit-statt-fertig sein lässt

Über eine gesunde Ernährung, die Krankheit vorbeugt und bei Krankheit Heilung beschleunigt, sowie auch über das, was ich über die Zusammenhänge von Gesundheit oder Krankheit und Ernährung gelernt habe, könnte ich dir viel erzählen. Um dir jedoch die wichtigsten Regeln in aller Kürze näherzubringen, möchte ich dir in diesem Kapitel eine Übersicht zu einigen wichtigen Bereichen geben, die deine Gesundheit und Lebensenergie bereits sehr positiv beeinflussen können. Diese 21 Regeln sind einfach zu beachten, erfordern keinen großen Aufwand und können bei fast allen Erkrankungen oder gesundheitlichen Beschwerden praktiziert werden. Dafür können dir die Ergebnisse der Umsetzung dieser Regeln eine Menge positive Auswirkungen in deinem Leben bescheren und zu mehr Wohlbefinden, Energie und Gesundheit verhelfen. Es lohnt sich also enorm für dich, diese Regeln zu kennen und anzuwenden.

Auch wenn sie sich für dich vielleicht gar nicht so spektakulär anhören und möglicherweise zuerst keinen allzu großen Eindruck auf dich machen, können sie sich dennoch stark auf deine Lebensenergie und Gesundheit auswirken. Es kommt nicht darauf an, woher du kommst, was du bis heute gemacht hast oder an welchem Punkt du heute in deinem Leben stehst. Es kommt darauf an, wo du in deinem Leben hinwillst und was du ab morgen dafür tun wirst!

1. Fit statt fertig mit und durch Wasser

Wasser ist die einfachste Quelle deiner Gesundheit. Am besten trinkst du morgens nach dem Aufstehen ein großes Glas (0,5–0,7 ml) stilles Wasser – gerne lauwarm, in Körpertemperatur, damit es dein Körper leicht und schnell verarbeiten kann und das „Aufheizen" des Wassers durch deine Körpertemperatur wegfällt. Da du über Nacht, allein durch Atmung und Regulation deiner Körpertemperatur, bis zu zwei Liter Wasser verlierst, solltest du dieses am Morgen gleich „nachtanken", damit dein Körper und alle Stoffwechselvorgänge uneingeschränkt funktionieren können. In deinem Körper funktioniert nämlich nichts ohne ausreichende Wasserversorgung! Er besteht schließlich zu 50–80 % aus Wasser. Wenn du morgens gleich nach dem Aufstehen ein Glas lauwarmes Wasser trinkst, werden deine Energie und dein Stoffwechsel angekurbelt und verbessert. Ein höherer Stoffwechsel bedeutet gleichzeitig ein besseres Verdauungssystem, mit allen Vorteilen, die sich daraus für deine Gesundheit ergeben.

Nachts regeneriert sich dein Körper und sorgt dafür, dass Giftstoffe abgebaut und über die Ausleitungsorgane, z. B. die Nieren, ausgeleitet werden. Wenn du morgens ein Glas Wasser trinkst, hilfst du deinem Körper dabei, die über Nacht entstandenen Schad- und Giftstoffe schnellstmöglich auszuleiten. Dadurch hilfst du deinem Körper zusätzlich, dein Immunsystem besser zu schützen und zu stärken. So wird auch das Lymphsystem in guter Balance gehalten, was dich dadurch weniger anfällig für Erreger und Krankheiten macht. Gleichzeitig wirst du dich morgens fitter und wacher fühlen, denn dein Stoffwechsel kommt schneller in Fahrt und die Fließfähigkeit deines Blutes wird über die ausreichende Wasserzufuhr positiv beeinflusst. Chronische Krankheiten, wie Bluthochdruck, Diabetes und Verdauungsbeschwerden, können durch eine ausreichende Wassermenge positiv beeinflusst werden. Gleichzeitig kann diesen Krankheiten bei einem gesunden Organismus und Körper vorgebeugt werden. Auch deine Haut wird sich über eine ausreichende Wasserzufuhr freuen und dich anstrahlen, dich straffer und reiner aussehen lassen. Zu wenig Flüssigkeit kann deine Haut und deine Haare austrocknen. Wenn du mehr Wasser trinkst, kann sich das auch positiv auf das Wachstum deiner Haare auswirken, sie glänzen lassen und widerstandsfähiger machen. Zusammenfassend lässt sich sagen: Wasser ist dein Lebenselixier. Jeder Mensch ist in den Monaten vor seiner Geburt bereits vom schützenden Fruchtwasser umgeben und trinkt es schon im Mutterleib. Wasser dient deinem Körper zur Blutverdünnung, als Transport- und Kühlmittel und hält die

Stoffwechselprozesse und die Chemie deiner Zellen aufrecht. Ohne Wasser gibt es kein Leben!

2. Iss nur, wenn du auch wirklich hungrig bist

Bei einer gesunden Ernährung kommt es nicht nur darauf an, dass du gesunde Lebensmittel isst, sondern auch darauf, wie und wann du etwas isst. Iss nur, wenn du auch wirklich hungrig bist. Hungergefühl von Appetit zu unterscheiden, haben wir oftmals durch das übermäßige und ständig verfügbare Snackangebot verlernt. Etwas nur aus Appetit zu essen, weil es lecker schmeckt, ist etwas völlig anderes, als aus echtem Hunger zu essen. Hunger wahrzunehmen ist eine angeborene Funktion deines Körpers. Du besitzt sie seit deiner Geburt und sie sichert dein Überleben. Sie gibt deinem Körper das Signal, seine Energiebilanz im Gleichgewicht zu halten, damit er gesund bleibt.

In vielen Situationen verwechseln wir aber Hunger mit Appetit. Lass mich dir kurz erklären, wo der Unterschied liegt.

Appetit entsteht vor allem dann, wenn deine Wahrnehmungssysteme von sensorischen Reizen getriggert werden. Der Geruch von frisch gebackenem Kuchen, den du beim Vorbeigehen an der Bäckerei wahrnimmst, heizt das Verlangen nach Kuchen oder Süßem erst so richtig an. Aus psychologischer Sicht wird der Appetit durch die Freude am Essen, emotionale Stimmungen, Genuss und durch bestimmte Vorlieben bestimmt. Wenn du erst einmal geschafft hast, Hunger von Appetit zu unterscheiden, wird es dir viel leichter fallen, deine Ziele für eine bessere Gesundheit und mehr Lebensenergie besser im Auge zu behalten und den lästigen Heißhungerattacken nicht in die Falle zu laufen. Hunger entsteht dadurch, dass dein Magen **nichts** zu tun hat. Er produziert dann in der Magenschleimhaut und in der Bauchspeicheldrüse ein Hormon, das sich Ghrelin nennt. Dieses Hormon sendet nun Signale an dein Gehirn, das dich Hunger empfinden lässt. Deine Hunger- und Sättigungszentren sind in deinem Körper eng miteinander verknüpft. Vor einer Mahlzeit ist die Ghrelin-Konzentration im Körper höher als nach einer Mahlzeit. Je mehr du isst, desto voller wird dein Magen. Dadurch beginnt sich die Magenwand auszudehnen. Durch das Ausdehnen werden bestimmte Rezeptoren in der Magenwand aktiviert, die Hormone freisetzen und Signale an dein Gehirn weiterleiten, damit diese ihm ein Sättigungssignal übermitteln: Ich bin ausreichend gefüllt. Das Sättigungsgefühl tritt erst nach ca. 15 Minuten ein. Warte also mit dem Nachschlag und horche in dich hinein, ob du wirklich noch aus Hunger isst oder aus Appetit, weil etwas lecker schmeckt.

Wenn du jeden Tag nur ca. 20 kcal zu viel essen würdest (also über deinen tatsächlichen Kalorienbedarf hinaus), nimmst du über 365 Tage 7 300 kcal zu viel auf, das bedeutet in dieser Zeit ca. 1 kg reines Fettgewebe an Plus für deinen Körper. Dadurch gerät dein Körper ganz schleichend über die Jahre hinweg aus seinem gesundheitlichen Gleichgewicht.

3. Nimm dir ausreichend Zeit zum Essen

Das „Essen to go" ist eine Erfindung der Neuzeit, die leider keinen positiven Einfluss auf deine Gesundheit hat. Iss grundsätzlich langsam. Solltest du es eilig haben und gleichzeitig großen Hunger verspüren, iss nur ein paar Bissen, um den ersten Hunger zu stillen, jedoch keine Hauptmahlzeit to go. Erledige erst, was du zu tun hast, und nimm dir dann Zeit, um in aller Ruhe deine Mahlzeit zu genießen. Sollte es mal nicht anders möglich sein und du hast unterwegs großen Hunger, dann iss langsam und ohne Hektik. Das sollte aber eher eine Ausnahme sein. Plane grundsätzlich Zeit ein für deine Mahlzeiten und überdenke deine Prioritäten. Mahlzeiten in Ruhe zu sich zu nehmen sollte einen hohen Stellenwert haben.

4. Kaue deine Nahrung gründlich

Ja, ich weiß! Das hört sich für dich möglicherweise unspektakulär an, ist aber wirklich wichtig und effektiv für deine Gesundheit und deine Verdauung. Wahrscheinlich hast du diesen Tipp schon oft gehört oder gelesen, aber **tust** du auch wirklich, was du weißt?

Dein Wissen ist eine theoretische Macht, die sich nur durch die Umsetzung zu ihrem vollen Potenzial entfalten kann! Kaue gründlich – am besten 30 bis 40 Mal – bevor du schluckst. Wir essen oft viel zu hektisch, zu schnell und kauen zu wenig. Wahrscheinlich erfordert es am Anfang etwas Geduld und Übung, länger zu kauen und langsamer zu essen, aber es lohnt sich.

Vorteile für dich, wenn du deine gesunde Nahrung gründlich kaust:

- Die Nahrung kann leichter verdaut werden und du wirst besser mit Vitalstoffen versorgt.
- Unerwünschte Nebenwirkungen wie Gär- und Fäulnisprozesse in deinem Darm, die Blähungen und weitere Verdauungsbeschwerden hervorrufen können, sind unwahrscheinlicher.
- Deine Darmschleimhaut ist gesünder. So können sich seltener chronische Krankheiten entwickeln, die fast alle mit einer gestörten Darmschleimhaut und Darmflora einhergehen, wie das Leaky Gut Syndrom. Das Leaky Gut Syndrom beschreibt eine geschädigte und „undichte" Darmschleimhaut. Sie gilt als gravierende Mitursache für zahlreiche chronische Krankheiten.
- Deine Darmflora ist gesünder. Schon allein das ist ein enorm wichtiger Schlüssel zu deiner Energie und Gesundheit.

5. Meide Desserts oder iss sie später als 30 Minuten nach deiner Hauptmahlzeit

Süßigkeiten direkt nach dem Essen behindern deine Verdauung. Das gilt leider auch für gesunde Süßigkeiten wie Fruchtriegel etc. Herkömmliche und industriell hergestellte Süßigkeiten sind schon allein ungesund, zumal sie meist isolierte Kohlenhydrate, haufenweise Zucker und Milchbestandteile beinhalten. Wenn du sie dann auch noch mit einer ungesunden

Hauptmahlzeit kombinierst, verdoppelt sich der ungesunde Nährwert dieser beiden Mahlzeiten und belastet deinen Organismus unnötig.

Gewöhne dir am besten an, dein Dessert etwa eine halbe Stunde nach einer Mahlzeit zu essen, und greife dabei so oft wie möglich zu gesunden Desserts. Gib dir, deinem Belohnungszentrum und deinen Geschmacksnerven die Zeit, sich von den verzuckerten und verfetteten Desserts zu resetten, und du wirst sehen, dass du viele neue Lebensmittel mit anderen Geschmacksnerven und neuen Sinnen kennenlernst.

Dein gesundheitlicher Vorteil, nach dem Essen mit dem Dessert mindestens 30 Minuten zu warten, ist, dass das Sättigungsgefühl eintritt, dich währenddessen die Lust auf Süßes verlassen kann und du weniger vom Dessert isst oder deshalb ein kleineres Dessert wählst. Falls du dennoch gerne ein Dessert essen möchtest, behindert dieses nach 30 Minuten die Verdauung der zuvor gegessenen Hauptmahlzeit nicht mehr allzu stark.

Früher war der Nachtisch übrigens nur der reichen Gesellschaft möglich, die es sich nach einer üppigen Hauptmahlzeit leisten konnte, ein Dessert aufzutischen. Nachtisch sollte etwas Besonderes bleiben, für besondere Tage und Anlässe, und nicht etwas Alltägliches. Besser ist es, sich an einer gesunden Hauptmahlzeit satt zu essen und davon gegebenenfalls noch einmal einen Nachschlag zu nehmen, statt einen ungesunden Nachtisch zu essen. Die Frage ist, wer hat nach einer guten Mahlzeit noch das Verlangen nach einem Nachtisch? Dein Magen oder die Stimme deines hungrigen Belohnungszentrums?

6. Die Frage aller Fragen: Frühstücken – ja oder nein?

Dafür gibt es keine Faustformel und diese Frage bedarf einer individuellen Antwort. Höre auf deine innere Stimme. Die Faustformel für eine gesunde Ernährung lautet: Iss nur, wenn du tatsächlich hungrig bist. Wenn du also keinen Hunger hast, dann iss nichts. Wenn du morgens vor der Schule oder der Arbeit keinen Hunger hast, weil du nicht der Mensch bist, der sofort nach dem Aufstehen frühstücken kann, dann nutze die Zeit stattdessen und bereite dir ein gesundes Frühstück zu, um es mitzunehmen. So kannst du es z. B. in der Frühstückspause oder später in der Mittagspause essen.

7. Frühes Abendessen ist für deinen Organismus und dein Verdauungssystem gesünder als spätes Essen

Iss dein Abendessen am besten spätestens um 18:00 Uhr. Spätes Essen belastet dein Verdauungssystem über Nacht, da die Nahrung dadurch länger im Magen und Darm liegen bleibt. Verdauung ist für unseren Körper Schwerstarbeit. Das ist auch der Grund, warum du beispielsweise bei einem Infekt keinen Hunger spürst. Dein Körper signalisiert dir klar: *Ich kann mich gerade nicht mit dem Verdauen beschäftigen, da ich an einer anderen „Baustelle" arbeite.*

Spätes Essen beeinflusst Schlafqualität und Regenerationsprozesse negativ und führt zu schlechterem oder weniger Schlaf. Dies kann wiederum Heißhungerattacken auslösen, wodurch ein ungewünschter und ungesunder Teufelskreis entsteht. Sollte das Abendessen eine wichtige Mahlzeit für dich sein, auf die du keinesfalls verzichten möchtest, weil das Abendessen vielleicht die einzige gemeinsame Mahlzeit mit deiner Familie, Freunden oder Lebenspartner ist, dann achte darauf, dass du dich, falls es später als 18:00 Uhr ist, nur zu 70 bis 80 % satt isst und deine Mahlzeit eine eher leicht verdauliche ist.

8. Wie viele Mahlzeiten sollen es sein? Soll ich lieber mehrere kleine Mahlzeiten essen oder zwei bis drei größere?

Ob du lieber mehrere kleine Mahlzeiten oder nur zwei bis drei größere Mahlzeiten essen möchtest, hängt ganz von deinen Vorlieben und deinem Gesundheitszustand ab. Falls du Probleme mit dem Blutzuckerspiegel hast, sind möglicherweise mehrere kleine Mahlzeiten sinnvoll für dich. Gesunde Menschen profitieren aber durchaus von weniger Mahlzeiten wie z. B. zwei Mahlzeiten und auch vom sogenannten intermittierenden Fasten. Dabei lässt du z. B. das Frühstück weg und isst erst später, sodass mindestens 12-16 Stunden zwischen Abendessen und deiner nächsten Mahlzeit liegen. Du kannst auch das Abendessen ausfallen lassen. Mach es so, wie es besser zu deinem Rhythmus und deinem Leben passt. Probiere es einfach einmal aus. Es hat auf jeden Fall **keine** gesundheitlichen Vorteile, wenn du gesund bist, mehrere kleine Mahlzeiten zu essen, wie es früher oft gesagt wurde. Es ist sogar gesünder für deinen Körper, wenn nicht ständig und durch viele verteilte Mahlzeiten und Snacks Insulin von deiner Bauchspeicheldrüse ausgeschüttet werden muss. Das ist weder für die Bauchspeicheldrüse gesund noch für deine Gefäßwände.

9. Was trinke ich bei einer gesunden Ernährung?

Die Antwort ist einfach und völlig unspektakulär: ausreichend und gutes Wasser!

Befreie dich von allen gezuckerten oder mit Süßstoff angereicherten Getränken, Limonaden, Soft- und Energydrinks, alle milchhaltigen Getränken und **auch alkoholischen Getränken.**

Smoothies und Säfte sind z. B. so reichhaltig, dass sie keine Getränke sind, sondern Zwischenmahlzeiten oder Vorspeisen ersetzen.

Falls du Säfte oder Smoothies BEWUSST als Zwischenmahlzeit einsetzt, dann sind selbstgemachte Smoothies oder frische Säfte die bessere Wahl als die gekaufte Variante. Außerdem gelangt der Fruchtzucker bei gepressten Säften sehr schnell ins Blut und lässt den Blutzuckerspiegel im Gegensatz zu einer ganzen gegessenen Frucht sehr schnell ansteigen, was Heißhunger auslösen kann und du Verlangen nach mehr Süßem bekommst. Ein Glas Orangensaft hat im Übrigen fast den gleichen Zuckergehalt wie ein Glas Cola. Deshalb ist die ganze Frucht immer die bessere Wahl. Du wirst sehen, dass du allein durch die Umstellung von gezuckerten Getränken hin zu Wasser einen großen Unterschied in deinem Wohlbefinden feststellen kannst. Wenn du gerne, gerade zu Beginn der Umstellung, etwas Geschmack im Wasser haben möchtest, sind deiner Fantasie keine Grenzen gesetzt. Ein paar Zitronenscheiben, Orangen, Minze, Gurkenscheiben, Beeren, frischer Ingwer oder Limonen verleihen deinem Wasser das gewisse Etwas.

10. Fit statt fertig durch vollwertige Ernährung statt nullwertige

Vollwertig, was bedeutet das? In dem Wort *Vollwert* steckt die Antwort bereits drin, diese Nahrung ist voller Wert! Eine gesunde Ernährung zeichnet sich vor allem dadurch aus, wie viele wertige Bestandteile dein Organismus aus dem ziehen kann, was du ihm mit deiner Nahrung zuführst, welchen Wert er daraus zur Aufrechterhaltung deiner Gesundheit und deiner Lebensenergie ziehen kann. Wähle also stets vollwertige Lebensmittel. Vollkornbrot statt Weißbrot, Vollkornpasta statt herkömmlicher Pasta, braunen statt weißen Reis usw. Vollkornlebensmittel liefern deinem Körper sehr viele Vorteile, da sie dir mehr Vitamine, mehr Mineralien, mehr Spurenelemente und mehr Ballaststoffe als der Verzehr von Speisen aus Auszugsmehlen und isolierten Kohlenhydraten liefern. Diese Vorteile vollwertiger Nahrung können sich unglaublich positiv auf deine gesamte Gesundheit, dein Wohlbefinden und deine Darmgesundheit auswirken.

11. Fit statt fertig durch Zero Zucker

Industriezucker in einer gesunden Ernährung? Unmöglich. Die gute Nachricht gleich vorneweg. Wenn du verstanden hast, WARUM und WOFÜR sich der Zuckerentzug lohnt und welche gesundheitlichen Vorteile auf dich warten, wenn du dich von deiner Zuckersucht befreit hast, wirst du dich wundern, wie leicht es ist, ohne Zuckerriegel und all dem ungesunden Süßkram klar im Kopf und ohne Zuckerhype durchs Leben zu gehen. Wenn du den Zuckerentzug erst einmal geschafft hast, wirst du merken, wie gut es dir tut, ohne Zucker zu leben. Du wirst dich besser konzentrieren können, chronische Beschwerden bessern sich, deine Zahngesundheit verbessert sich, du wirst mehr Lebensenergie spüren und beim Sport leistungsfähiger sein. Trotz Zuckerverzicht musst du **nicht** auf Süßes verzichten, wie so oft von vielen Menschen angenommen wird. Es gibt sehr viele und leckere gesunde süße Mahlzeiten: Gesunder Kuchen, Kekse, Brotaufstrich und sogar gesunde Schokolade aus gesunden Zutaten, die du selbst herstellen kannst. Dadurch, dass du deine gesunden Süßigkeiten, Kuchen, Aufstriche, etc. selbst herstellst, wird ganz nebenbei etwas Süßes auch wieder zu etwas Besonderem, im Gegensatz zu den vielen überzuckerten Süßigkeiten, die in unseren Supermärkten eine Vielzahl der Regale überfrachten und schnell gekauft und gegessen sind. Süßigkeiten und Zucker haben ein starkes Suchtpotenzial, da sie in unserem Gehirn das Belohnungszentrum aktivieren und es zum Leuchten bringen, woraufhin es nach mehr verlangt. Schon unsere Kinder werden in jungen Jahren mit gezuckerten Keksen abhängig und regelrecht süchtig nach Süßigkeiten und Zucker gemacht. Dabei ist unsere Ernährung evolutionsbedingt gesehen nie süß gewesen, da es vor 300 000 Jahren, zum Zeitpunkt, als die ersten Menschen lebten, und auch viele Jahrtausende später noch, als sich unser Stoffwechsel gebildet hat, überhaupt noch keinen isolierten Zucker und daraus hergestellte Süßigkeiten gab. Süßigkeiten werden zudem heute oftmals stark verknüpft mit Emotionen wie Liebe und Zuneigung, und oftmals als eine „Ersatzbefriedigung", zur Belohnung oder als Trösterchen gekauft, verschenkt und verzehrt. Gerade aus dem letzten Grund ist es umso wichtiger, ein Bewusstsein für dieses Thema zu entwickeln, damit du auch mit unbewusstem, emotional getriggertem Essverhalten anders umzugehen lernst. Erst der Mensch, der die Arbeit einer selbst gemachten Speise einmal geleistet hat, der wertschätzt und erkennt den Wert der Arbeit. Du wirst deine selbstgemachten Speisen mit einem völlig anderen Bewusstsein, Respekt und mit neuer Wertschätzung essen, ganz anders, als wenn du dir im Supermarkt schnell Schokoladenriegel oder Chips kaufst.

12. Fit statt fertig durch mehr Rohkost

Iss jeden Tag gesunde und vollwertige Rohkost. Rohkost ist die Nahrung, mit der sich unser Organismus und die Menschheit seit Jahrmillionen entwickelt hat. Sie liefert natürliche und unverfälschte Nähr- und Vitalstoffe in der Form, die unser Körper am besten und längsten kennt. Deshalb achte bitte darauf, jeden Tag eine

Mahlzeit mit einer große Portion Rohkost zu essen, da auch diese voll mit Wert für deine Gesundheit ist. Du kannst z. B. zum Frühstück einen grünen Smoothie mit Gemüse und ein paar Früchten, einen Obstsalat mit ein paar gehackten Nüssen oder ein Müsli mit Vollkornflocken und ein paar frischen Früchten genießen. Zum Mittagessen könntest du einen Salat mit Sprossen oder ein paar Gemüsesticks aus verschieden Gemüsesorten wie Sellerie, Kohlrabi, Rote Bete, Möhren, Rettich, Paprika, Radieschen usw. essen. Denke bitte daran, Rohkost immer vor der gekochten Mahlzeit zu essen, also erst die Rohkost und dann die Hauptmahlzeit. Abends solltest du auf Rohkost verzichten und diese auch besser nicht mehr nach 14:00 Uhr essen, da sie sonst deine Verdauung belastet und eher zu Verdauungsschwierigkeiten, Gärprozessen und damit verbundenen gesundheitlichen Beschwerden führt. Abends könntest du stattdessen ein gedünstetes Gemüsegericht essen.

13. Fit statt fertig durch mehr Gemüse

Die Grundbasis einer gesunden Ernährung ist Gemüse. Der Löwenanteil deiner Mahlzeit sollte daher aus Gemüse bestehen. Gemüse kannst du mit Hülsenfrüchten, Vollkornreis, Vollkornpasta, Vollkorn-Bulgur, Vollkorn-Couscous, Quinoa, Polenta, Buchweizen etc. und Tofu oder Tempeh, z. B. als Bratling oder angebraten, kombinieren. Greife bei Obst und Gemüse auf saisonale Ware und am besten auf biologisch angebaute Produkte zurück. Achte darauf, Gemüse möglichst schonend und mit weniger, aber dafür hochwertigeren und gesunden Fetten zuzubereiten. Eintöpfe und Gemüsesuppen lassen sich auch sehr gut auf Vorrat kochen, zur Arbeit mitnehmen und sie schmecken am zweiten Tag meist noch besser als am ersten.

14. Fit statt fertig durch Befreiung von tierischen Produkten

Tierische Produkte wie Fleisch, Fisch, Eier und Milchprodukte passen nur selten in eine nachhaltige und gesunde Ernährung und zu einem gesunden Körper voller Energie und Gesundheit. Solltest du zu den Menschen gehören, die gerne und viel Fleisch essen, möchte ich dir sagen, dass Fleisch in kleinen und überschaubaren Mengen von maximal zwei Portionen pro Woche wahrscheinlich nicht direkt krank macht. Manchen Menschen und Altersgruppen schadet ein geringer Fleischkonsum deutlich weniger. In groß angelegten Studien haben Wissenschaftler jedoch bereits herausgefunden, dass ein geringer Proteinkonsum tierischen Eiweißes (weniger als 5 % täglich) die Lebenszeit verlängert und die Gesundheit und Lebensqualität deutlich erhöht, da unser Körper wahrscheinlich weniger Protein benötigt als bisher angenommen. Proteine kannst du wunderbar auch aus pflanzlichen Quellen schöpfen.

Obwohl ich hier nicht vom generellen Fleischkonsum abraten werde, passen Fleisch und Produkte wie Wurst nicht in eine gesunde Ernährung. Warum? Als gesund sollten wir eine Ernährung bezeichnen, wenn sie nicht nur für uns Menschen gesund ist, sondern auch für die Welt und deren Ökosysteme. Das ist ähnlich wie in einer Partnerschaft oder bei der Erziehung von Kindern: Auch dabei ist es enorm wichtig, dass sich unser Handeln nicht nur an unseren eigenen Bedürfnissen orientiert, gesteuert vom Ego, das sicher eine ganze Reihe von ungeprüften Glaubenssätzen mit sich trägt, weil sonst dauerhaft kein gesundes Gleichgewicht herrschen würde. Ohne dieses Gleichgewicht ist aber keine gesunde Entwicklung möglich, mindestens einer bleibt auf der Strecke und kann sein Potenzial nicht frei entfalten. Der eine lebt also auf Kosten des anderen.

Eine Ernährung mit Fleisch ist weder für unsere Umwelt förderlich noch für die Tiere, die gegessen und geschlachtet werden. Für diese ist die Entscheidung des Menschen für eine fleischhaltige Ernährung nicht nur häufig zu ihren Lebzeiten schon ungesund, sondern leider oft sehr qualvoll, unwürdig und außerdem letztlich tödlich.

15. Wenn du zwischendurch snackst, dann bitte gesund

Wahrscheinlich sind viele der herkömmlichen Snacks, an die du dich bis heute in deinem Leben gewöhnt hast, voll mit Zucker, Salz und schlechten Fetten. Sie aktivieren dein Belohnungssystem und sind durch den Geschmacksträger Fett in Kombination mit Salz oder Zucker ein echter Leckerbissen für dich. Dadurch ist es schwer, diesen zu widerstehen. Es kann also ein regelrechtes Suchtverhalten entstehen. Eine Sucht zu überwinden, bedarf einer BEWUSSTEN Entscheidung und einer **guten** Alternative als Ersatz. Zuerst steht aber deine Entscheidung an, gesund zu snacken, dann erst kommt der Ersatz. Deine Entscheidung lautet, die ungesunden Snacks auf ein absolutes Minimum zu reduzieren, damit ihr Konsum eine Seltenheit wird oder du am besten ganz darauf verzichtest. Wer über längere Zeit (mindestens sechs Monate) auf ungesunde Snacks verzichtet und seinen Geschmackssinn wieder auf *natürlich* umgestellt hat, indem er natürliche und überwiegend selbst zubereitet gesunde Snacks isst, der kann anschließend oft gar nicht mehr verstehen, was ihm an diesen herkömmlichen und unnatürlichen Snacks zuvor so gut geschmeckt hat. Das Geschmackserlebnis wird nach diesem „Neustart" auf jeden Fall anders wahrgenommen. Unser heutiger, kulturell bedingter und anerzogener Geschmackssinn, der an Süßes und Salziges **gewöhnt** wurde, ist leider keiner, der für uns viele gesundheitliche Vorteile mit sich bringt. Er lässt aber natürlich die Kasse derer klingeln, die diese Snacks produzieren und vermarkten. Snacken an sich ist überhaupt etwas, das für die meisten Menschen mehr gesundheitliche Nachteile als Vorteile mit sich bringt. Es ist ein Teil und eine anerzogene Gewohnheit unserer Überflussgesellschaft geworden. Es ergibt deutlich mehr Sinn, sich an den gesunden Hauptmahlzeiten **richtig satt** zu essen und dazwischen dem Körper die Zeit zu geben, alles zu verarbeiten und den Blutzuckerspiegel wieder abzusenken. Wenn wir ständig eine „Kleinigkeit zwischendurch" essen oder Süßes und Gezuckertes trinken, ist dies für den Körper jedoch kaum möglich. Das führt zu einem permanent erhöhten Blutzuckerspiegel und kann dadurch deine Bauchspeicheldrüse, deine Gefäße und deine Organe belasten und sich langfristig negativ auf deine Gesundheit und dein körperliches und geistiges Wohlbefinden auswirken. Was kannst du also als gesunden Sack bezeichnen und essen? Selbstgemachte Gemüsechips und Kartoffelchips, grüne Smoothies, Nusskugeln, frische Früchte und Trockenfrüchte, Nüsse und Studentenfutter, Vollkorncracker mit selbst gemachtem Gemüsedip, Rohkost mit Dips und viele weitere gesunde Alternativen. Hier möchte ich allerdings noch Folgendes ergänzen: Solltest du einen Snack aus Appetit statt aus Hunger zu dir nehmen wollen, dann ist das, solange es eher eine Ausnahme und nicht die Regel ist, völlig in Ordnung und nichts, weshalb du dich selbst verurteilen oder ein schlechtes Gewissen haben solltest! Viel wichtiger ist, dass du diese Snacks dann auch wirklich ganz BEWUSST wählst und als etwas „Besonderes" wahrnimmst. Viele Menschen wissen abends oft schon nicht mehr, was sie zum Frühstück gegessen haben. Das liegt daran, dass sie ihre Mahlzeiten oft nicht bewusst wahrnehmen und in ihrem Leben von einem Ereignis zum anderen rasen. Dass dies auf Dauer einen ungesunden Lebensstil fördern kann, leuchtet dir sicher ein. Wenn du nicht mehr merkst, was und dass du überhaupt isst, kannst du wahrscheinlich auch nicht mehr erkennen, wie unbewusst und ungesund du heute lebst. Bewusstsein oder Bewusstheit ist einer der Schlüssel zu einem Leben voller Energie, Liebe und Gesundheit.

16. Fit statt fertig durch gesunde Fette

Es gibt eine Faustformel, die besagt, dass deine täglich verzehrte Fettmenge zwischen 10 und 30 % der Gesamtkalorien betragen sollte. Wenn du also 2 400 kcal am Tag zu dir nimmst, dann könnte deine Aufnahme der Fette zwischen 240 und 720 kcal täglich liegen. 10 Gramm reines Fett bringen etwa 75–90 kcal mit sich. Wähle gesunde Fette in Bio-Qualität für den Verzehr aus, die besonders schonend hergestellt wurden. Das kannst du an der Bezeichnung *nativ extra* feststellen. Achte bitte auch auf ein ausgewogenes Verhältnis zwischen gesättigten, einfach ungesättigten und mehrfach ungesättigten Fetten von Omega-3 und Omega-6. Bei den Omega-3 und Omega-6 Fetten ist ebenfalls ein Verhältnis von 2:1 bis 5:1 zueinander sehr wichtig. Laut der DACH-Empfehlung, die sich aus den Ernährungsgesellschaften von Deutschland, Österreich und der Schweiz zusammensetzt, sollen täglich, je nach Alter und körperlicher Aktivität variierend, zwischen 0,5 und 1,5 Gramm Omega-3 aufgenommen werden. Wenn du deinen Omega-3 Bedarf rein über pflanzliches Omega-3 decken möchtest, musst du etwas umrechnen. Die meisten Empfehlungen zum Tagesbedarf beziehen sich auf die hochwirksamen Omega-3-Fettsäuren EPA und DHA, doch Alpha-Linolen-Fettsäure zählt auch zu den Omega-3-Fettsäuren. Sie wird kurz als ALA bezeichnet, ist aber genau genommen keine vollwertige Omega-3-Fettsäure, sondern muss erst vom Körper in eine solche umgewandelt werden. Sie wird jedoch im Körper nur zu 10 % in diese hochwirksame Variante umgewandelt, deshalb solltest du die empfohlene Menge mit dem Faktor 10 multiplizieren. Wenn du also z. B. Leinöl als einzige Omega-3-Quelle nutzt, dann solltest du eine Tagesdosis für einen Erwachsenen von 15 ml Leinöl einnehmen, was einem großen Esslöffel entspricht. Schwangere sollten sogar ca. 30 ml Leinöl zu sich nehmen, also zwei Esslöffel.

Wie setzt du gesunde Fette ein und welche Fette sind wofür geeignet?

- Zum Backen und Erhitzen kannst du Kokosöl, Rapsöl oder eine hochwertige pflanzliche Bio-Margarine benutzen.
- Zum leichten Anbraten, z. B. von Gemüse, und zur Zubereitung von Salaten kannst du ein nativ extra Olivenöl benutzen.
- Für Rohkostgerichte, also alles was nicht erhitzt wird, kannst du Leinöl und Hanföl benutzen.
- Für deine Brotmahlzeiten kannst du eine hochwertige Bio-Margarine benutzen. Falls du magst, kannst du auch Kokosöl oder Nussmus verwenden oder du streichst dein Brot dünn mit Olivenöl ein.
- Selten kannst du auch einmal etwas Sonnenblumenöl, Kürbiskernöl oder andere qualitativ hochwertige Öle verwenden. Diese Öle sind allerdings sehr reich an Omega-6-Fettsäuren, deshalb solltest du sie bei einer Ausrichtung auf eine gesunde Ernährung nicht regelmäßig verwenden.

17. Fit statt fertig durch mehr Bitterstoffe und Wildkräuter

Wenn du deiner gesunden Ernährung noch einen extra Kick geben möchtest, dann bau doch ein paar Wildpflanzen in deinen Speiseplan ein. Du kannst bei deinem nächsten Spaziergang einfach ein paar Wildkräuter sammeln wie beispielsweise

Löwenzahn, Wegerich, Melden, Giersch usw. und sie gründlich gewaschen, klein geschnitten, im Salat untergemischt essen oder püriert in einem grünen Smoothie verzehren. Wildpflanzen sind dem heutigen Kulturgemüse in Sachen Proteingehalt und Vitalstoffen deutlich überlegen. Zusätzlich liefern sie z. B. eine große Menge Antioxidantien, Chlorophyll und viele weitere Stoffe, die sich positiv auf die Gesundheit deines gesamten Organismus auswirken und diesen so vor Krankheiten schützen können. Durch ihre positive Wirkung können sie sogar die körpereigene Entgiftung unterstützen und oxidativen Stress der Zellen reduzieren.

Wer weniger gestresst ist, hat mehr Power und kann seine Energie für die wesentlichen Dinge, und zwar den Schutz und die Regeneration des Körpers und der einzelnen Zellen, aufbringen. Wildpflanzen sind unter anderem deshalb so gesund, weil sie noch eine Vielzahl natürlicher Bitterstoffanteile aufweisen. Diese sind über die letzten Jahrzehnte in den herkömmlichen Kulturgemüsesorten herausgezüchtet worden. Früher waren z. B. in Chicorée, Grünkohl und Endiviensalat deutlich mehr Bitterstoffe enthalten als heute. Früher schmeckten diese dementsprechend auch bitter, heute tun sie das nicht mehr. Da unsere westliche Ernährung eher süß und salzig geprägt ist, werden die bitteren Gemüse in diese Richtung angepasst gezüchtet. Leider fallen dadurch auch viele Vorteile weg, die uns diese Bitterstoffe für unsere Gesundheit liefern, denn gerade Bitterstoffe schützen das Verdauungssystem und verbessern die Leber- und Gallenfunktion und beugen schon auf diese Weise vielen ernährungsbedingten Krankheiten vor. Der Mensch früher fand eher Wildpflanzen und Kräuter am Wegrand statt eine Tüte Chips oder eine Tafel Schokolade. Grundsätzlich ist unser Organismus seit der Entstehung des Stoffwechsels also eher auf bitter eingestellt als auf salzig und süß. Wir haben es uns nur abgewöhnt oder abgewöhnen lassen, dadurch, dass die Nahrungsmittelindustrie für viele Menschen bestimmt, wie die Zusammensetzung von salzig und süß in unserer Nahrung ist. Damit wird unser Geschmack von klein auf an diese Geschmacksrichtungen gewöhnt, uns bevorzugte Geschmacksrichtungen vorgegeben und somit „anerzogen". Viele gesundheitliche Vorteile bringt dies allerdings nicht mit sich! Bitterstoffe fördern die körpereigene Basenbildung, sie reduzieren dein Verlangen nach Süßem und helfen deiner Leber, deiner Galle und deinem gesamten Verdauungssystem bei der Regeneration. Du kannst Bitterstoffe auch durch Kräuter, Gewürze, verschiedene Teesorten oder durch Nahrungsergänzungsmittel zu dir nehmen. Falls du daran Spaß hast, könntest du mit deiner Familie oder Freunden einen Kräuterspaziergang machen. Dafür könnte sich jeder eine Wildkräuterart aussuchen, die er suchen möchte, einen kleinen Steckbrief mit Bild davon anfertigen und diesen den anderen kurz vorstellen und erklären, welche Eigenschaften diese Wildkräuterart hat, wo sie wächst etc. Anschließend macht ihr euch gemeinsam auf die Suche und schaut, wie die Ausbeute ausfällt. Danach könnten die Wildkräuter zubereitet und verwendet werden, indem ihr z. B. gemeinsam einen leckeren grünen Smoothie oder einen Salat zubereitet. Du kannst dir Bio-Wildkräuter auch im Internet bestellen und sie dir saisonal liefern lassen.

18. Fit statt fertig durch mehr saisonale Angebote

Kaufe öfter, soweit es dir möglich ist, regional und saisonal ein. Ideal wäre es, wenn es einen Hofladen in deiner Nähe gibt, in dem du ab Hof die jeweiligen Erzeugnisse der Landwirte kaufen kannst. Auch Obst- und Gemüsekisten sind eine gute Möglichkeit, regionale Erzeuger zu unterstützen und saisonale Lebensmittel zu erhalten. So erhältst du Lebensmittel so frisch wie nur möglich, weil sie oft am selben Tag bei dir auf dem Teller landen, an dem sie geerntet wurden. Nährstoff- und Vitalstoffverluste sind auf diese Weise minimal und deutlich geringer als bei Waren aus dem Supermarkt. Außerdem ist saisonale Ware eine der umweltfreundlichsten Arten, einzukaufen und zu essen. Lebensmittel, die regional angebaut werden, benötigen keinen langen Transportweg, keine energieaufwändigen Gewächshäuser und kaum Lagerhäuser, um die Ware einzulagern. Eine weitere Möglichkeit wäre auch der Anbau im eigenen Garten, falls du einen hast, oder die Anschaffung eines Gemeinschaftsgartens mit Nachbarn, Freunden oder Familienmitgliedern. So könnt ihr euch z. B. Arbeit, Kosten, Pflege und Erträge teilen und eine Urlaubsvertretung ist auch immer vorhanden.

19. Fit statt fertig durch ausreichend Schlaf

Dein Schlaf und Schlafverhalten spielen für deine Gesundheit und dein Wohlbefinden eine wichtige Rolle. Auch deine Leistungsfähigkeit wird mit ausreichend Schlaf besser aufrechterhalten oder sogar verbessert. Daher ist ein gesunder und ausreichender Schlaf sowohl für deine Leistungsfähigkeit, die Energie deines Körpers, deine geistige Ausgeglichenheit, deine Kraft und Lebensenergie als auch deine körperliche Gesundheit unerlässlich. Während du schläfst, laufen in deinem Körper diverse und existenzielle Regenerationsprozesse ab. Schlafmangel wirkt sich deshalb negativ auf deine Konzentration, deine gesamte physische und psychische Leistungsfähigkeit und deine **grundsätzliche** Belastbarkeit aus. Wer kennt es nicht, das Gefühl nach einer Nacht, in der der Körper nicht genügend Schlaf bekommen hat? Am nächsten Morgen fühlst du dich nicht richtig fit. Wenn du oft zu wenig schläfst, wirst du dich wahrscheinlich auch oft antriebslos, müde und energielos fühlen. Dies wiederum hat einen großen Einfluss auf dein Bewegungs- und Sportverhalten und hat meist zur Konsequenz, dass die Lust nach täglicher Bewegung stetig abnimmt. Auch deine Ernährung und deine Verdauung leiden wahrscheinlich vermehrt darunter, wenn du zu wenig schläfst. Verantwortlich ist ein gestörter Hormonhaushalt. Erinnerst du dich noch an das Stresshormon Cortisol? Durch dessen stressbedingte erhöhte Ausschüttung neigst du eher dazu, ungesündere Lebensmittel zu essen, um deinen Stress zu reduzieren. Zucker, Fett, salzhaltige und hochindustriell verarbeitete Lebensmittel führen nach dem Verzehr in deinem Körper dazu, dass vermehrt Dopamin ausgeschüttet wird und du dich besser und weniger gestresst fühlst. Dopamin aktiviert dein Belohnungssystem, dein Cortisolspiegel sinkt langsam wieder und du fühlst dich **kurzfristig** wieder etwas besser.

Eine ungesunde Lebensweise, ein aus dem gesunden Verhältnis geratenes Körpergewicht und eine schlechte körperliche Gesamtverfassung kann also auch eine Folge von schlechtem und zu wenig Schlaf sein. Bisher wurden noch nicht alle wichtigen Funktionen erforscht, die unser Körper während des Schlafs erfüllt. Es steht jedoch bereits fest:

Wenn du schläfst,

- sparst du Energie und füllen sich deine Energiereserven, z. B. Glykogen im Gehirn und in der Muskulatur,
- reguliert sich dein Stoffwechsel,
- erneuern sich deine Zellen und Giftstoffe werden vermehrt abgebaut,
- wird dein Immunsystem gestärkt,
- regeneriert sich dein Körper und dein Geist,
- verarbeitet dein Gehirn Informationen und speichert sie in deinem Langzeitgedächtnis.

Wenn du zu wenig schläfst kann das auch deinen Hormonhaushalt ziemlich durcheinanderbringen. Ein intakter Haushalt deiner Hormone ist besonders wichtig für die Gesundheit und einen gesunden Schlaf. Hormone können sogar dafür sorgen, dass die Fettverbrennung während des Schlafs beeinflusst wird. Die folgenden Hormone spielen eine entscheidende Rolle, wenn es um die Förderung deiner Gesundheit und Energie im Schlaf geht:

Fit statt fertig im Schlaf mit Melatonin

Eine Störung des natürlichen Hell-Dunkel-Rhythmus, beispielsweise durch Schlafmangel, Schichtarbeit und Nachtschichten, führt zu einer reduzierten Ausschüttung des Hormons Melatonin. Dadurch kann der zirkadiane Rhythmus durcheinandergebracht werden, der ebenfalls deinen Appetit und die Verdauung beeinflusst.

Fit statt fertig im Schlaf mit Ghrelin

Schlafentzug während der Nacht führt dazu, dass dein Körper mehr Ghrelin bildet. Ghrelin ist ein Hormon, das dein Körper größtenteils in der Magenschleimhaut bildet. Es reguliert unter anderem deine Nahrungsaufnahme und hat Einfluss auf den Glukosestoffwechsel. Schlafmangel erhöht also deinen Ghrelinspiegel, was dazu führen kann, dass du hungriger bist und mehr Nahrung zu dir nimmst als nötig.

Fit statt fertig im Schlaf mit Leptin

Das Hormon Leptin wird im Fettgewebe gebildet. Je mehr Fettpölsterchen man besitzt, desto höher ist die Leptinkonzentration. Leptin ist der **Gegenspieler zu Ghrelin** und reguliert ebenfalls unser **Hunger-Sättigungsgefühl**. Schlafen wir zu wenig, kommt es zu einem Abfall von Leptin. Dadurch wird ebenfalls das Hungergefühl verstärkt, du wirst weniger schnell satt, isst mehr und nimmst auf Dauer wahrscheinlich zu.

Fit statt fertig im Schlaf mit Cortisol

Cortisol hat eine katabole Wirkung, indem es dem Körper Glucose zur Verfügung stellt und so den Blutzuckerspiegel erhöht. Wenn du Stress hast, dann schüttet dein Körper vermehrt das Hormon Cortisol aus, weshalb es auch als „Stresshormon" bezeichnet wird. Außerdem kann es deinen Fettgewebs- und Eiweißstoffwechsel beeinflussen. Während der Nacht sinkt die Konzentration von Cortisol im Blut wieder deutlich ab. Durch Schlafmangel erhöht sich die Konzentration allerdings wieder. Das kann dazu führen, dass der Stoffwechsel beeinträchtigt wird, sich dein Körpergewicht erhöht und deine Muskelmasse abnimmt.

Fit statt fertig im Schlaf mit Somatotropin

Somatotropin gehört zu den sogenannten Wachstumshormonen, auch bekannt als GH, und beeinflusst deinen Stoffwechsel durch seine anabole Wirkung, die die Aufbauphase von Eiweißen und den Stoffwechsel beeinflusst. Nach dem Einsetzen deiner Tiefschlafphase ist dein GH-Spiegel am höchsten. Bei Schlafmangel kann es also zu einem Mangel an Somatotropin kommen. Ein Mangel an GH ist ungünstig für ein gesundes Körpergewicht und die damit verbundene Gesundheit. Somatotropin ist auch am Erhalt deiner Muskulatur beteiligt. Eine gute Muskulatur ist wichtig, um dich in deiner Kraft, Gesundheit und Energie zu halten.

Fit statt fertig im Schlaf mit Dopamin

Dopamin wird in unserem Gehirn gebildet und als Glückshormon bezeichnet. Dopamin vermittelt, wenn es ausgeschüttet wird, ein positives und wohliges Gefühlserlebnis. Essen wir zum Beispiel Süßigkeiten mit viel Zucker, kommt es zu einer verstärkten Dopamin-Wirkung. Das ist ein Grund, weshalb wir unter Stress oder Trauer gerne mal „zur Beruhigung" auf etwas Süßes zurückgreifen. Schlafen wir zu wenig, erhöht sich der Cortisolspiegel, wodurch wir unseren Körper mehr Stress aussetzen. Außerdem reduziert sich der Dopaminlevel durch Schlafmangel. Aus diesem Grund greifen wir öfter zu eher ungesunden Lebensmitteln, um unseren Dopamin-Spiegel zu erhöhen.

Wie viel Schlaf benötigst du, um fit statt fertig in den Tag zu starten?

Natürlich ist der Schlafbedarf individuell und abhängig von unterschiedlichen Faktoren, wie:

- Alter
- Gesundheitszustand
- Schlafroutine bzw. Schlafqualität

Vielen Schlafforschern zufolge wird für einen Erwachsenen eine Schlafdauer von sieben bis neun Stunden empfohlen. Grundsätzlich ist es jedoch wichtig, dass du dich morgens fit und ausgeschlafen fühlst. Schließlich soll dein körperliches und geistiges Wohlbefinden durch den Schlaf ausreichend gefördert werden. Doch nicht nur deine Schlafdauer ist ein wichtiger Punkt, um erholt und fit aufzuwachen, sondern auch deine Schlafqualität. Schläfst du grundsätzlich genug Stunden, wachst jedoch nachts öfter auf, kann das dazu führen, dass dein Schlaf weniger erholsam ist. Umgekehrt können kurze Nächte, in denen du allerdings durchschläfst, eine deutlich höhere Schlafqualität haben.

20. Fit statt fertig mit Gedankenhygiene

Was ist Gedankenhygiene und warum ist sie so wichtig für deine Gesundheit und deine Lebensenergie? Deine Vorstellung, deine Gedanken und die damit verbundenen Gefühle sind der Impulsgeber dafür, WIE du dir deine Realität erschaffst und mit welcher Haltung, mit welchem Blick du die Dinge und Geschehnisse in deinem Leben wahrnimmst, verarbeitest und welche Gefühle du dabei erzeugst. Jeder Mensch ist der Schöpfer seiner persönlichen inneren Wirklichkeit, erzeugt durch die Art, wie er die Dinge wahrnimmt.

Alles, was du in deinem Inneren verdrängst, begegnet dir anschließend im Außen, weil du es in dir selbst nicht wahrnehmen kannst. Es geht also in der äußeren Welt in Resonanz mit dir, damit du das Verdrängte erkennen kannst, erzeugt durch das Gesetz der Anziehung. Ein Grund mehr für dich, innerlich aufzuräumen, damit dir in deiner äußeren Welt nicht mehr das begegnet, was du *nicht* haben möchtest, sondern das, was du haben möchtest. Angst, negative Emotionen, schädliche, selbstsabotierende

Glaubenssätze, die auf dich wirken und die du in dir trägst, ohne dass sie dir selbst bewusst sind, können in deinem Unterbewusstsein weiter unentdeckt wirken, dir Kraft rauben und dich sehr stark beeinflussen. Wie das bei uns Menschen der Fall ist und welche Glaubenssätze auf dich wirken, kannst du z. B. daran erkennen, wie du mit dir selbst sprichst oder über dich denkst, wenn etwas in deinem Leben nicht so gut läuft oder wenn du etwas, aus deiner Sicht, nicht richtig gemacht hast. Dann kommen da vielleicht Sätze oder Gedanken wie, *bin ich blöd, ich bin auch wirklich zu dumm, ich bin nicht in der Lage dazu, ich Dummerchen* oder *das habe ich auch nicht anders verdient, da bin ich selbst schuld*, etc. „Schuld" ist ein juristischer Terminus, der vor Gericht verwendet wird, wenn der Richter eine Person schuldig spricht, also ein Urteil **über** diese Person verhängt, die dieses Urteil ertragen muss. Stell dir vor, **du** bist diese schuldig gesprochene Person, die von diesem Richter verurteilt wird. Wie fühlst du dich dann? Mächtig oder ohnmächtig? Die meisten von uns tragen einen kleinen und alten Richter in sich, der in seinem Jurastudium seine Hausaufgaben nicht richtig gemacht hat – einen Richter, der wenig Güte in seinem Herzen trägt und viele Urteile überhaupt nicht geprüft hat, bevor er sie ausspricht. Er hat sie einfach von seinen Eltern, Freunden, Kollegen, Lehrern und seinem sozialen Umfeld übernommen, von denen ihm das Gleiche vorgelebt worden ist und denen er geglaubt hat im Vertrauen darauf, dass sie wüssten, was sie sagen und tun. Deshalb hat er heute den Glaubenssatz, dass es richtig ist, Menschen zu verurteilen. Er nimmt sich die Macht heraus, Urteile zu fällen, obwohl er im Kern nicht das richtige

Handwerkszeug dafür besitzt. Das sind Reflektionsfähigkeit und Empathie. Wir erleben bei einem Schuldspruch unseres inneren Richters eine Art Ohnmacht, weil wir ihm erlauben, dieses Urteil über uns zu fällen. Das heißt, wir geben die Verantwortung ab und lassen zu, dass unser unbewusster Richter ein Urteil über uns fällen darf, das wir nicht mehr auf seine Richtigkeit prüfen.

Wenn du dich innerlich immer wieder herabwürdigst, weil du dich schuldig sprechen lässt, aus alten und unbewussten Glaubenssätzen heraus, dann erlebst du jedes Mal eine Ohnmacht und eine Art Kontrollverlust. Das ist etwas, das deiner Gesundheit und einem positiven Umgang mit dir selbst eher schadet, anstatt eine gesunde Gedankenhygiene zu betreiben, die einen positiven Einfluss auf dich, dein Leben und deine Gesundheit haben kann. Wenn du das verändern möchtest, benötigst du einen bewussten Umgang mit dir und deinen Gedanken sowie ein positives Selbstbild. Es ist etwas völlig anderes und wirkt auch völlig anders in dir, wenn du in wohlwollender **Verantwortung** mit dir umgehst, wenn du die Umstände und die Handlungen erkennst, die dazu geführt haben, dass etwas nicht so gelaufen ist, wie du es dir vorgestellt hast. Stattdessen kannst du selbstbewusst, im Sinne eines wertgeschätzten Menschen, mit dir in einem inneren und äußeren Dialog so umgehen, als würdest du dein Kind, deine beste Freundin oder ein Familienmitglied ermutigen, wenn etwas nicht funktioniert hat oder etwas doch anders gelaufen ist, als zuvor **erwartet**. Wenn du für dich ab heute **bewusst** Verantwortung übernimmst, liegt die Macht der Veränderung bei dir. Wenn du dich schuldig fühlst, gibst du die Macht an deinen inneren Richter ab. Menschen, die Verantwortung für ihr Verhalten und ihre Gedanken übernehmen, haben damit auch die Macht, ihr Leben selbst zu gestalten. Menschen, die Verantwortung für ihr Leben abgeben, geben auch diese Macht ab, sie fühlen sich hilflos und als Opfer der Umstände. Sie begeben sich in die Opferhaltung. Die Macht, die sie haben, fließt also in ein Opferbewusstsein hinein. Dadurch dürfen sie dann im Umkehrschluss ihre Welt ertragen und können sie nicht mehr selbst gestalten.

Jeder von uns kann täglich wählen, ob er sich für die Opferhaltung oder für eine Haltung der Verantwortung entscheidet. Wir können wählen zwischen unbewusstem Gelebtwerden oder selbstbewusstem Leben. Da du gerade dieses Buch hier liest, denke ich, dass deine Wahl auf die Verantwortung für dich und dein Leben sowie Selbstliebe, Respekt und Selbstbewusstsein dir gegenüber gefallen ist. Wenn du dich innerlich nicht gut behandelst, abwertend über dich denkst und schlechte Glaubenssätze von dir hast, kannst du nicht nur seelisch verletzt werden, sondern auch körperlichen Schaden davontragen. Oder du versuchst, die Lücke in deiner Seele zu füllen, indem du dir z. B. die Süße des Lebens, das Schöne und die Leichtigkeit in deinem Leben, die du dir selbst innerlich (noch) nicht gestattest, durch Süßigkeiten, schöne Kleidung etc. ins Leben zu holen. Und zack, schon ist die Ersatzbefriedigung geschaffen, die unter Umständen und auf Dauer eine negative Auswirkung auf deine Lebensqualität, Lebensenergie und Gesundheit hat. Denn es ist und bleibt eine ERSATZ-Befriedigung, die die Lücke in deiner Seele immer nur kurzfristig und nicht dauerhaft ausfüllen kann. Wir leben in einer Welt, in der die Medizin und die Wissenschaft versucht hat, Körper, Geist und Seele voneinander zu trennen, um sie separiert voneinander zu betrachten. Der Mensch vereint aber all diese Dinge in seinem Wesen und Körper miteinander und Körper, Geist und Seele stehen in einer Wechselbeziehung zueinander und bedingen sich gegenseitig. In einem gesunden Körper wohnt auch ein gesunder Geist und andersherum. Nachfolgend habe ich eine kleine Übung für dich. Lies dir die Fragen durch und überlege dir, was dir dazu einfällt. Schreibe einfach alles völlig wertfrei auf, was dir dazu in den Sinn kommt. Es ist nur für dich und es gibt kein Richtig oder Falsch. Es geht lediglich darum, an deine unbewussten Glaubenssätze zu gelangen, damit du dir darüber bewusst wirst.

- Welche negativen, sabotierenden Glaubenssätze über dich sind in deinem Unterbewusstsein und deinem inneren Richter versteckt?
- Was und wie denkst du über dich?
- Was denkst du über dich, wenn dir etwas nicht gelingt?
- Was denkst du über dich, wenn dir etwas gelingt?
- Gehst du eher verständnisvoll und warmherzig mit dir um, wenn etwas nicht gelingt oder dich traurig macht? So, wie du es z. B. bei deinem besten Freund tun würdest? Oder verurteilst du dich selbst dafür und gehst verständnislos mit dir um?

- Was erlaubst du dir möglicherweise noch nicht, in deinem Leben zu fühlen und zu leben? Erlaubst du dir wirklich, glücklich zu sein? Erlaubst du dir wirklich, gesund zu sein? Denkst du, dass du Gesundheit und Glück zu 100 % verdient hast?
- Wie willst du deine alten Glaubenssätze positiv verändern? Was möchtest du dir in Zukunft an den Stellen, an denen du früher negative Urteile über dich gesprochen hast, Positives sagen?
- Beschreibe ein positives Selbstbild von dir. Was alles macht dich perfekt, so wie DU bist?

Den meisten Menschen fällt es viel schwerer, ein positives Selbstbild von sich zu erstellen als ein negatives. Denn wir sind es meist nicht gewohnt, dies zu tun, im Gegensatz dazu, uns selbst zu verurteilen.

Die meisten Menschen haben auch hier, durch ihr soziales Umfeld geprägt und unbewusst übernommen, oftmals einen oder mehrere Glaubenssätze im Kopf, die uns daran hindern, die Betrachtungsweise unseres Selbstbildes positiv zu gestalten. Lass uns mal überlegen, welche Glaubenssätze es gibt, wenn jemand sich selbst lobt. Mir fällt dazu ein: Eigenlob stinkt, Angeber, wie arrogant er oder sie ist, wie narzisstisch, wie selbstverliebt er oder sie ist, wie selbstherrlich usw. Merkst du etwas? Falls es dir noch schwerfällt, ein positives Selbstbild von dir aufzuschreiben, und dir eher die negativen Eigenschaften an dir einfallen, dann wandle die negativen Eigenschaften in positive Eigenschaften um und formuliere diese Sätze voller Respekt und Wertschätzung. Das hast du verdient!

Der Körper folgt dem Geist!

Mir hilft es heute, wenn mir ein Richterspruch über mich rausrutscht oder in meine Gedanken kommt, anschließend zu sagen, *nein ich bin natürlich nicht blöd, weil dies oder jenes jetzt gerade nicht geklappt hat oder ich es noch nicht verstanden habe, sondern ich bin liebenswert, einzigartig und wertvoll.* Wahrscheinlich ist es ein Test für mich, um meine innere Haltung weiter üben zu können, um meine negativen Glaubenssätze weiter aufzudecken, sie mir bewusst zu machen, um sie nun positiv umschreiben zu können! Dadurch beginnst du, dir den negativen Richterspruch bewusst zu machen, kannst ihm somit die Macht wegnehmen und gehst mit dir in einen liebevollen und positiven Dialog der wertschätzenden Eigenverantwortung.

Mit einem gesunden Darm bist du fit – statt fertig

Wie wichtig ein gesunder Darm für die Gesundheit von Körper, Geist und Seele ist, habe ich in den vorigen Kapiteln ausführlich beschrieben. Ohne einen gesunden Darm ist Gesundheit schlichtweg nicht möglich. Eine gesunde, vollwertige Ernährung und ein Leben im Gleichgewicht helfen dir dabei, auch deinen Darm in Balance zu halten. Falls du Probleme mit deiner Verdauung hast, solltest du darüber nachdenken, eine Darmsanierung und einen Aufbau deiner Darmflora zu machen. Aber auch ohne auffällige gesundheitliche Probleme ergibt es Sinn, regelmäßig eine Darmsanierung und einen Aufbau der Darmflora durchzuführen. Selbst bei einer gesunden Ernährung mit biologisch erzeugten Produkten sind wir täglich vielen Umweltgiften ausgesetzt, die deinen Darm und deinen gesamten Organismus belasten.

Gesundheit durch und mit Ernährung?

Alles hat eine Wirkung auf dich, auch und ganz besonders das, wovon du dich täglich ernährst.

In der heutigen Zeit, die die meisten von uns durch einen Alltag erleben, der durch Schnelllebigkeit, Stress, Ablenkung, Industrienahrung, Fastfood und zu wenig Bewegung geprägt ist, haben viele Menschen auch ein fehlendes Bewusstsein dafür entwickelt, welche enorm positive Wirkung die Natur auf uns Menschen hat. Viele Menschen verstehen heute die Zusammenhänge zwischen einer unnatürlichen Ernährung und Krankheit nicht mehr. Fast Food wird an jeder Ecke und in jedem Supermarkt angeboten. Fettige, stark gesalzene und gezuckerte Speisen sind allgegenwärtig in unserem Alltag. Schon seit Kindheitstagen kennen es die meisten Menschen nicht anders und gewöhnen sich an diese Auswahl und den Geschmack der Nahrungsmittel. Da kann sehr schnell der Eindruck entstehen, dass diese Nahrungsmittel überhaupt nicht so schädlich sein können, weil sie ja überall angeboten und medial angepriesen werden. Die Auswirkung des Rauchens von Zigaretten wird jedoch auch nicht weniger schädlich, nur weil sie überall im Handel erhältlich sind. Viele Menschen denken nicht mehr bewusst über ihre eigene Ernährung nach, stellen sie nicht selbstkritisch in Frage oder bringen Krankheit und fehlende Energie nicht mehr in Zusammenhang damit. Sie verstehen nicht mehr, dass ihren Essgewohnheiten die ursprüngliche Natürlichkeit und Vitalität fehlt, deren dauerhafte Anwesenheit es jedoch erst möglich macht, ein gesundes Gleichgewicht für Körper, Geist und Seele zu erlangen. So wie der Mensch noch vor ein paar Jahrzehnten in Einklang mit der Natur gelebt hat, sodass es dem Menschen und menschlichen Organismus möglich war, im Gleichgewicht und gesund zu bleiben, führt unsere heutige Lebens- und Ernährungsweise oft dazu, dass wir in ein Ungleichgewicht geraten. Krankheit oder fehlende Energie ist auf ein aus dem Gleichgewicht geratenes System zurückzuführen. Wie ist es zu erklären, dass eine Gesellschaft, die nicht an physischem Nahrungsmittelmangel leidet, sondern im Überfluss lebt, immer früher krank wird? Eine Gesellschaft, die aufgeklärt wäre, was ihrer Gesundheit zuträglich ist und was nicht, würde möglicherweise nicht solche enormen Auswüchse an chronischen Krankheiten aufweisen. Denn solange unsere Politik dafür sorgt, dass tierische Lebensmittel oftmals günstiger sind als pflanzliche, wird der Mensch, je nach eigenen finanziellen Mitteln, bei seinem Einkaufsverhalten beeinflusst. Umso wichtiger ist ein gutes Bewusstsein für die Unterscheidung zwischen Lebensmittel und Nahrungsmittel. Der Mensch ist ein natürliches Wesen, er kommt aus der Natur und ist mit der Natur verbunden. Er ist selbst ein Teil dieser Natur. Deshalb benötigt er auch eine Ernährungs- und Lebensweise, die seinem Ursprung gerecht werden. Damit ist klar, dass er reichlich und überwiegend natürliche und naturbelassene Lebensmittel benötigt, um mit guter und gesunder Energie aufgeladen, regeneriert und erneuert zu werden. Nur so kann er in einem gesunden und ausgeglichenen physischen und psychischen Gleichgewicht bleiben. Krankheit geht ein niedriges Energieniveau voraus. Es ist daher nicht nur wichtig, gesund und positiv zu denken, sondern auch gesund zu essen, denn beides stärkt oder schwächt dein Energieniveau. Lass mich dir hierzu eine kleine Metapher erzählen. Der Mensch ist ein Naturwesen. Wenn du dir vorstellst, dass wir mit der Natur verbunden sind und deshalb auch ein Teil von dieser sind, dann bedingen wir uns also gegenseitig, wobei ich glaube, dass die Natur den Menschen nicht braucht, um gesund zu bleiben, während wir die Natur sehr wohl brauchen. Wenn du einen Blumensamen in einen Blumentopf pflanzt und diesen anschließend mit guter und nährstoffreicher Erde bedeckst, ihn in an einen Ort stellst, an dem er ausreichend Sonne und Schatten bekommt, ihn regelmäßig mit natürlichem Wasser gießt, nicht zu viel und nicht zu wenig, ihn rechtzeitig umtopfst, wenn seine Wurzeln größer werden, dann kann daraus eine Blume gedeihen und sich großartig entwickeln. Sie kann sich sogar so gut entwickeln, dass du sie in den Garten in die Erde pflanzen kannst, da sie für einen Topf zu groß geworden ist.

Du gibst ihr also all das, was sie in der Natur bekommen würde, da sie nur so gesund wachsen und gedeihen kann, denn sie, wie wir, kommt aus der Natur und ist ein Teil von ihr. Wenn du jetzt den identischen Blumensamen mit schlechter und nährstoffarmer Erde bedecken würdest, ihn nicht an einen geeigneten Ort stellst, der möglicherweise zu viel oder zu wenig Licht hergibt, zu warm oder zu kalt ist, kann dein Samen vielleicht sprießen, aber er wird länger brauchen als unter optimalen und natürlichen Bedingungen, und er wird sich wahrscheinlich auch nicht so optimal entwickeln, da er nicht das bekommt, was er von Natur aus benötigt, um gesund und stark zu wachsen. Vielleicht wird er zu einer kleineren Pflanze, die viel anfälliger für Fressfeinde und Schädlinge ist. Und selbst wenn er sich gut entwickelt, doch du ihn nicht so versorgst, wie die Natur es täte, was passiert dann? Wenn du ihn ab jetzt nur unregelmäßig mit natürlichem Wasser gießt und ihn stattdessen regelmäßig mit Alkohol und Limonade gießt? Wenn du ab jetzt das Rollo am Fenster nicht mehr hochziehst oder ihn nicht vor der Sonne schützt? Wenn du vergisst, die Blume zu gießen, und dann, wenn du dich daran erinnerst, sie mit Flüssigkeit flutest und sie zu lange im Nassen steht und anfängt zu schimmeln? Glaubst du, dass du dann noch lange Freude an deiner Pflanze haben wirst? Glaubst du, dass diese dann genauso groß, gesund und kräftig gedeihen wird wie jene, die all das bekommen hat, wie sie es auch in der Natur vorfinden würde? Zum Glück ist der menschliche Körper lange nicht so empfindlich wie der Blumensamen in meiner Metapher. Doch alles hat eine Wirkung auf dich und deinen Körper, vor allem dann, wenn du es regelmäßig und über viele Jahre hinweg tust, es bereits zu einer Gewohnheit geworden ist und von dir auch nicht mehr bewusst wahrgenommen und überdacht wird.

Der menschliche Körper ist ein absolutes Wunderwerk und kann so einiges kompensieren und wegstecken. Viele chronische Erkrankungen, zum Beispiel Diabetes Typ II, betreffen heute bei weitem nicht mehr nur alte Menschen, denn die Zahl der Dreißigjährigen, die daran erkranken, ist in den letzten Jahren um 70 % gestiegen. Damit die Krankheit Diabetes Typ II entstehen kann, benötigt es eine Vorlaufzeit und bestimmte Auslöser, bis der Mensch die Folgen in Form von Einschränkung und Krankheit zu spüren bekommt. Doch so weit soll es bei dir erst gar nicht kommen! Und falls doch, kann durch eine Umkehr der Gewohnheiten und eine bewusste Lebensweise wieder eine deutliche Besserung der Gesundheit und der Lebensqualität in deinem Leben erreicht werden. Wenn du einmal das Wort Lebensmittel zerlegst, dann steckt darin Leben und Mittel, in ihnen wird das Leben gemittelt. Sinnbildlich gesehen findet hier ein Austausch von Leben statt. Nahrungsmittel hingegen sind haltbar gemachte Lebensmittel. Diesen wurde das Leben entzogen und durch Konservierungsstoffe oder verschiedene Methoden länger haltbar gemacht als unter natürlichen und ursprünglichen Umständen. Sie lassen sich länger ansehnlich in den Supermarktregalen lagern und so den Kunden als frische, natürliche Ware verkaufen. Doch in diesem Zustand besitzen sie leider nicht mehr die ursprünglichen, natürlichen Bestandteile, die der Körper für gute Energie, Regeneration und Gesundheit benötigt, um das Leben in Balance zu halten. Wenn du dich nun überwiegend mit diesen toten Nahrungsmitteln, denen das Leben entzogen wurde, ernährst, wie soll es dann möglich sein, deinen Körper und deinen Geist mit gesundheitsfördernder, lebendiger Energie zu versorgen? Denke an das Beispiel mit der Blume. Wie ist es deinem Körper möglich, deine Zellen mit lebendiger Energie zu erneuern und in einem gesunden und lebendigen Gleichgewicht mit ausreichend lebendiger Energie zu halten, damit kein Mangel und keine Krankheit entstehen können? Wenn du ein Brot nach einem bestimmten Rezept backst, dann bist du am Ende sicher nicht überrascht, wenn du genau dieses Brot aus dem Backofen holst, und wunderst dich nicht darüber, dass es keine Sahnetorte geworden ist. Da sind dir die Zusammenhänge bereits völlig klar: Rezept und Zutaten = Ergebnis. Doch wenn es um unsere Ernährung geht, haben wir uns oft schon so weit von unserem Ursprung entfernt, dass wir die Zusammenhänge von Rezept = das, was du täglich isst und dem Ergebnis = das, was dein Körper für dich daraus macht, nicht mehr sehen können oder wollen. Wir haben die Verantwortung an die Nahrungsmittelindustrie abgegeben, der deine Gesundheit wahrscheinlich genau so viel wert ist wie der Tabakindustrie die Gesundheit der Tabakkonsumenten. Selbstverantwortung zu tragen erscheint für viele Menschen zu Beginn schwerer, als die Opferrolle zu ertragen, weil sie wahrscheinlich Angst vor der eigenen Verantwortung und der Selbstbestimmung haben, denn dies bedeutet in letzter Konsequenz, dass sie niemandem mehr die „Schuld" für etwas in ihrem Leben geben können. Sie besitzen die Souveränität, um bewusste Entscheidungen zu treffen, und müssen die volle Verantwortung dafür übernehmen. Dieses Muster bei dir selbst zu erkennen, wo du Verantwortung abgibst und wie viel Potenzial in dir steckt, wenn du die volle Verantwortung für dich übernimmst, ist der erste Schritt für ein selbstbestimmtes und gesundes Leben. Keine Ausreden mehr! Stattdessen übernimm die volle Verantwortung für das, was du für dich tust, wie du mit dir umgehst und für das, was du noch nicht tust. Für das, was du isst, was du trinkst, in welchem Bewusstsein du Feste feierst, wie du dich selbst wertschätzt, wie sehr du dich selbst liebst und respektierst, was du einkaufst, ob du es dir wert bist, dir die Zeit zum Kochen zu nehmen, ob du lieber einen Serienmarathon durchziehst oder ein gutes Buch liest, eine Meditation machst oder ein Seminar besuchst, um in die Entwicklung deiner Persönlichkeit zu investieren. Ob du Sport machst oder nicht, ob du positiv denkst oder nicht, ob du etwas anfängst und dranbleibst oder ob du aufgibst. Ich bin fest davon überzeugt, dass du hier auf der Erde bist, um die Verantwortung für dich und **dein** Leben zu übernehmen, um **dein** Leben zu leben. Verantwortung für dich und dein Leben zu übernehmen, ist der größte Liebesbeweis dir selbst gegenüber. Viele Menschen habe es in unserer Kultur verlernt oder teilweise sogar bewusst verlernen sollen. Nur der Mensch, der nicht weiß, wer er ist und wo er hinwill, ist von außen lenk- und steuerbar. Niemand kann und wird für dich die gleiche Verantwortung für ein gesundes Leben übernehmen können wie du selbst. Wir leben in einer Welt, die auf Krankheit fokussiert ist, denn mit Krankheiten wird leider mehr Geld verdient als mit Gesundheit. Warte bitte nicht darauf, dass ein anderer für dich mit der gleichen Liebe und Selbstfürsorge, wie du sie für dich selbst leisten kannst, deine Lebensenergie und deine Lebensqualität erhöhen wird. Du musst es fühlen, wollen und verstehen, dass dein Bewusstsein für die Ausrichtung auf Gesundheit und dementsprechend ein bewusster Umgang mit dir selbst der Schlüssel zu einem gesunden Leben ist. Ich zeige dir von Herzen gerne den Weg dorthin, gehen darfst du diesen Weg dann in voller Selbstverantwortung selbstständig, also selbst und ständig.

Integriere mehr Sprossen in deinen Speiseplan

Sprossen sind wahre Kraftpakete in ihrer Zusammensetzung von Nährstoffen, Spurenelementen und zahlreichen wertvollen sekundären Pflanzenstoffen. Sie sind Vitaminbomben und besitzen einen hohen Anteil an Ballaststoffen, denen eine gesundheitsfördernde und krankheitsvorbeugende Wirkung nachgesagt werden. Eine vergleichbar hohe Konzentration an Nährstoffen erreichen die Pflanzen in ihrer Wachstumsphase nie wieder.

Was geschieht beim Keimvorgang in der Sprosse, dass sie anschließend so voll mit wertvollen Inhaltsstoffen ist?

Während des Keimvorgangs verändert sich der Nährstoffgehalt enorm gegenüber dem ungekeimten Saatgut. Beim Keimen entsteht ein Ab-, Um- und Aufbauvorgang der im Saatgut eingelagerten Stärke, des Eiweißes, der pflanzlichen Öle und anderen pflanzlichen Stoffe. Gleichzeitig entstehen dadurch andere Stoffe wie Einfachzucker, essenzielle Aminosäuren, Vitamine und wichtige Enzyme. Der Abbau von komplexen Kohlenhydraten zu Einfachzuckern mindert die blähende Wirkung und macht vor allem Hülsenfrüchte verdaulicher. Die Umwandlung von Stärke zu Einfachzucker ist am zunehmenden süßlichen Geschmack von Getreidekeimlingen zu erkennen. Das Eiweiß verändert sich und wird leichter verdaulich. Das Fett als Energiespeicher im Saatgut wird während des Keimprozesses abgebaut, sodass sich der Fettgehalt verringert. Der Vitamingehalt steigt hingegen um ein Vielfaches an. Das gilt vor allem für die Vitamine B1, B2, C, E, Niacin, Biotin und Carotin. Lediglich der Gehalt an Folsäure sinkt. Auch der Gehalt an Mineralstoffen nimmt, abhängig vom Gießwasser, stark zu. Es kommt dabei zum Beispiel zu einer Anreicherung des Pflanzenstoffes Chlorophyll, der Magnesium enthält. Gleichzeitig erhöht sich auch der Gehalt an Kalzium, Kalium, Phosphor und Zink. Die sekundären Pflanzenstoffe verändern sich beim Keimvorgang. So entstehen aus den Senfölen im Brokkoli und der Kresse Isothiocynate, deren Wirkung als Krebsvorbeuger und „Bakterienkiller" inzwischen auch wissenschaftlich belegt ist. Du siehst, es gibt viele gute Gründe öfter Sprossen zu essen. Du kannst sie in deinen Smoothie, deinen Salat, über dein Gemüse und auf dein Brot geben.

Potenziell kritische Nährstoffe mit einer vollwertigen und pflanzlichen Ernährung decken. Geht das?

Ja, das geht. Vor allem, wenn du dich gesund, vielfältig und abwechslungsreich ernährst. Immer wieder fragen mich Menschen, ob es möglich ist, sich auch als vegan lebende Person gesund und bedarfsgerecht zu ernähren. Ja, das ist es, wenn du dich abwechslungsreich, gesund und vollwertig ernährst. Ich war früher selbst sehr kritisch der veganen Ernährungsweise gegenüber. Durch die vielen Fachbücher, die ich gelesen habe, meine Fernstudien und mein eigenes Wohlbefinden habe ich mich allerdings davon überzeugen können, dass sich vegan lebende Menschen sehr gut und bedarfsdeckend mit pflanzlichen Lebensmitteln versorgen können. In den nachfolgenden Punkten zeige ich dir nicht nur die potenziell kritischen Nährstoffe auf, sondern auch gleich, wie du diese mit einer pflanzlichen und vollwertigen Ernährung decken kannst.

Deinen Bedarf an Vitamin B12 decken

Da dieses Vitamin extrem wichtig für deine Gesundheit ist, vor allem für die Reizweiterleitung deiner Nerven, jedoch in nur sehr gering Dosen in pflanzlichen Lebensmitteln vorhanden ist, solltest du Vitamin B12 bei einer veganen Ernährungsweise in Form von Sublingualtabletten oder Tropfen substituieren. Achte dabei darauf, dass du ein Nahrungsergänzungsmittel wählst, in dem die aktive Form von B12, Methylcomalamin, vorhanden ist und nicht die synthetisch hergestellte Form, Cyanocobalamin. In Studien zeigte sich eine krebserregende Wirkung durch die synthetisch hergestellte Form. Zusätzlich muss diese noch in die aktive Form umgewandelt werden und das ist nicht immer effektiv, sodass dabei nicht genügend aktives Vitamin B12 für den Organismus bereitsteht.

Deinen Bedarf an Vitamin B2 decken

Vitamin B2 ist in unserem Körper vor allem für den Stoffwechsel von Bedeutung, da es als Baustein von verschiedenen Coenzymen fungiert. So trägt Vitamin B2 dazu bei, dass Kohlenhydrate, Fette und Eiweiße in Energie umgewandelt werden. Vitamin B2 ist in folgenden Lebensmitteln enthalten:

- Vollkorngetreide
- Hefeflocken
- Kürbis- und Sonnenblumenkerne
- Pseudogetreide wie Quinoa, Amaranth oder Buchweizen
- Sesam

Deinen Bedarf an Kalzium decken

Kalzium ist nicht nur ein wichtiger Mineralstoff um deine Knochen und Zähne zu mineralisieren, sondern es spielt auch eine entscheidende Rolle bei der Muskelkontraktion. Auch das Herz braucht den Mineralstoff Kalzium, um im Takt zu bleiben. Kalzium ist in folgenden Lebensmitteln enthalten:

- Amaranth
- Getrocknete Feigen
- Grünes Gemüse, z. B. Brokkoli, Grünkohl
- Petersilie
- Haselnüsse
- Mandeln
- Kalziumreiches Mineralwasser
- Mohn
- Sesam und Tahin
- Tofu

Deinen Bedarf an Eisen decken

Eisen zählt zu den Spurenelementen. Es ist an vielen Prozessen in unserem Körper beteiligt, z. B. am Sauerstofftransport als Bestandteil des roten Blutfarbstoffes Hämoglobin und an der Speicherung von Sauerstoff in der Muskulatur. Bei einem Eisenmangel kann es unter anderem zu einer Unterversorgung an Sauerstoff kommen, die schwerwiegende Folgen für die

Gesundheit und den Organismus haben kann. Eisen ist in folgenden Lebensmitteln enthalten:

- Hülsenfrüchte
- Kürbiskerne
- Nüsse
- Pseudogetreide
- Vollkorngetreide
- Datteln
- Grünes Blattgemüse

Vitamin C oder Fruchtsäuren verbessern die Eisenaufnahme. Deshalb ist es sinnvoll, aus den oben genannten Lebensmitteln eine Kombination mit Vitamin-C-haltigem Gemüse oder Obst zu wählen, um deine Eisenaufnahme zu verbessern. Die Eisenaufnahme kann durch Kaffee, Kakao, schwarzen Tee, grünen Tee und manche Kräutertees, Rotwein, Chili und Cayennepfeffer behindert werden.

Deinen Bedarf an Jod decken

Jod hat einen großen Einfluss auf unseren Stoffwechsel und unsere Schilddrüse. Die Schilddrüse ist ein Organ, das dafür sorgt, dass dein Hormonhaushalt im Gleichgewicht bleibt. Dafür benötigt sie allerdings ausreichend Jod, um die nötigen Hormone für deinen Stoffwechsel produzieren zu können. Jod trägt auch dazu bei, dass deine kognitiven Funktionen, wie dein Energiestoffwechsel, normal ablaufen. Jod ist in folgenden Lebensmitteln enthalten:

- Algen, z. B. Nori-Algen
- Jodiertes Speisesalz mit Algen
- Pilze, insbesondere Champignons
- Feldsalat
- Brokkoli
- Erdnüsse

Deinen Bedarf an Omega-3-Fettsäuren decken

Omega-3-Fettsäuren sind in kleinen Mengen gesund und lebensnotwendig. Sie verbessern die Fließeigenschaften des Blutes, wirken blutdrucksenkend, hemmen die Blutgerinnung, wirken entzündungshemmend und beeinflussen den Triglycerid-Stoffwechsel positiv.

Nicht nur die Gesamtzufuhr von Omega-3-Fettsäuren ist wichtig, sondern auch das Verhältnis von Omega-3- zu Omega-6-Fettsäuren. Ein Verhältnis von Omega-3- zu Omega-6 von 1:2, maximal jedoch 1:4 gilt als ein guter Richtwert. Primär sind die Omega-3-Fettsäuren EPA (Eikosapentaensäure) und DHA (Docosahexansäure) zu beachten. Omega-3-Fettsäuren sind in folgenden Lebensmitteln enthalten:

- Leinsamen
- Chiasamen
- Hanfsamen
- Leinöl

- Rapsöl
- Algenöl
- Speziell angereichertes Öl mit EPA und DHA

Wenn du z. B. an einem Tag 150 g Salate mit Kräutern (370 mg Omega-3), 250g Gemüse (250 mg Omega-3), 50 g Hülsenfrüchte (60-300 mg Omega-3), 30 g Walnüsse (1900 mg Omega-3), 20 g Hanfsaat (2000 mg Omega-3), 1 EL Leinöl (6000 mg Omega-3), 1 EL Hanföl (2000 mg Omega-3) und 4 g Chlorella Algen (60 mg Omega-3) in einem grünen Smoothie oder selbst gemachten Fischstäbchen verzehrst, dann kommst du auf den Tagesbedarf von 1200-2000 mg.

Deinen Proteinbedarf decken

Deine Muskeln und dein Bindegewebe bestehen zum Großteil aus Eiweiß. So sind Proteine unter anderem am Aufbau und Erhalt von Muskeln, Knochen, Organen, Haaren und Haut beteiligt, aber auch elementarer Baustoff für Enzyme, Hormone und Immunsystem. Außerdem sind sie wichtig für die Zellregeneration. Proteinreiche Lebensmittel sind z. B.:

- Vollkorngetreide
- Haferflocken
- Hülsenfrüchte wie Linsen, Kichererbsen, Erbsen, Lupine
- Pseudogetreide wie Quinoa, Amaranth, Buchweizen
- Nüsse

- Tofu und Tempeh
- Sojamilch
- Ölsaaten wie Hanfsamen oder Sonnenblumenkerne
- Gemüse wie Rosenkohl, Grünkohl, Spinat und Brokkoli
- Kartoffeln
- Pflanzliches Proteinpulver aus Hanf-, Erbsen- oder Reisprotein
- Lupine sind besonders wertvolle Eiweißlieferanten, denn sie besitzen alle 20 Aminosäuren und nebenbei stehen auch noch alle acht essenziellen Aminosäuren in einem sehr guten Verhältnis. Zusätzlich zählen sie zu den basischen Eiweißlieferanten.

Proteinmenge in der Muttermilch

Gerade bei Proteinen ist das Fragezeichen in den Köpfen der Menschen, die Fleisch essen, besonders groß. Wie kann ich meinen Proteinbedarf denn bedarfsgerecht mit Pflanzen decken? Geht das wirklich? Ja, denn es gibt unzählige Möglichkeiten, mit einer abwechslungsreichen und vollwertigen veganen Ernährung deinen Proteinbedarf auch pflanzlich zu decken. Da Proteine unter anderem für den Aufbau von Körpermasse unentbehrlich sind, wird die Natur in der Muttermilch sicherlich genügend Protein zur Verfügung gestellt haben, damit aus dem neugeborenen Säugling ein kräftiges und gesundes Kind heranwachsen kann, oder? Was schätzt du, wie viel Protein in der Muttermilch ist? Es sind gerade einmal 1,2 Prozent. Das sind rund zehnmal weniger Eiweiß als in Fleisch. Und das in der Phase, zwischen null und sechs Monaten, in der ein Mensch seine Größe um circa 25 % steigert. Das sind circa 17-21 cm Körperlänge. In dieser Phase, wenn das Gewicht des Säuglings fast mehr als verdoppelt wird, benötigt der Körper gerade einmal 1,2 g Proteine, um dieses Wachstum zu gewährleisten und den Organismus optimal mit Eiweiß zu versorgen. Wen kennst du, der an Eiweißmangel leidet? Eiweißmangel gibt es in Europa heute fast gar nicht mehr, außer bei extremer Fehlernährung sowie einigen schweren Erkrankungen. Natürlich gibt es Menschen, wie zum Beispiel magersüchtige oder ältere Menschen, die einen Eiweißmangel haben, da in verschiedenen Lebensphasen und durch verschiedene Lebensweisen eine erhöhte Zufuhr an Eiweiß benötigt wird. Bei einem gesunden Menschen, der sich abwechslungsreich und vollwertig satt isst, ist Eiweißmangel jedoch normalerweise kein Problem. Das Gegenteil ist viel eher der Fall, denn wir essen oft zu viel Eiweiß und dieses Eiweiß stammt bei den meisten Menschen aus einer tierischen statt einer pflanzlichen Quelle.

Proteine haben einen guten Ruf in der so komplexen und herausfordernden Ernährungsdiskussion der heutigen Zeit. Zweifellos haben sie eine immense Bedeutung für unsere Körperzellen. Unser Herz, unser Gehirn, unsere Muskeln, unsere Haut und Haare brauchen sie, denn sie bilden den wichtigsten Baustoff dafür. Auch Enzyme, Hormone und Antikörper sind letztlich nichts anderes als Proteine. Der Makronährstoff ist also deutlich komplexer als Kohlenhydrate oder Fette es sind. Ganz einfach könnte man sagen, Kohlenhydrate und Fette sind vorwiegend Energielieferanten für deinen Organismus, während Proteine deutlich komplexere Aufgaben in deinem Organismus erfüllen. Proteine bestehen aus kleinen Bausteinen, den Aminosäuren. Davon gibt es insgesamt 20, die zu komplexen Aminosäuren zusammengebaut werden. Ein Protein kann aus mehr als 1 000 Aminosäuren bestehen. Acht von diesen Aminosäuren sind essenziell. Das bedeutet, der Körper kann sie nicht selbst bilden, also müssen wir sie über unsere Ernährung aufnehmen. Diese sind Valin, Leucin, Isoleucin, Lysin, Metheonin, Phenxlalanin, Threonin und Tryptophan. Weiterhin kann der Körper Proteine, im Gegensatz zu Fett und Kohlenhydraten, jedoch nicht speichern. Ein Eiweißmangel ist nicht gesund, da der Körper dann anfangen würde, seine eigenen Muskeln abzubauen. Dazu würde er im äußersten Falle sogar Organe abbauen. Wenn du dir nun vorstellst, was mit dem Herzmuskel passieren würde, wenn du zu wenig Eiweiß zu dir nimmst, dann verstehst du sicher, wie gefährlich ein Mangel ist. Doch genauso wie ein Mangel nicht gesund ist, ist ein Überfluss an Nahrungseiweiß ungesund. Verdauungsstörungen, Nierenprobleme und vor allem Entzündungsprozesse können dadurch in deinem Körper entstehen. Prof. Dr. Michaelsen warnt sogar in seinem Buch *Mit Ernährung heilen* wie folgt: „Hüten Sie sich auch vor eiweißreichen Diät-Pulvern; sie sind eine ungesunde Geldverschwendung. Essen Sie stattdessen reichlich pflanzliche

Proteine – am besten pur, also nicht als Dosen-, Tiefkühlkost oder Fertiggericht, sondern so natürlich wie möglich (Nüsse, Hülsenfrüchte, Vollkorn Getreide, Blattgemüse, Saaten).

Welche Eigenschaften haben Proteine?

Proteine machen dich satt

Proteine halten viel länger satt als Kohlenhydrate und Fette. Trotzdem ist Fett bei mehr Kalorien (1 g Protein hat 4 kcal, 1 g Fett etwas über 9 kcal) nicht der bessere Sattmacher. Nimmst du die gleiche Kalorienanzahl an Protein und Fett zu dir, hält das Eiweiß länger satt. Evolutionsbiologisch gesehen ergibt das auch Sinn, da Proteine nicht gespeichert werden können, für viele Abläufe in deinem Körper jedoch überaus wichtig sind. Erstens hält dich Protein länger satt und zweitens versorgt es deinen Körper mit lebenswichtigen Bausteinen. Menschen haben früher also auf Dinge zurückgegriffen, die ihnen nicht nur wertvolle Inhaltsstoffe für ihre Gesundheit lieferten, sondern gleichzeitig auch länger sättigten, da nie sicher war, wann die nächste Mahlzeit zur Verfügung stehen würde. Tierische Eiweiße haben jedoch einen sehr hohen Anteil an Purinen (die sogenannte Harnsäure), die maßgeblich an der Übersäuerung des Körpers beteiligt sind. Die Lupine zum Beispiel ist im Vergleich zu tierischem Eiweiß sehr purinarm. Damit gehört sie zu den basischen Eiweißquellen. Außerdem ist pflanzliches Eiweiß gut verdaulich und wesentlich leichter zu verstoffwechseln als das tierische Eiweiß. Durch den geringeren Energieaufwand bei der Verstoffwechslung von pflanzlichem Eiweiß kann der Körper zusätzliche Energiereserven aufbauen, die ihm Kraft geben.

Proteine machen schlank, aber nur kurzfristig

Eiweiße lassen den Blutzuckerspiegel nicht ansteigen, und aus diesem Grund muss der Körper für die Verstoffwechslung von Proteinen allein auch kein Insulin ausschütten. Nun verhält es sich so, dass bei einem niedrigen Insulinspiegel Fett verbrannt wird, auch über Nacht. Gestaltest du deinen Abend eine Zeit lang kohlenhydratarm und proteinreich, dann kann Protein tatsächlich für einen Gewichtsverlust sorgen. Du kannst damit kurzfristig und zügig Gewicht reduzieren. Auch zur Behandlung einiger Krankheiten, zum Beispiel einer Fettleber, kann eine proteinreiche Ernährung für eine gewisse Zeit lang sicher günstig sein. Proteinreich ernähren kannst du dich allerdings auch mit gewissen pflanzlichen Lebensmitteln, denn langfristig tust du deinem Körper mit tierischen Proteinen und einer proteinreichen Ernährung keinen Gefallen.

Das sind die Aufgaben von Eiweißen in deinem Körper:

- Aufbau und Unterstützung des Immunsystems
- Zellaufbau
- Muskelaufbau
- Knochenaufbau
- Aufbau von Haut und Haaren
- Aufbau von Enzymen und Hormonen

- Übertragung von Nervenimpulsen
- Transport von Sauerstoff und Fetten
- Aufbau von Kollagen
- Aufbau von Antikörpern
- Bildung von Gerinnungsfaktoren

Für einen optimalen Proteinstoffwechsel ist es erforderlich, dass alle Aminosäuren in einem ausgeglichenen Verhältnis zueinander vorhanden sind. Fehlt eine Aminosäure dauerhaft, so gerät der ganze Verwertungsprozess in eine Unordnung, die gesundheitliche Konsequenzen nach sich ziehen kann. Daher ist eine ausgewogene, vollwertige Eiweißzufuhr so wichtig für deine Gesundheit. Zu viel Eiweiß, egal ob pflanzlicher oder tierischer Herkunft, stellt dauerhaft und in bestimmten Lebensphasen eine sehr große Belastung für den Körper dar, da er das überflüssige Eiweiß unter sehr hohem Energieaufwand über die Leber in seine Speicherform Glukose umwandeln muss. Proteine fördern Wachstum, aber auch die Alterung deiner Zellen.

In den letzten Jahren habe ich viele Bücher gelesen, darunter auch das Buch von Prof. Dr. Valter Longo mit dem Titel *Iss dich jung*. Prof. Dr. Longo ist ein renommierter Altersforscher. Er sagte in einem Spiegel-Interview 2018: „Ich kenne keine Bevölkerungsgruppe mit langer Lebensdauer, die auf hohe Protein- und Fettzufuhr gesetzt hat." Er erforschte die Zusammenhänge einer gesunden Ernährung und Lebensweise auf die Alterung. In seinen Untersuchungen wurde schnell klar, dass mit Anti-Aging-Medikamenten und Vitaminen nicht viel zu holen war. Stattdessen zeigte sich, dass durch eine Reduzierung der Kalorienzufuhr oder wiederholtes Fasten bei allen Lebewesen, vom Hefepilz bis zur Maus, der Alterungsprozess und das Altern hinausgezögert werden konnte, und das um sensationelle 20–40 %! Das bedeutet für einen 80-jährigen Menschen, dass er zwischen 16 und 32 Jahre langsamer altern kann. Dich mit 80 Jahren noch wie 64 oder 48 fühlen? Ist das nicht der Knaller?

Prof. Longo ging anschließend systematisch der Frage nach, ob diese Verlangsamung des Alterungsprozesses nur durch die Reduzierung der Gesamtkalorienzufuhr oder auch durch das Weglassen einzelner Nahrungsbestandteile zu erreichen wäre. Und tatsächlich konnte er dabei feststellen, dass es vor allem die Aminosäuren waren, insbesondere die Aminosäuren aus tierischen Lebensmitteln, die den Alterungsprozess beschleunigen. An diesem Paradoxon – Wachstum, aber gleichzeitig auch Alterung – sind zwei Protein-Akteure beteiligt, die auf der einen Seite das Zellwachstum steuern, aber auf der anderen Seite auch an deiner Alterung drehen. Diese sind das Protein mTOR und das Peptidhormon IGF-I. Diese beiden sind eine Art Steuerzentrale für Wachstumsaufgaben in deinem Körper. Sie regulieren das Zellwachstum und die Differenzierung und Vermehrung von Zellen in deinem Körper. Deshalb setzen Bodybuilder zum Beispiel entsprechende Proteindrinks ein, um ihren Muskelaufbau zu beschleunigen und anzufeuern. IGF-I ist ein insulinähnlicher Wachstumsfaktor für deine Muskeln, der vor allem von tierischen Proteinen angeregt und vermehrt in deiner Leber produziert wird.

Sicher ist Wachstum besonders im Kindesalter erwünscht. Aber irgendwann bist du ausgewachsen. Führst du dann deinem Körper weiterhin in hohen und konzentrierten Mengen tierisches Eiweiß zu, unter anderem auch in konzentrierter Form wie in Eiweißshakes, so fördert dieses nicht nur dein Muskelwachstum, sondern auch das Wachstum von Krebszellen. Dieser Zusammenhang von mTOR, IGF-I und dem Krebszellenwachstum konnte in Laborexperimenten eindeutig nachgewiesen werden. So wichtig Eiweiß für dein Wachstum in jungen Jahren ist, so gefährlich können zu starke Wachstumssignale für bereits ausgewachsene Organismen sein. Krebs zeichnet sich vor allem durch sein schnelles und unkontrolliertes Wachstum aus. Eine sehr tierische, proteinreiche und noch dazu hoch kalorische Nahrung ist einer von vielen Faktoren, um Krebs einen guten Nährboden für sein Wachstum zu bieten. Doch nicht nur das, auch Gefäßverkalkungen und Entzündungen werden durch zu viel tierische Proteine angefeuert. Entzündungen auf Zellebene sind wahrscheinlich eine der Hauptursachen für vorzeitige Alterung.

Wie viel Protein fördert deine Gesundheit?

Wie viel Eiweiß benötigst du, um gesund und satt zu werden und um deinen Körper mit den wichtigsten Aminosäuren in ausreichender Menge zu versorgen? Wie viel Eiweiß ist schädlich für den Organismus? Die Antworten darauf sind relativ einfach. Dein Körper sollte reichlich mit pflanzlichen Proteinen, aber keinesfalls mit größeren Mengen an tierischen Proteinen versorgt werden, denn tierische Proteine haben im Gegensatz zu pflanzlichen Proteinen offenbar eine schädliche Wirkung auf unsere Gesundheit.

Lass uns einmal ein Beispiel für die Deckung des Proteinbedarfs ansehen, das von einer Empfehlung von 0,8 g Proteinbedarf pro Kilogramm Körpergewicht ausgeht. Der Proteinbedarf steigt z. B., sobald jemand Sport treibt.

Kraftsport = 1,6–2 g pro kg Körpergewicht

Ausdauersport = 1,2–3 g pro kg Körpergewicht

Spiel- und Kampfsport = 1,4–1,8 g pro kg Körpergewicht

Eine 60 kg schwere Person isst zum Frühstück und zum Mittagessen beispielsweise:

Frühstück:

120 g Tofu-Rührei = 15 g Protein

100 g Pilze = 3 g Protein

10 g Kürbiskerne = 3,5 g Protein

2 Scheiben Pumpernickel = 5 g Protein

Mittagessen:

180 g gekochte Linsenpasta (Trockengewicht 80 g) = 22 g Protein

200 g Tomatensoße = 3 g Protein

20 g Cashew-Kerne = 55 g Protein

Die 60 kg schwere Person hat einen täglichen Eiweißbedarf von 48 g und kommt mit diesem Speiseplan bereits nach dem Mittagessen auf die Deckung ihres Eiweißbedarfs.

Was sind Glykoproteine und wie entstehen sie?

Glykoproteine sind eine besondere Art der Proteine. Es sind sogenannte AGEs (Advanced Glycation Endproducts). Bei den Glykoproteinen handelt es sich um verzuckerte oder karamellisierte Proteine. Diese entstehen vor allem dann, wenn Proteine in der Kombination mit Zucker stark erhitzt werden, oder zum Beispiel bei Kohlenhydraten wie paniertem Schnitzel, das in der Fritteuse gebacken wird. Sie scheinen eine Rolle bei altersbedingten und chronischen Erkrankungen wie Diabetes Typ II, Gefäßverkalkungen und Nierenschäden zu spielen. Ebenfalls sollen sie sich auch negativ auf die Knochendichte auswirken. Vor einigen Jahren geriet das Glykoprotein Acrylamid, das zum Beispiel in Pommes frites und Chips enthalten ist, in die Schlagzeilen, denn es ist potenziell krebserregend.

Zucker im Blut verbindet sich z. B. auch mit Proteinen auf eine Weise, die der Körper nicht mehr über die Leber oder Nieren ausscheiden kann. Die AGEs sind im mikroskopischen Sinne tatsächlich Schlacken. Beim Fasten werden vermutlich AGEs mobilisiert und abgebaut. Das ist sicher einer der Gründe, warum Fasten für den Körper so gesund ist und eine heilende Wirkung hat.

Proteinbedarf im Alter decken?
Was verändert sich?

Etwa ab dem 40. Lebensjahr verliert der Körper an Muskelmasse. Du musst dich mehr anstrengen, um diesen Muskelverlust zu vermeiden. Deshalb empfiehlt es sich, spätestens ab dem 50. Lebensjahr ein gezieltes Krafttraining in deinen Alltag zu integrieren, um die Möglichkeit des Muskelverlusts abzufangen. Ich empfehle dir grundsätzlich auch bis dahin eine gesunde Lebens- und Bewegungsweise, in Einklang mit Körper, Geist und Seele, in deinen Alltag zu integrieren und nicht bis zu deinem 50. Lebensjahr zu warten. Vorbeugen ist besser als heilen. Ab dem 65. Lebensjahr brauchen die Muskeln aber tatsächlich mehr Eiweiß als in den Jahren zuvor. Deshalb solltest du die Proteinzufuhr in den verschiedenen Lebensphasen anpassen. Kinder und Jugendliche benötigen zum Beispiel in der Wachstumsphase auch mehr Eiweiß. Erwachsene benötigen hingegen weniger Protein, da sie bereits ausgewachsen sind. Im fortgeschrittenen Lebensalter wird Protein dann wieder wichtiger. Die Ergebnisse einer US-amerikanischen Beobachtungsstudie, bei der auch Prof. Longo mitwirkte, ergab folgendes: Untersucht wurden über 6 000 Amerikaner über 50 Jahre, die während der Beobachtungsstudie 18 Jahre beobachtet wurden. Nach dem 65. Lebensjahr ändert sich unser Körper. Nun waren die Teilnehmer plötzlich wieder im Vorteil, deren Nahrung reich an Proteinen war, um den Muskelabbau zu verhindern. Zunächst war völlig egal, ob tierischer oder pflanzliche Herkunft. Nur für die Krankheit Diabetes blieb in allen Altersgruppen tierisches Protein ein ungünstiger Faktor. Die basischen Eigenschaften von Gemüse haben einen schützenden Faktor gegen den Muskelabbau, da sie zu einem Abpuffern von Säuren führen. Normalerweise sorgen die Nieren für die Säurepufferung im Körper, jedoch lässt mit zunehmendem Alter die Nierenfunktion nach und die Muskeln und Mineralstoffe deiner Knochen übernehmen das Abpuffern, was sich wiederum negativ auf deinen Säure-Basen-Haushalt auswirkt. Tierisches Eiweiß bedeutet mehr Säurelast für deinen Körper, pflanzliches Eiweiß hingegen wirkt dieser Säurelast entgegen.

Die Teilnehmer der Gruppe, die zwischen ihrem 50. und 65. Lebensjahr viel tierisches Protein aßen, hatten ein vierfach erhöhtes Krebsrisiko oder ein um 75 % erhöhtes Sterberisiko. Bei den Studienteilnehmern, die sich ausschließlich mit pflanzlichen Proteinen ernährten, zeigte sich keinerlei ungünstige Auswirkung auf die Krebs- und Sterberate.

Eiweißspeicherkrankheit führt zu Herz-Kreislauf-Erkrankungen

Der Frankfurter Mediziner Prof. Dr. med. Lothar Wendt (1907-1989) hatte seinen Lebensinhalt der Erforschung des Eiweißstoffwechsels im menschlichen Organismus gewidmet. Er fand bei seiner Forschung heraus, dass entgegen herkömmlicher wissenschaftlicher Meinung überschüssige Eiweißmengen im Bindegewebe und den Blutgefäßen des Körpers gespeichert werden können. Die sich daraus ergebenden gesundheitlichen

Schäden können erheblich für den Organismus sein. Eine Eiweißspeicherkrankheit wird als eine Krankheit bezeichnet, die ernährungsabhängige Krankheitsbilder aufweist, die aufgrund von Eiweißablagerungen im Binde- und Stützgewebe sowie an den Wänden der Blutgefäße entstehen. Wer also häufig tierisches Eiweiß in Form von Fleisch und Wurstwaren verzehrt, der führt seinem Körper nicht nur ständig ein Übermaß an Eiweiß zu, sondern auch Chemikalien, gespeicherte Emotionen, Medikamentenrückstände und Purine. Dabei wird das überschüssige tierische Eiweiß im Bindegewebe und in den Blutgefäßen eingelagert. Dies führt nach Meinung von Prof. Dr. Wendt auf Dauer zu diversen Krankheiten wie Herzinfarkt, Arteriosklerose, Schlaganfall, Bluthochdruck, Rheuma, Angina Pectoris, Arthrose, Diabetes Typ II, Stoffwechselstörung, Gicht, Nierenentzündung und Autoimmunkrankheiten. Laut Prof. Dr. Wendt wird überschüssiges Eiweiß dann vor allem in der Basalmembran der feinen Blutgefäße, den sogenannten Kapillaren, und im Bindegewebe gespeichert. Wenn nun durch die Ernährung eine andauernde Eiweißüberversorgung stattfindet, soll es in Folge dieser zu einer Eiweißansammlung und dadurch zu einer Verdickung der Basalmembran führen. Diese Verdickung vermindert laut Prof. Dr. Wendt die Durchlässigkeit der kapillaren Wand. Dies hat zur Folge, dass der Sauerstoff- und Nährstofftransport zu den Zellen sowie der Abtransport von Schadstoffen aus den Zellen nur noch sehr eingeschränkt funktioniert. Davon ist der gesamte Körper betroffen, da die notwendige Versorgung der Organe nicht mehr richtig gewährleistet ist. Eine Eiweißspeicherkrankheit legt den Grundstein für die Entwicklung vieler weiterer Krankheitsbilder. Wenn dazu noch regelmäßig minderwertiges Industrieöl, Transfettsäuren und andere hochindustriell verarbeitete Nahrungsmittel konsumiert werden, steigt die Gefahr einer Entgleisung deines körpereigenen Systems.

Vorteile für deine Gesundheit durch pflanzliche Proteine

Dass Proteine unter anderem für den gesunden Erhalt deiner Muskulatur wichtig sind, ist unumstritten. Dennoch ist es sinnvoll, die Wahl der Proteinquellen zwischen tierischem und pflanzlichem zu überdenken. Warum solltest du also pflanzliche Quellen nutzen? Ich zeige dir sechs Vorteile für den Verzehr von pflanzlichen Proteinen auf.

1. Verbesserte Verdauung

Hülsenfrüchte, Nüsse, Gemüse und Getreidesamen beinhalten sehr viele lösliche und nicht lösliche Ballaststoffe, die die Verdauung auf eine ganz natürliche Art und Weise ankurbeln und präbiotisch wirken. Lösliche Ballaststoffe sorgen dafür, dass du dich nach dem Essen wohlfühlst, und unlösliche Ballaststoffe helfen bei der Verdauung.

2. Verbesserter Stoffwechsel

Die Kombination von Ballaststoffen und Proteinen in vielen pflanzlichen Nahrungsmitteln bedeutet, dass der Körper eine Weile braucht, bis er diese vollwertigen Lebensmittel verdaut hat. Pflanzliches Protein wird wegen der gleichzeitig anwesenden Ballaststoffe ohnehin langsamer verdaut als Fett oder Kohlenhydrate. Je mehr der Körper bei der Verdauung gefordert ist, desto mehr wird der Stoffwechsel angetrieben.

3. Kardiovaskuläre Gesundheit

Menschen, die wenig oder keine Tiere essen, haben tendenziell eher einen niedrigeren Cholesterinspiegel, weil sie weniger gesättigte Fettsäuren konsumieren. Pflanzen enthalten mit Ausnahme von Kokosnuss- und Palmöl nur sehr geringe Mengen an gesättigten Fettsäuren. Außerdem sind Pflanzensterole gut für die Herzgesundheit.

4. Weniger zugesetzte Hormone und Antibiotika

Wie du bereits weißt, werden in der industriellen Tierhaltung heute viele Antibiotika und Hormone eingesetzt. So wird sichergestellt, dass die Tiere schneller wachsen und weniger krank werden. Pflanzliche Nahrungsmittel dagegen sind frei von zugesetzten Hormonen oder Antibiotika, dafür sind sie voll mit Vitaminen, Mineralstoffen, Antioxidantien und Ballaststoffen.

5. Gut für die Erde, Mensch und Tier

Wusstest du, dass pflanzliche Proteinquellen einen positiven Effekt auf die Umwelt und das Klima haben? Die Produktion von einem Kilo Rindfleisch benötigt je nach Quelle zwischen 4 und 16 kg Getreide bzw. Soja. Dazu kommt noch ein hoher Wasserverbrauch von bis zu 15 Liter pro Kilogramm Fleisch, der

Ausstoß von Treibhausgasen und der Bedarf an Fläche. Verfüttert man das Getreide nicht direkt an Tiere, sondern isst es selbst, ist es leicht, sich auszurechnen, dass dies besser für Klima, Mensch, Tier und Umwelt ist.

6. Pflanzliches Eiweiß ist eine Vitaminbombe und ein Mineralstoffkraftpaket

Pflanzliche Lebensmittel liefern dem Körper wichtige Nährstoffe in Form von Vitaminen, Mineralstoffen, sekundären Pflanzenstoffen und Antioxidantien. Wer gesund bleiben möchte sollte sich also dauerhaft und ausreichend mit pflanzlichen Lebensmitteln ernähren. Dann bekommt der Körper frei Haus geliefert, was er für eine gute und gesunde Energie benötigt.

Deinen Bedarf an Selen decken

Selen ist eng mit dem Jodstoffwechsel verbunden und somit auch mit Schilddrüsenhormonen. Die effektivste Möglichkeit zur sicheren Selenversorgung ist der regelmäßige Verzehr von Paranüssen oder Substituten.

Der Tagesbedarf von Selen liegt bei etwa 70 Mikrogramm. 0,7 Gramm Selen pro kg Körpergewicht ist eine Faustformel, um den Mindestspiegel an Selen aufrechtzuerhalten. Paranüsse sind eine echte Selenbombe. Achte besonders bei Nüssen darauf, dass du diese in hochwertiger Bio-Qualität kaufst. Gerade bei Paranüssen kann es sonst zu einer hohen Pestizidbelastung und einer Belastung durch radioaktive Bestrahlung kommen.

Selenreiche Lebensmittel sind z. B.:
- Paranüsse
- Linsen
- Reis
- Pilze, insbesondere Champignons
- Kokosnüsse
- Sonnenblumenkerne
- Sesam
- Getreide
- Nahrungsergänzungsmittel, z. B. Selen-Hefe oder Selen-Tropfen

Deinen Bedarf an Zink decken

Auch Zink ist grundsätzlich in ausreichender Menge in vielen Lebensmitteln enthalten. Es kommt bei der Zinkversorgung jedoch nicht nur auf die Menge an, die du zu dir nimmst, sondern auch darauf, was sonst noch in dem Lebensmittel steckt, das die Zinkresorption eventuell stören, verhindern oder auch fördern kann. In Milchprodukten sorgen Casein, das Milchprotein, und auch die hohen Kalzium- und Phosphatmengen dafür, dass die Zinkaufnahme behindert werden kann. Die Aufnahme aus pflanzlichen Lebensmitteln kann durch Hemmstoffe wie Phytinsäure behindert werden. Die Pflanze nutzt diese Säure zur Speicherung von Nährstoffen. Phytinsäure ist in allen Lebensmitteln enthalten, die auch als Saatgut eingesetzt werden können. Diese haben folglich einen hohen Gehalt an Phytinsäure, da sie die gespeicherten Nährstoffe der Pflanze enthalten. In Hülsenfrüchten, Ölsaaten und Getreide ist es also die Anwesenheit der Phytinsäure, die dafür sorgt, dass die Zinkaufnahme behindert wird. Phytinsäure bindet sich an Zink und reduziert somit dessen biologische Verfügbarkeit für den Organismus. Deshalb wird auch oft behauptet, dass Vegetarier oder Veganer zwar ein Drittel mehr Zink mit der Nahrung aufnehmen, doch dieses würde aufgrund der gleichzeitigen Anwesenheit von Phytinsäure nicht verwertet werden können.

Stimmt diese Aussage so? Nein, denn wenn du einige Dinge bei der Zubereitung von Hülsenfrüchten und Getreide beachtest, ist diese Aussage nicht haltbar.

Das ist vielleicht auch ein Grund, warum einige Wissenschaftler bei den Zinkblutwerten von manchen Veganern verwirrt sind, denn dieser ist mit den Blutwerten von Mischköstlern völlig identisch. Worauf solltest du also bei der Zubereitung von Getreide, Ölsaaten und Hülsenfrüchten achten, um an das wertvolle Zink zu gelangen?

Wie du Zink am besten aus pflanzlichen Lebensmitteln verwerten kannst

Am besten weichst du Hülsenfrüchte und Ölsaaten vor deren Verzehr eine Stunde lang oder über Nacht in Wasser ein. Dadurch beginnen sie zu keimen. Dieser Keimprozess ist für die anschließende Bioverfügbarkeit wichtig und wertet diese für die Aufnahme wichtiger Spurenelemente auf.

Der Keimprozess sorgt dafür, dass im Samen das Enzym Phytase freigesetzt wird. Die Bildung von Phytase führt nun wiederum dazu, dass die Phytinsäure abgebaut wird und Zink und andere Mineralstoffe aufgenommen werden. Bei Getreide solltest du idealerweise auch so verfahren. Ein Brot aus gekeimtem Getreide, Pseudogetreide oder ein traditionell hergestelltes Sauerteigbrot ist ideal geeignet, um die Phytinsäure zu reduzieren. Denn beim Gärungsprozess wird Phytinsäure abgebaut, das Getreide bekömmlicher und die darin enthaltenen Mineralstoffe und Spurenelemente für den Organismus besser verwertbar. Vitamin C erhöht ebenfalls die Bioverfügbarkeit von Zink in pflanzlichen Lebensmitteln.

Zinkreiche Lebensmittel sind z. B.:

- Linsen
- Mohn
- Kürbiskerne
- Nüsse, z. B. Pekannuss, Paranuss, Walnuss, Mandeln und Haselnuss. Die Pekannuss ist mit 5,3 mg Zink pro 100 g der Spitzenreiter unter den Nüssen.
- Pseudogetreide, z. B. Buchweizen, Amaranth und Quinoa
- Früchte und Gemüse
- Vollkorngetreide, z. B. Haferflocken

Deinen Bedarf an Vitamin D decken

Die in der allgemeinen Bevölkerung bekannte Aufgabe von Vitamin D ist, dass dieses am Knochenstoffwechsel beteiligt ist und eine Schlüsselrolle bei der Knochenmineralisierung einnimmt. Das ist richtig, doch kann Vitamin D noch viel mehr als deine Knochen mineralisieren. Lange Zeit wurde geglaubt, wer einen zu niedrigen Vitamin-D-Spiegel habe, der riskiere lediglich Rachitis und Osteoporose. Inzwischen ist allerdings bekannt, dass auch Krankheiten wie Krebs, Herz-Kreislauf-Erkrankungen, Diabetes, Autoimmunerkrankungen, Depressionen, Demenz und chronische Schmerzzustände mit einem niedrigen Vitamin-D-Spiegel einhergehen. Vitamin D ist ein fettlösliches Vitamin und kann im Gegensatz zu wasserlöslichen Vitaminen im Körper gespeichert werden. Dank dieses Speichers kann dein Organismus, je nach Kapazität des Speicherfüllstandes, auch einige Wochen überbrücken, falls einmal kein Nachschub an Vitamin D ankommt. Der amerikanische Forscher Prof. Michael F. Holick, Professor für Medizin und Dermatologie, Physiologie und Biophysik sowie der Entdecker der aktiven Form von Vitamin D, hat erforscht, dass offenbar jede einzelne Körperzelle über die Fähigkeit verfügt, aktives Vitamin D zu bilden. Dies ist ein weiterer Hinweis darauf, wie wichtig das Vitamin für unseren Organismus und unsere Gesundheit ist.

Vitamin D wird auch als das Sonnenhormon bezeichnet, da unser Körper es über unbedeckte Haut bei Sonnenschein selbst herstellen kann. Dafür ist es notwendig, zum richtigen Zeitpunkt in die Sonne zu gehen und deine Haut nicht zu bedecken oder mit Sonnencreme zu behandeln, denn alles, was über den Lichtschutzfaktor 8 hinausgeht, verhindert die Synthese von Vitamin D über die Haut. In Deutschland reicht der UV-Index zwischen den Monaten Oktober bis April auch bei Sonnenschein nicht für die Synthetisierung von Vitamin D durch die Haut aus. Deshalb ist es sehr wichtig, in diesem Zeitraum Vitamin D zu substituieren, damit der Wert nicht unter die offiziell empfohlene Untergrenze von 30 ng/ml absinkt. Ein optimaler Wert liegt ferner zwischen 60 und 80 ng/ml. Da Vitamin D zu den fettlöslichen Vitaminen gehört, reichert es sich im Körper an. Deshalb sollten Werte weit über 100 ng/ml gemieden werden, da das Vitamin D toxisch wirken und damit die Nierenfunktion stark beeinträchtigen könnte. Am besten und sinnvollsten ist es, deinen Vitamin-D-Status ein- bis zweimal im Jahr kontrollieren zu lassen.

Wenn du an Sommertagen nicht in die Sonne kommst, solltest du natürlich auch an diesen Tagen dein Vitamin D substituieren. Ältere Menschen können nicht mehr genügend Vitamin D über die Haut produzieren. Deshalb sollten auch gerade sie ihren Vitamin-D-Status kontrollieren lassen, um Vitamin D gegebenenfalls ganzjährig zu substituieren. Vitamin D ist ein extrem wichtiges Vitamin für den Erhalt der Gesundheit von Körper, Geist und Seele. Laut Prof. Dr. Jörg Spitz führen 1 000 Einheiten substituierten Vitamin Ds zu einer Erhöhung des Blutspiegels um 10 ng/ml bei einem Gewicht von 70 kg. Weiterhin sagt er, wer nicht in die Sonne geht, hat das gleiche Risiko zu erkranken wie jemand, der raucht. Vitamin D wird über deine Haut produziert, wenn die Sonne höher als 45 Grad steht, unabhängig von der Jahreszeit. Das kannst du ganz einfach überprüfen: Wenn du in der Sonne stehst, muss dein Schatten kürzer sein als du. Ist dein Schatten länger als du, dann steht die Sonne niedriger und du kannst durch den geringeren Neigungswinkel, der dafür sorgt, dass die UVB-Strahlung von der Atmosphäre absorbiert wird, kein Vitamin D mehr über deine Haut synthetisieren. Die Einstrahlung der UVB-Strahlen ist bei einem Neigungswinkel unter 45 Grad zwar energiereich, aber zu gering, um durch die Atmosphäre treten zu können. Folglich kannst du auch ohne UVB-Strahlung kein Vitamin D über deine Haut produzieren, denn diese setzt erst die Synthese in deiner Haut in Gang.

Achte bei einer Supplementierung von Vitamin D darauf, dass du ein kombiniertes Präparat mit Vitamin K einnimmst, um gerade bei der Einnahme von höheren Dosen einer Hyperkalzemie vorzubeugen.

So baut der Körper Vitamin D in dir auf

Das aktive Vitamin D3 wird im Körper in verschiedenen Schritten aufgebaut:

Im ersten Schritt wird in der Leber aus Cholesterin eine Vorstufe von Vitamin D hergestellt. Diese nennt sich 7-Dehydrocholesterol und wir danach in deine Haut transportiert.

Im zweiten Schritt entsteht durch die Sonneneinstrahlung auf der Haut ein Parathormon oder PräVitamin-D3 (Cholecalcefifarol). Je wärmer die Sonne auf deine Haut strahlt, desto mehr Vitamin D3 wird gebildet. Dies geschieht jedoch nur bis zu einem gewissen Grad. Eine Überdosierung mit Vitamin D durch die Sonnenbestrahlung ist aufgrund dieses Mechanismus der Selbstlimitation nicht möglich. Das PräVitamin-D3 Cholicalciferol ist die Form von D3, die wir über Nahrungsergänzungsmittel zu uns nehmen. Sie muss im Körper also erst noch weiterverarbeitet und in ihre aktive Form umgewandelt werden. Bei einer Einnahme von bereits aktiviertem Vitamin D könnte die Gefahr einer Überdosierung leichter entstehen. Bei der inaktiven Form kann der Körper von allein entscheiden, wie viel vom Vitamin D er aktivieren möchte. Im nächsten Schritt wird nun das Vitamin D3 von der Haut zur Leber transportiert und dort in Calcidiol, sprich 25-OH-Vitamin-D3 oder 25-OH-Hxdroxy-Vitamin-D3 umgewandelt. Diese Form von Vitamin D wird nun vom Organismus im Fettgewebe gespeichert und zirkuliert in unserem Blut. Calcidiol ist die Form von Vitamin D, die bei Vitamin-D-Tests gemessen wird, um den Vitamin-D-Spiegel zu ermitteln. Im vierten Schritt kann Calcidiol nun in die aktive Form von Vitamin D umgewandelt werden. Diese wird als Calcitriol oder 1,25-OH-Vitamin-D oder 1,25-Dihydroxy-Vitamin-D3 bezeichnet. Zur Steuerung des Kalziumhaushaltes geschieht diese Umwandlung der aktiven Form, abhängig vom Kalziumspiegel im Blut, hauptsächlich über die Nieren. Das Vitamin steuert nicht nur den Kalziumhaushalt im Körper, sondern hat noch andere Eigenschaften und Wirkungen auf den Organismus. Daher kann Calcidiol auch von jeder einzelnen Körperzelle bei Bedarf in das aktive Calcitriol umgewandelt werden, und dies unabhängig vom Kalziumspiegel.

Im letzten Schritt kann Calcitriol nun seine typischen Aufgaben im Organismus erfüllen, indem es an den Vitamin-D-Rezeptoren des Zellkerns andockt und dem Organismus somit zur Verfügung steht.

Welche Wirkung und Eigenschaften hat Vitamin D für deinen Körper?

Vitamin D hat eine sehr vielfältige Wirkung auf den Organismus. Im folgenden Abschnitt möchte ich dir eine kleine Auswahl aufzeigen.

- Vitamin D ist wichtig für deine Knochengesundheit. Daher kann ein Vitamin-D-Mangel, besonders im Alter, zu einer Knochenerweichung (Osteomalzie) führen. Aufgrund von Mineralstoffmangel im Knochen fehlt diesem die Festigkeit, also Knochendichte. In Zusammenhang mit Stürzen kann es daher vermehrt zu Knochenbrüchen kommen. Bei Kindern nennt sich diese Knochenerweichung Rachitis, bei Erwachsenen sprechen wir von Osteomalzie.

- Vitamin D spielt eine entscheidende Rolle für ein starkes und gut funktionierendes Immunsystem. Bei einem Mangel an Vitamin D kann es häufiger zu Infekten kommen. Außerdem wird der Organismus anfälliger für Allergien und Tumore.

- Vitamin D ist unverzichtbar für ein gesundes und gut funktionierendes Nervensystem. Ein Mangel begünstigt daher Krankheiten wie Demenz oder Multiple Sklerose.

- Vitamin D schützt dein Herz-Kreislauf-System, sodass es bei einem Mangel zu Bluthochdruck, Schlaganfällen, Herzinsuffizienz oder einem Herzinfarkt kommen kann.
- Vitamin D ist wichtig für einen ausgeglichenen Hormonhaushalt. Fehlt dem Organismus Vitamin D, können sich Krankheiten wie Diabetes entwickeln.
- Laut Auskunft des Experten Uwe Schröder beeinflusst ein niedriger Vitamin-D-Spiegel die Muskelkraft und den Sauerstoffverbrauch negativ. Ein guter Vitamin-D-Spiegel kann den Organismus also vor Überlastungsschäden schützen und das Verletzungsrisiko minimieren. Dies sollte besonders die Aufmerksamkeit von Leistungssportlern erregen.

Deinen Bedarf an Magnesium decken

Magnesium ist ein echtes Multitalent. An deinen Knochen, Zähnen, Körperzellen und Eiweißen ist das lebenswichtige Mineral Magnesium beteiligt. Dein Körper kann es nicht selbst herstellen, deshalb benötigt er immer wieder Nachschub. Wie Kalzium, Natrium, Phosphor, Kalium, Schwefel und Chlor zählt auch Magnesium zu den sogenannten Mengenelementen.

Im Gegensatz zu Eisen, Jod oder Zink, die der Körper nur in Spuren benötigt und die deshalb auch Spurenelemente genannt werden, überschreiten Mengenelemente einen Anteil von 50 Milligramm pro Kilogramm Körpergewicht. Magnesium ist nach Kalzium der zweitwichtigste Mineralstoff in deinem Körper. Magnesium findet sich in vielen pflanzlichen Lebensmitteln, z. B. in

- Vollkornprodukten
- Haferflocken
- Kleie
- Grünem Gemüse
- Sojaprodukten
- Nüssen
- Amaranth
- Quinoa
- Kürbiskernen
- Trockenfrüchten
- Meeresalgen
- Grünem Blattgemüse
- Sesam
- Dampfmohn
- Brennnessel
- Couscous
- Getrockneten Bananen
- Hülsenfrüchten, auch als Sprossen gekeimt
- Kakaopulver

Kakaopulver und Kakaomasse gehören sogar zu den Spitzenreitern und liefern auf 100 g 499 mg Magnesium.

Deinen Bedarf an Vitamin C decken

Nur in pflanzlichen Produkten findest du Vitamin C in ausreichenden Mengen, denn dort ist es neben vielen anderen wichtigen Vitaminen, Spurenelementen und Mineralstoffen reichlich vorhanden. Die Aufnahme von Vitamin C ist täglich notwendig, denn der menschliche Organismus kann Vitamin C im Gegensatz zu vielen anderen Säugetieren nicht selbst produzieren. Vitamin-C-Mangel wird in der Komplementärmedizin sogar mit einer Erhöhung der Krebswahrscheinlichkeit assoziiert. Wahrscheinlich kennst du die Krankheit Skorbut, die durch einen Mangel an Vitamin C entsteht. Es ist außerdem bekannt, dass Vitamin C in der Nahrung die Eisenaufnahme erhöht. Die DGE (Deutsche Gesellschaft für Ernährung) empfiehlt eine tägliche Aufnahme von rund 100 Milligramm Vitamin C.

Deinen Bedarf an Antioxidantien und sekundären Pflanzenstoffen decken

Pflanzliche Lebensmittel sind reich an Antioxidantien – ein Aspekt mehr, der sie so gesund macht. Zusätzlich gibt es weitere gesundheitlich wertvolle Bestandteile der pflanzlichen Ernährung, die größtenteils noch nicht erforscht sind. Diese Bestandteile bezeichnet man als sekundäre Pflanzenstoffe. Sie sind ebenfalls wesentliche Bestandteile und Vorteile einer vollwertigen veganen

Ernährung. Doch der Begriff *sekundär* ist an dieser Stelle nicht wörtlich zu nehmen, denn diese Pflanzenstoffe sind auf keinen Fall sekundär, sondern sehr wichtig für einen gesunden, kraftvollen und energiegeladenen Körper. Es spricht alles dafür, dass Antioxidantien und sekundäre Pflanzenstoffe permanent daran mitwirken, die Entstehung von Krebs im Organismus zu verhindern, bereits vorhandene Krebszellen und Tumore zu behindern und vieles mehr. Das ist einer der Gründe, warum einige Lebensmittel mit einem hohen Anteil dieser Wirkstoffe neuerdings als sogenannte „Superfoods" bezeichnet werden. Letzen Endes sind aber all unsere Früchte und Gemüse echte Superfoods, wohingegen sich Tierprotein mehr und mehr als gesundheitsgefährdend erweist.

Deinen Bedarf an Folsäure decken

Folsäure ist ein wichtiges Vitamin und kommt fast ausschließlich in pflanzlichen Produkten vor. Frauen mit Kinderwunsch wird bekanntlich empfohlen, vor und während der Schwangerschaft Folsäure einzunehmen, um Missbildungen ihres ungeborenen Kindes in den ersten Schwangerschaftswochen zu vermeiden. Weitaus weniger bekannt dürfte hingegen sein, dass Folsäure auch vor Demenz, Alzheimer, Depressionen und hohem Blutdruck schützen kann. Selbst die Samenqualität bei Männern nimmt zu, wenn genügend Folsäure aufgenommen wird, und das Immunsystem profitiert ebenfalls durch die ausreichende Aufnahme davon. Mit der Integration von ausreichend Blattgemüse auf deinem Speiseplan kannst du deinen täglichen Bedarf an Folsäure decken.

Die Verlässlichkeit und Genauigkeit von Laborwerten

Nun habe ich in den vorigen Kapiteln so viele Dinge über die Nahrung und deren Inhaltsstoffe, deren Wirksamkeit und Bedarf für den Körper und Organismus beschrieben. Deshalb möchte ich in diesem Kapitel das Thema Laborwerte aufgreifen und etwas beleuchten. Wir leben in einer Zeit, in der Menschen tote und stark verarbeitete Industrienahrung konsumieren und für ihre Gesundheit anschließend Pillen oder Vitamine einnehmen, um dem Körper die Nährstoffe zuzuführen, die ihm fehlen, anstatt regelmäßig ausreichend frisches Gemüse, Kräuter, Hülsenfrüchte, Obst usw. zu konsumieren. Wir leben auch in einer Zeit, in der Studien durch eine Art von Reduktionismus geführt werden. Mit dieser Art der Studienführung ist es möglich, alles als „gesund oder krank machend" anpreisen zu können. Wir leben in einer Zeit, in der es kaum noch unabhängige Studien oder Wissenschaft gibt, sondern eine, die von Lobbyarbeit geprägt ist. Wir leben in einer Zeit, in der Menschen mit einem deutlichen Bauchansatz zum Arzt gehen können und dieser anhand der vorliegenden Blutwerte sagt: „Alles ist prima mit ihren Werten, Sie können weitermachen wie bisher" und der Patient diesen Vorschlag erleichtert annimmt. Wir leben in einer Zeit, in der bestimmte Raster und Parameter für den Status von Gesundheit festgelegt werden (die übrigens immer wieder durch die Pharmaindustrie nach Belieben korrigiert und verschoben werden), ohne dabei auf das große Ganze, das gesamte Wesen Mensch mit Körper, Geist und Seele zu achten. Wir leben in einer Zeit, in der es so scheint, als hätten die Menschen die Ganzheitlichkeit bei der Betrachtung der Dinge verloren. Dr. Rüdiger Dahlke scheibt dazu in seinem Buch VEGANIZE YOUR LIFE: Laborwerte werden auf die Kommastelle genau angegeben und suggerieren dem Betrachtenden anschließend eine Sicherheit, die sie bei Weitem nicht haben. Die Realität sieht nämlich so aus, dass die Methoden kaum standardisiert sind, die Hersteller können sich nicht einigen und die WHO ist an einer Vereinheitlichung kläglich gescheitert. Bei verschiedenen Ärzten und je nach verwendeter Methode können die Werte enorm schwanken. „Diese unterschiedlichen Resultate bei nicht standardisierten Tests sind ein bekanntes Problem", sagt auch der Labormediziner Gerd Printzen. „Im Ernstfall liegen sie bis zu 70 % auseinander." „Ein Wechsel zwischen Laboren kann zu Fehleinschätzungen führen", warnt entsprechend Martin Risch, Präsident der Schweizerischen Kommission für Qualitätssicherung im medizinischen Labor. Er rät Patienten: „Wenn sich Laborwerte sprunghaft verändern, sollte man den Grund suchen, bevor man sich beunruhigt." Befunde sind also bestenfalls nur innerhalb eines Labors vergleichbar, nicht aber von Labor zu Labor. Wer den Arzt wechselt, der wechselt meist auch das Labor, ohne es zu wissen. Von objektiv richtigen Werten kann also bei dieser Situation keine Rede sein. Gemäß Laborspezialist Claude Rothen steckt obendrein hinter jedem Wert eine eigene Philosophie: „Einige Testhersteller ermitteln den durchschnittlichen Ferritinwert der gesunden Bevölkerung. Aber andere legen einen höheren Idealwert fest." So erhalten beim ersten Schema weniger Patienten die Diagnose „zu niedrig" als beim zweiten. Rothen stellt fest: „Die Ärzte dürfen die Resultate nicht einfach mechanisch aufgrund der Zahlen interpretieren." Von Eisenmangel könne erst die Rede sein, wenn auch das Krankheitsbild dazu stimme, also wenn der Patient unter Symptomen leidet. Mit diesem Wissen ist es doch umso bedeutender, sich nicht hauptsächlich auf gelegentlich ermittelte Werte zu stützen, deren Aussagekraft ohnehin nicht eindeutig ist. Umso wichtiger ist es, sich täglich mit gesunder Nahrung zu versorgen, damit dem Organismus das zu Verfügung steht, was er benötigt, um stark und gesund zu sein und es zu bleiben.

WENN DU BEGINNST DEN WAHREN WERT DEINER GESUNDHEIT ZU ERKENNEN, BIST DU NICHT MEHR LÄNGER DAZU BEREIT DIESE AUF'S SPIEL ZU SETZEN UND DEINEN KÖRPER, GEIST UND DEINE SEELE MIT SCHLECHTER ENERGIE ZU VERSORGEN.

Wo bleibt eigentlich ein Gesundheitsideal?

Erst die Vielfalt verschiedener Blumen macht den Blumenstrauß bunt. Und deshalb ist es auch so wunderbar, wenn es eine Vielfalt von Schönheit auf dieser Welt gibt. Statt uns darauf zu fokussieren, ein bestimmtes Bild von einem Schönheitsideal in dieser Welt und den verschiedenen Lebensphasen zu prägen und diesem dann hinterherzulaufen, wäre es doch viel wichtiger, ein Bild von einem Gesundheitsideal im Kopf zu haben, oder? Was nützt dir ein perfekt trainierter Körper, eine perfekte Nase, perfekte Lippen, perfekte Haare, perfekte Fingernägel usw., wenn dein Körper früher oder später vielleicht durch eine falsche Lebens- und Ernährungsweise in eine Schieflage gerät und dadurch eine schlimme Krankheit entwickelt? Spätestens dann wird er dem angestrebten Schönheitsideal nicht mehr gerecht werden, da er andere Herausforderungen zu lösen hat, die ihm sein Überleben sichern. Lass uns also damit beginnen, ein Gesundheitsideal zu kreieren. Was ist dein Gesundheitsideal für Körper, Geist und Seele?

Argumente, die Fleischesser gerne vorbringen, die jedoch einfach zu entkräften sind

Eines gleich vorweg, jeder darf sich für die Wahl seiner Nahrungsmittel selbst entscheiden. Doch tun wir das wirklich? Wie bereits beschrieben sind sich viele Menschen ihrer eigenen Ernährungsideologie überhaupt nicht bewusst, sondern sie übernehmen einfach unreflektiert das Verhalten ihrer Kultur und Umgebung. Es hilft also weder den leidenden Tieren in der Massentierhaltung noch denen, die nach einem besseren Leben dennoch getötet werden, wenn sich die Menschen, die Tiere essen, weiter zur Verteidigung hinter ihren Gewohnheiten verstecken, weil sie diese nicht aufgeben oder reflektieren möchten. Ich wünsche mir an dieser Stelle offene Augen und Herzen, einen offenen Verstand und vor allem ein reflektiertes Bewusstsein von uns Menschen. Auch ich habe einmal in dieser kognitiven Dissonanz festgesteckt und mich hinter meinen erlernten Ernährungsmustern versteckt. Ich kann also jeden sehr gut verstehen, der sich ebenfalls dahinter „versteckt". Doch entscheidend ist nicht, ob du dich versteckst oder versteckt hast, sondern nur, ob du aus deiner Deckung herauskommst und was du daraus machst.

Was sind die Argumente der Fleischesser, um Fleisch zu essen?

Ein internationales Forscherteam hat untersucht, mit welchen Argumenten Fleischesser ihren Fleischverzehr verteidigen. Dabei stießen sie immer wieder auf dieselben vier Begründungen. Lass uns diese Begründungen einmal genauer unter die Lupe nehmen und aus einem anderen, erweiterten Blickwinkel betrachten. Du wirst feststellen, dass es keinen wirklich sinnvollen Grund gibt, sich für Fleischverzehr zu entscheiden.

Warum essen Sie Fleisch?

Diese Frage stellten Wissenschaftler der psychologischen Fakultät der Lancaster University 192 Erwachsenen, darunter einigen Studenten, die gerne Fleisch aßen. Im Fachjournal *Appetit* wurden die Ergebnisse im August 2015 unter dem Titel „Rationalising Meat Consumption. The 4Ns" veröffentlicht. Die Forscher im Team um Dr. Jerad Piazza untersuchten dabei psychologische Mechanismen, die bei Menschen greifen, wenn sie versuchen, ihren Fleischverzehr vor anderen und sich selbst zu rechtfertigen, obwohl sie tief im Inneren wissen, dass sie dies weder aus ethischen noch aus ökologischen Gründen vertreten können und es daher besser wäre, weniger oder überhaupt kein Fleisch mehr zu essen. Dr. Piazza spricht vom Fleischparadoxon, wenn er diesen Konflikt beschreibt. Die meisten befragten Fleischesser hatten keinen einzigen überzeugenden Grund für ihren Fleischverzehr parat. Ihre Argumente beschränken sich bei bis zu 91 % der Befragten auf die vier meistbekannten Argumente. Diese Argumente bezeichnet man im englischen Sprachraum inzwischen auch als die vier Ns: *natürlich, notwendig, normal, lecker* oder *angenehm (nice)*. Dr. Piazza sagt: „Die vier Ns sind eine weitverbreitete Strategie der Fleischesser, mit der sie

Schuldgefühle zu zerstreuen suchen, die sie andernfalls beim Verzehr tierischer Produkte empfinden würden."

1. Natürlich: Ich esse Fleisch, weil Fleisch die natürliche Nahrung des Menschen ist und sie schon immer war. Der Mensch ist natürlicherweise ein Alles-Esser.
2. Notwendig: Ich esse Fleisch, weil Fleisch notwendig bzw. lebenswichtig ist. Fleisch versorgt mich mit essenziellen Nährstoffen.
3. Normal: Ich esse Fleisch, weil das für mich normal ist. Ich bin schließlich damit aufgewachsen und bin es gewohnt, Fleisch zu essen.
4. Lecker oder angenehm (nice): Ich esse Fleisch, weil es mir Spaß macht, es gut schmeckt und es lecker ist.

Klar ist, Fleisch schmeckt – alles anderes ist nur Ablenkung

Wahrscheinlich ist das Argument Nr. 4 für die meisten Fleischesser der Hauptgrund, wenn nicht sogar der einzige Grund, warum sie Fleisch essen. Auch mir ging es damals so, dass mir Fleisch einfach geschmeckt hat. Alle anderen Argumente dienen lediglich der eigenen Tarnung und Täuschung. Es wird also versucht, den Fleischverzehr wissenschaftlich zu begründen, um so von der eigenen moralischen Verwerflichkeit abzulenken, so Dr. Piazzas Analyse. Natürlich geschieht das alles meist unbewusst. Kaum ein Mensch, der Fleisch isst, würde zugeben, sein Handeln durch die Wahl seiner Nahrung sei moralisch verwerflich. Die meisten tun dies leider noch nicht einmal sich selbst gegenüber.

Ethische Kriterien gibt es für viele Fleischesser nicht

Leute, die ihren Fleischverzehr mit den vier Ns rechtfertigen, haben laut Dr. Piazza gewisse Charaktermerkmale gemein, die sie eindeutig von vegetarisch lebenden Menschen unterscheiden. So bewerten sie Tiere gerne als „Sache" und trauen ihnen sehr viel weniger mentale Fähigkeiten zu, als das Vegetarier oder Veganer tun. Ethische Kriterien bei der Lebensmittelauswahl kommen bei ihnen kaum zur Anwendung und sie denken daher selten daran, sich in irgendeiner Weise für den Tierschutz oder Tierrechte einzusetzen – es sei denn, es handelt sich um das eigene Haustier.

Tiere zum Essen und Tiere zum Kuscheln

Bei den eigenen Haustieren gelten bei fast allen Tierhaltern unter den Fleischessern ganz andere Regeln und es wird so getan, als sei das Zwergkaninchen des Kindes etwas völlig anderes als der Hasenbraten, das Huhn oder das Stück Kalbfleisch, das zwischendurch auf dem Tisch steht. Auch der eigene Hund oder die eigene Katze scheinen so nach Ansicht der fleischessenden Menschen nicht viel mit diesen Tieren zu tun zu haben, die auf ihrem Teller liegen und von ihnen gegessen werden. Während für die eigene Katze und den eigenen Hund aus besten Kräften und voller Liebe alles getan wird, um ihnen ein möglichst angenehmes und langes Leben zu ermöglichen, interessiert es sie kein bisschen, wie es dem Schwein, der Kuh und der Henne in der Massentierhaltung ergeht. Damit man dieses seltsame und inkonsequente Verhalten bei sich selbst nicht bemerkt und es auch nicht auffällt, redet man sich selbst und anderen immer wieder mithilfe der vier Ns ein, warum der Fleischverzehr nötig ist, nur um weiter eine Ernährungsweise beibehalten zu können, die in der heutigen Zeit – zumindest in der modernen Welt – ihren Höhepunkt längst überschritten hat. Auch das ist vielen Fleischessern, eher unbewusst, wahrscheinlich längst klar. Daher empfinden viele von ihnen oft schon die bloße Gegenwart eines vegetarisch oder vegan lebenden Menschen als eine Art moralischen Vorwurf, so Dr. Piazza. Auch wenn der Veganer kein einziges Wörtchen über das Thema verliert, wird vonseiten der Fleischesser oft keine Gelegenheit ausgelassen, sich meist belustigend über die vegetarische oder vegane Ernährungsweise auszulassen. Was also gibt es zu den vier Argumenten noch zu sagen? Geschmack ist zum größten Teil „nur erlernt". So wird das Baby bereits im Mutterleib durch die Ernährung der Mutter Geschmacksvorlieben entwickeln. Zwei von vier Ns sagen also lediglich aus, dass der Geschmack eines Nahrungsmittels vorrangig ist, und über den gewohnten Geschmack lässt sich für viele nicht mehr streiten. Es sei denn, du gehörst zu den Menschen, die sich bewusst darauf einlassen, ihre Geschmacksnerven mit neuen Geschmäckern zu konfrontieren. Das N, das für *normal* steht, ist ein Synonym dafür, dass der Mensch in einer Gewohnheitsschleife feststeckt, in der es normal ist, bestimmte Nahrungsmittel zu essen. Da die meisten Essgewohnheiten bereits in Kindheitstagen unreflektiert übernommen werden, können wir auch hier davon ausgehen, dass die Gewohnheit des Fleischessens eher unreflektiert und unbewusst geschieht, und zwar bis zu dem Tag, an dem der Mensch bewusst anfängt, sein eigenes Verhalten und seine Geschmacksvorlieben zu hinterfragen und bereit für eine Veränderung seiner Gewohnheiten ist. Erst dann ist ein Umstieg oder Ausstieg aus Essgewohnheiten mit Bewusstsein möglich.

Fleischverzehr, der natürlich ist, sieht anders aus

Es mag sein, dass Fleisch in früheren Zeiten zur natürlichen Nahrung des Menschen gezählt hat, auch weil der Mensch tatsächlich ein Allesesser ist. Doch alles essen zu können, bedeutet nicht gleichzeitig, dass alles, was ich essen kann, tatsächlich vorteilhaft für mich ist. Schließlich kann ich auch Drogen konsumieren und mein Körper kommt damit eine gewisse Zeit lang klar, weil er einfach ein ganz besonderes Wunderwerk ist. Doch diese Tatsache bedeutet nicht, dass ich regelmäßig Drogen konsumieren sollte, oder?

Es ist viel eher davon auszugehen, dass der Urmensch hauptsächlich ein Sammler war und wann immer es ihm möglich war, auf leicht zu beschaffendende Nahrung zurückgegriffen hat. Dazu gehörten Früchte, Wurzeln, Blätter, Wildpflanzen und gelegentlich Eier, Insekten, Maden, Schnecken usw. All diese Nahrungsmittel und deren Beschaffung waren für den Urmenschen bedeutend ungefährlicher, als sich den Gefahren einer Großwildjagd auszusetzen. Wenn der moderne Mensch unbedingt so essen möchte wie seine Vorfahren in der grauen Urzeit, dann müsste er heute eher Insekten, Maden und diverse andere kleine Tiere auf seinem Teller anrichten anstatt Rind-, Hühner- und Schweinefleisch. Insekten und Kriechtiere werden aber, soweit mir bekannt, bei keiner Urzeit-Diät empfohlen. Selbst wenn wir davon ausgehen, dass der Urmensch ausschließlich von Hirschfilet, Mammutgulasch und Mammutsteaks gelebt haben sollte, so war sicher dieses Fleisch von deutlich anderer Qualität als das Fleisch, das heute im Handel zu kaufen ist. Wenn wir alle ethischen und moralischen Aspekte außer Acht lassen, wäre also wahrscheinlich Wildfleisch die bessere Variante zu Rind-, Schweine-, Hühner- oder Putenfleisch. Auch heute gibt es noch Fleisch der sogenannten alten Haustierrassen, doch das ist wenig gefragt, denn es ist im Vergleich zum Billig-Fleisch den meisten Menschen zu teuer. Zusätzlich ist der Fettgehalt dieser alten Rassen deutlich höher, sodass viele Menschen, die einem fettreduzierten Diätwahn folgen, grundsätzlich den hohen Fettgehalt in diesem Fleisch meiden.

Interessant ist, dass scheinbar immer nur jene Aspekte des Urzeitlebens in der Öffentlichkeit eine Vorbildfunktion einnehmen, die gleichzeitig hervorragend in das Bild der eigenen und jetzigen Gewohnheiten passen. Damals, als die Menschen ohne Strom und ohne Zentralheizung in Höhlen saßen, besaßen sie weder ein Smartphone und elektrisches Licht noch einen Computer oder Autos, doch diese Dinge will in der heutigen Zeit niemand mehr missen. All das gab es damals in der Urzeit nicht und daher passt die damalige Zeit auch nicht eins zu eins zu einem heutigen adaptierten Stil einer Paleo-Ernährung. Inzwischen zeigen moderne Analysemethoden am Zahnstein der Urmenschen, dass unsere Ahnen bevorzugt Pflanzenkost zu sich genommen haben und somit auch der Paleo-Hype mit viel Fleisch kein wissenschaftlich-archäologisches Fundament aufweist. Auch wird das Tier heute selbstverständlich nicht mehr vom eigenen Konsumenten geschlachtet. Kaum noch ein Mensch hat heute das nötige Wissen und Handwerkszeug dazu, ein Tier sachgerecht zu töten und zu zerlegen, von der erforderlichen extremen Überwindung einmal ganz abgesehen. Stattdessen greifen die meisten Menschen unbewusst zum anonymisierten und sauber abgepackten Stück Fleisch, das ohne jeden eigenen Aufwand und Bezug zum lebendigen Tier im Supermarkt in Minutenschnelle und zu absoluten Spottpreisen gekauft werden kann. Von der Jagd, mit allem, was dazu gehört, so wie es in der Urzeit üblich gewesen wäre, ist also beim heutigen Fleischverzehr nichts mehr übrig. Die natürliche Kost des Urmenschen bestand sicherlich aus reichlich Wildpflanzen. Doch gerade diese stoßen bei vielen leidenschaftlichen Fleischessern auf wenig kulinarischen Gefallen und werden von ihnen eher als „Kaninchenfutter" bezeichnet. Und noch eine ganz bedeutende Frage, die in diesem Zusammenhang besonders wichtig ist: Selbst wenn wir etwas über Millionen von

Jahren getan hätten, bedeutet dies dann, dass es auch zukünftig weiter so bleiben muss und wir das auch weiter so tun müssen?

Bedeutet das also, dass wir uns deshalb nicht ändern und auch nicht weiterentwickeln dürfen? In fast allen anderen Bereichen unseres heutigen Lebens unterscheiden wir uns längst von dem Leben, das unsere Ahnen führten. Warum muss also ausgerechnet unbedingt am Fleischverzehr festgehalten werden?

Fleisch ist für uns heute weder notwendig noch lebenswichtig

Auch heute glauben immer noch viele Menschen daran, dass Fleisch lebenswichtig sei. Dabei zeigen Millionen Vegetarier auf der Welt, dass dies nicht der Fall ist. Und zahlreiche vegan oder vegetarisch lebende Sportler zeigen, dass es offenbar andere Kraftquellen außer tierischem Eiweiß gibt. Die meisten Menschen, die Fleisch essen, führen an dieser Stelle die wichtige Eiweißquelle auf, die Fleisch ihnen liefern soll. Direkt danach folgen die Argumente von Eisen, Zink und Vitamin B12. Das Häm-Eisen sei im Fleisch schließlich in höherer Bioverfügbarkeit enthalten als das Nicht-Häm-Eisen aus pflanzlichen Lebensmitteln, da zum Beispiel in Getreide und Hülsenfrüchten neben Eisen und Mineralstoffen auch noch die sogenannte Phytinsäure die Bioverfügbarkeit dieser Mineralstoffe und Spurenelemente reduziert. Fleisch enthält zweifelsohne Eiweiß, denn es ist bekanntlich ein Stück aus einem perfekt funktionierenden Tierkörper, das auf dem Teller des Menschen liegt. Ein Tierkörper ist uns in Sachen

Eiweißzusammensetzung sehr viel ähnlicher als ein Salatblatt, eine Nuss, eine Hülsenfrucht oder eine Himbeere. Da der perfekte Tierkörper auf dem Speiseteller mit all seinen Muskeln und anderen Bestandteilen jedoch auch aus nichts anderem entstanden ist als aus Pflanzenkost, dürfte es einleuchtend sein, dass dies auch uns Menschen und unserem Körper gelingen müsste. Und so ist heute klar, dass eine rein pflanzliche, ausgewogene und vollwertige Ernährung den Menschen wunderbar und auch ausreichend mit Eiweiß versorgt. Eiweißmangel taucht nur dann auf, wenn sich jemand beispielsweise nur von Hirsebrei, Haferbrei, Reisbrei oder Polenta ernährt oder schlicht und einfach überhaupt nichts zu essen hat. In Ländern, in denen Hungersnöte und Mangelernährung herrschen, kann dies durchaus der Fall sein. Natürlich sind auch Eisen und Zink im Fleisch enthalten, jedoch nicht in höheren Mengen als in guten pflanzlichen Eisen- und Zinkquellen – es sei denn, der Mensch würde ausschließlich auf die Innereien eines Tieres zurückgreifen, denn diese besitzen überdurchschnittlich hohe Mengen an Spurenelementen. Doch der Verzehr von Tierinnereien ist heutzutage eher unüblich, deshalb finden sich die meisten Organe der Tiere auch nicht regelmäßig auf den Tellern der Fleischesser. Was die bessere Bioverfügbarkeit zuletzt genannter Mineralstoffe im Fleisch betrifft, so ist dies nicht der Rede wert. Eisenmangel und Anämien treten auch bei Fleischessern häufig auf und bei Untersuchungen wurde festgestellt, dass Vegetarier einen gleich hohen Zinkspiegel aufweisen wie Fleischesser. Da Vitamin C die Eisenaufnahme erhöht und gleichzeitig die vermeintlich resorptionshemmende Wirkung der Phytinsäure umfassend kompensiert, wird die angeblich schlechtere Bioverfügbarkeit der Mineralien und Spurenelemente aus Pflanzenkost aufgehoben. Denn eine vegetarische oder vegane Kost ist gleichzeitig sehr reich an Vitamin C, sodass es nicht einmal eine größere geistige Anstrengung oder besondere Kochkünste benötigt, diesen Effekt für sich zu nutzen. Vitamin B12 ist – nach offizieller Auffassung – ausschließlich in tierischen Lebensmitteln zu finden. Ob dies tatsächlich so ist, bleibt abzuwarten, da immer mehr Veganer mit den unterschiedlichsten pflanzlichen Lebensmitteln experimentieren, um rein vegane B12-Quellen ausfindig zu machen. Es ist jedoch anzunehmen, dass es wahrscheinlich noch nie eine reine vegane Ernährung gab. Erst ist in unserer modernen und ultrahygienischen Welt wurde dies möglich, denn abgesehen von Eiern, Insekten, Schnecken, Wildtieren und Mammuts aßen unsere Ahnen selbst mit der damaligen Pflanzenkost immer auch reichlich Vitamin B12 durch Kleinstlebewesen mit. Auf Beeren sitzen zum Beispiel kleine Käferchen, in Wurzeln stecken kleine Maden usw. Heute jedoch kommen solche Lebensmittel gar nicht erst in den Handel, sodass eine 100 % vegane Ernährung praktiziert werden kann. Vitamin B12 spielt also eine wichtige Rolle in der veganen Ernährung. Da Vitamin-B12-Supplemente aber weder sehr teuer noch schwierig einzunehmen sind und davon täglich auch nur wenige Mikrogramm nötig sind, ist dies wirklich kein Argument für das Töten und Verzehren von Tieren. Abgesehen von den Ergebnissen der Studie um Dr. Piazza gibt es meist noch weitere Argumente, die aufgeführt werden, wenn

Fleischverzehr gerechtfertigt und verteidigt werden soll. Auch davon möchte ich mir ein paar mit dir gemeinsam ansehen, um sie dann mit Bewusstsein zu hinterfragen.

Tiere essen schließlich auch Fleisch ...

Das ist ein besonders interessantes Argument. Es ist ein Argument, dass das fehlende Mitgefühl für die fleischliefernden Tiere rechtfertigt und vom Tisch wischt. Wenn es in der Natur üblich ist, keine emotionale Regung zu zeigen, dann scheint es bei uns auch normal zu sein. Es können dann Argumente kommen wie: „Ich habe noch keinen Geparden gesehen, der weinend und mit Gewissensbissen das gerade gerissene Zebrajunge verspeist." Bei solchen Erklärungen ist es dem Menschen möglich, sich mit einem Tier zu vergleichen und sich an dessen Verhalten zu orientieren, um das eigene Verhalten zu rechtfertigen. Und das, wo der Mensch doch in vielerlei Hinsicht in seinem Denken dem Tier überlegen sein will. Immer wieder wird betont, dass der Mensch als Krone der Schöpfung über dem Tier steht und es sich erlauben kann, das Tier zu essen. Wenn dem so ist, dann kann er auch andere Entscheidungen treffen. Denn schließlich hat der Mensch mit seinem Gehirn, Verstand und seiner Intelligenz andere Voraussetzungen als Tiere, die „instinktgesteuert" leben. Doch in solch einer Situation, wenn es der eigenen Argumentation nützt, stellt sich der Allesesser Mensch auf einmal freiwillig auf dieselbe Stufe mit „instinktgesteuerten" Wesen, und zwar nicht nur, was das fehlende Mitgefühl für das zu verspeisende Tier angeht. Auch haben die Tiere in der freien Wildbahn nicht die Wahl an

Möglichkeiten für die Art ihrer Ernährung wie viele Menschen auf unserem Planeten. Außerdem könnte sich der Mensch dann auch umgekehrt mit Tieren vergleichen, die Pflanzenfresser sind.

Der Mensch steht schließlich am Ende der Nahrungskette!

Das ist auch ein spannendes Argument, bei dem ich mich selbst immer wieder frage, ob dies dann gleichzeitig bedeutet, dass der, der an der Nahrungsspitze oder in einer Hierarchie ganz oben steht, sich einfach alles herausnehmen und erlauben kann. Der Stärkere oder Überlegene hat also das Recht dazu, sich herauszunehmen, wen er tötet und quält, wann er tötet und quält und wie er tötet und quält, nur weil er es kann? Diese Vorstellung lässt mich eine Gänsehaut bekommen. Außerdem ist es nur eine Frage der Perspektive. Denn wer ohne Waffen zur Verteidigung in der freien Wildbahn auf ein wildes Tier wie einen Braunbären oder ein Rudel jagender Löwinnen trifft, der wird ein ganz anderes Bild davon bekommen, wer am Ende der Nahrungskette steht.

Naturvölker essen auch Fleisch

Auch irritierend sind Hinweise auf schamanische Lehren, von denen man „viel über Naturverehrung, rituelles Töten, Respekt für alle Lebewesen" lernen könne. Alle Lebewesen seien eingebunden in einem Zyklus von fressen und gefressen werden. Es ist sehr einfach, so zu argumentieren, wenn man selbst nicht dieser täglichen Gefahr ausgesetzt ist. In aller Ruhe von fressen und gefressen werden reden kann sicher nur jemand, dem diese

Gefahr nicht oder nicht mehr selbst droht. Sicherlich ist es dem Tier, das geopfert werden soll, auch völlig egal, ob es rituell oder nicht rituell getötet wird. Ein möglichst schneller Tod, oder noch besser ein Leben ohne jeden Ritus wäre dem Tier sicher am allerliebsten. Außerdem ist es bei den Naturvölkern so, dass sie oft keine große Lebensmittelauswahl haben und Tiere töten müssen, um zu überleben, ein bisschen wie bei dem Spruch *„Der Zweck heiligt die Mittel."* Der Tod des Tieres bleibt sicherlich der gleiche und ein Leben wird gewaltsam genommen. Doch es ist ein großer Unterschied, ob ich ein Tier aus meiner eigenen Not des Überlebens heraus töte oder ob ich es aus Genusssucht töten lasse. Denn letzteres ist nicht lebensnotwendig und geschieht auch nicht aus einer Notsituation heraus. Und sicherlich sah in der einstigen Welt der Schamanen und Naturvölker das Leben und Überleben der Menschen ganz anders aus. Auch wenn Naturvölker heute noch freilebende Tiere für ihr Überleben töten, wird wohl kaum jemand ein solches Verhalten mit der unsäglichen Qual von Milliarden von Tieren vergleichen können, die allein und ausschließlich für den Genuss eines Luxus-Volkes lebenslang leiden und ohne jeden Respekt in den Tod gehen. Auch hier stellt sich wieder folgende Frage der Nachahmung der Urzeit-Lebensweisen und der Argumentation für diese: Warum wird aus dem Leben der Naturvölker und Schamanen nur der empfohlene und für uns bereits gängige und gewöhnte Fleischverzehr übernommen? Warum wird nicht auch gleichzeitig deren TV-Abstinenz oder deren Lehre im Einklang mit der Natur zu leben und der Abstinenz zu anderen Luxusannehmlichkeiten empfohlen?

Pflanzen werden auch getötet, um gegessen zu werden

Ja, das stimmt. Doch weiß jeder Mensch, dass die Zahl der getöteten Pflanzen steigt, wenn man sie zunächst dazu einsetzen muss, um ein Tier damit satt zu machen und zu mästen. 15 kg Getreide werden ungefähr benötigt, um 1 kg Rindfleisch zu produzieren. Würden die Tiere eine artgerechte Grundnahrung bekommen, wären es noch mehr Pflanzen pro Kilogramm Fleisch, da sie mit ihrer normalen Grundnahrung nicht so schnell an Masse zunehmen würden. 1 kg Fleisch macht dich vielleicht zwei Tage satt, 15 kg Getreide sättigen dich einen Monat lang. Somit ist die pflanzliche Ernährung also die, die das Leid auf unserem Planeten am geringsten hält.

Ohne Fleisch wäre unser Gehirn nicht so hoch entwickelt

Dies ist auch ein beliebtes Argument. Denn ohne Fleisch, so zumindest die Meinung mancher Forscher, wäre unser Gehirn wohl das eines Menschenaffen geblieben. Manchmal heißt es auch: „ohne gekochte Kost". Ob sich das Gehirn des Menschen jedoch nicht auch ohne Fleisch und ohne Gekochtes in seiner ganz speziellen Weise entwickelt hätte, so wie wir es heute kennen, vermag rückwirkend niemand mehr zu beurteilen.

Es hindert uns jedoch niemand daran, dieses wundervolle Gehirn, wie auch immer es entstanden ist, zu nutzen und zu erkennen, dass eine Ära des Fleischverzehrs und des Tierleids zu Ende geht, ja, dass sie sogar zu Ende gehen muss, wenn uns die Erde, die Natur und all diejenigen am Herzen liegen, die nach uns diesen wundervollen Planeten noch bewohnen möchten. Außerdem ist es unser Gehirn und unser Verstand, die uns aufgrund ihrer intellektuellen Herangehensweise wissen lassen, dass die Zeit nie stillsteht, dass Evolution auch heute immer noch weiter voranschreitet und nicht nur in der Geschichte und der Vergangenheit stattgefunden hat, sondern immer noch stattfindet. Dass sich mit dieser fortschreitenden Evolution auch langsam, aber stetig das Verhalten der Menschen ändert und wir einen anderen Umgang und eine andere Betrachtungsweise für überholte und ältere Verhaltensmuster erlernen und erkennen dürfen. Wir entwickeln uns weg von jener Spezies, die nur deshalb Fleisch isst, weil ihre Urahnen es auch taten, weil es so gut schmeckt, weil es so gut duftet und weil es so schnell und praktisch zubereitet ist. Wir entwickeln uns hin zu Menschen, die tatsächlich anders sind als jene Urahnen, die noch ihren Instinkten folgen mussten, um zu überleben. Wir sind Menschen mit Gefühlen für alle Geschöpfe dieser Erde – Menschen, die Weitsicht besitzen, und Menschen, die ganz bewusst die Verantwortung für ihr Leben übernehmen und es gestalten. Mit eben dieser Bewusstheit können wir entscheiden, dass für unseren Genuss Tiere weder gequält werden noch sterben müssen oder dass der gesamte Planet unter unserem unbewussten und respektlosen Verhalten zu leiden hat. Welches Zitat könnte in diesen Zusammenhang besser passen als folgendes:

Ich fühle zutiefst, dass geistiges Wachstum in einem gewissen Stadium uns gebietet, damit aufzuhören, unsere Mitgeschöpfe zur Befriedigung unserer leiblichen Bedürfnisse zu schlachten.

(**Mahatma Gandhi**)

Welche Argumente sprechen noch für einen Umstieg auf eine pflanzliche Ernährung?

Neben ethischen Argumenten, wie das Zitat von George Bernard Shaw, *„Tiere sind meine Freunde und meine Freunde esse ich nicht"*, gibt es noch eine Reihe weitere:

Emotionen und Medikamentenrückstände im Fleisch?

Wie ich bereits in vorangegangenen Kapiteln beschrieben habe, kann Fleisch Emotionen speichern. Lass uns an dieser Stelle noch etwas tiefer in dieses Thema eintauchen. Die Erkenntnis, dass Organe Emotionen speichern, wurde durch Organtransplantationen gewonnen. Viele Empfänger von Organspenden berichten darüber, dass sie Emotionen ihrer Spender empfinden. Sogar Erinnerungen mit entsprechenden Stimmungen der Spender werden erlebt. Dazu habe ich sehr spannende Bücher gelesen, die dieses Phänomen beschreiben, unter anderem *Intelligente Zellen* von Dr. Bruce Lipton und das Buch der betroffenen Organempfängerin Clair Sylvia, *Herzensfremd*. Meine Mutter war ebenfalls Organempfängerin und erhielt die Niere eines Mannes. Sie sagte immer wieder, dass sich etwas in ihrer Gefühlswelt und ihrem Körper verändert hätte, nachdem sie die neue Niere erhalten hatte. Sie fühlte, dass etwas anders war als zuvor. Damals konnte ich das nicht richtig verstehen und einordnen, heute schon. Das ist deshalb möglich, weil die Organe in der Lage sind, Energie zu speichern. Ein Atom besteht nämlich zu 99,999999999 % aus Energie und nur zu 0,000000001 % aus Materie. So wird z. B. bei einem Spenderherz die emotionale Energie des Spenderherzens freigesetzt und der Empfänger erlebt nun diese Emotionen erneut. Alle Gewebe und Organe unseres Körpers sind in der Lage, diese emotionale Energie unseres Körpers zu speichern, ganz gleich, ob es sich um die Haut, den Muskel, das Blut oder die Leber handelt. Dieselben Emotionen werden auch übertragen, wenn wir Fleisch oder Organe von Tieren essen. Die Energie und Emotionen, die in diesem Gewebe gespeichert waren, werden ebenfalls vom menschlichen Körper aufgenommen. Und diese Stimmung und Energie, die sich im Fleisch der Tiere eingeprägt hat, beeinflusst nun die Stimmung, das Verhalten und das Bewusstsein desjenigen, der dieses Fleisch verzehrt. Am Tag der Tötung, wenn das Tier zum Schlachthaus gebracht und dabei mit Gewalt konfrontiert wird, erlebt es Emotionen wie Panik und unermessliche Todesangst. Stell dir vor, welche Energien in den Zellen des Tieres gespeichert werden. Das Fleisch enthält die Energie von Trauma, Gewalt, Angst und Hoffnungslosigkeit.

Stell dir nun bitte einmal vor, wie die Tiere in der Massentierhaltung und leider überwiegend auch in der Bio-Haltung, wo oft nur das Siegel die Buchstaben „Bio" trägt, sonst aber nicht viel anders ist als bei regulärer Haltung, bis zum Tage der Schlachtung leben? Sie leben dort fernab von ihrem ursprünglichen Leben und dem, was sie normalerweise brauchen. Eingepfercht auf kleinstem Raum, um die Erzeugung des Fleisches rentabel zu machen. Kälbchen werden bereits kurze Zeit nach der Geburt von ihren Müttern getrennt. Dabei leiden Mutter und Kind. Kühe besitzen laut neuester Tierforschung die Intelligenz eines Kleinkindes. Ich bin letztens an einer Kuhweide vorbeigegangen und durfte dabei sein, als ein Kälbchen geboren wurde. Es war ein zauberhafter Moment, den ich dort beobachten konnte. Vor allem, als kurz nach der Geburt einige der anderen Kühe angelaufen kamen, um das neue Mitglied in ihrer Herde zu begrüßen, indem sie es beschnupperten und nach ihm schauten.

Ich selbst habe die letzten Jahre meines Fleischkonsums nur Biofleisch gegessen, da ich bereits gesehen hatte, wie schlimm Tiere in der Massentierhaltung leben. Doch im Grunde habe ich damit nur versucht, mein schlechtes Gewissen zu beruhigen, um meinen Fleischkonsum weiter rechtfertigen zu können, damit ich mich weiterhin in meiner Komfortzone bewegen konnte. Eines Tages habe ich damit aufgehört und mich mit offenem Herzen mit der Realität konfrontiert. Es gibt keine Bio-Schlachthöfe. Bio bedeutet im lateinischen *Leben*. Kann ein Schlachthof, der tötet, bio sein? Natürlich nicht, denn er ist auf das Töten der Tiere ausgelegt. Die Tiere werden schließlich in keinem Schlachthof zu Tode gestreichelt. Egal, wie gut oder schlecht das Tier vorher gelebt hat, spätestens im Schlachthof spielt das keine Rolle mehr. Viele Fleischesser halten das Töten der Tiere in der heutigen Schlachtung für „human". Aber das Töten oder Quälen von anderen Lebewesen aus rein egoistischen Gründen kann nie human sein. Wie sieht die Realität nun aus? Die kritischste Phase bei der Tötung ist die Phase vom fühlenden, empfindsamen Mitgeschöpf bis zu dessen Bewusstlosigkeit. Der Tod selbst wird bei allen Säugetieren durch Verbluten herbeigeführt. In einigen Ländern ist diese Methode sogar gesetzlich festgelegt. Das verblutende Tier, das bei Bewusstsein wäre, würde jedoch voller Panik um sich schlagen und treten, deshalb wird es zuvor betäubt.

Bio ist bei Fleisch also in ethischer Hinsicht keine Lösung, sondern nur Augenwischerei und eine Ausrede für bessergestellte Menschen, die sich den erhöhten Preis leisten können. Das Tier stirbt für den Genuss des Menschen. Durch denselben Schlachtvorgang enthält das Bio-Fleisch genauso viel Angst- und Panikhormone wie das konventionell erzeugte Fleisch, und diese werden ganz selbstverständlich mitverzehrt. Den meisten Menschen, die Fleisch essen, ist gar nicht bewusst, woher das Stück Fleisch kommt, das sie gerade essen. Auch das Bewusstsein dafür, wie oft sie tatsächlich Fleisch essen, wird von den meisten Fleischessern eher und gerne unterschätzt. Sie vergessen das belegte Schinkenbrötchen beim Bäcker, den Auflauf oder die Suppe mit Speckwürfeln, die Pizza mit Salami oder Kochschinken und noch viele weitere Situationen, in denen sie sich über ihren

Fleischverzehr nicht bewusst sind. Auch beim Auswärtsessen wird meist nicht danach gefragt oder die Fleischwahl unter den Kriterien getroffen, ob das Fleisch aus Bio-Tierhaltung stammt, was es in den wenigsten Fällen tatsächlich tut. Die Normalität sieht bei den meisten Menschen so aus, dass kaum jemand beim Gang in die Kantine, zur Imbissbude oder beim Restaurantbesuch darauf achtet, woher das Fleisch auf seinem Teller stammt. Der Marktanteil bei Biofleisch gerade in der Gastronomie ist noch wesentlich geringer als der im Verkauf.

Wie werden die Tiere getötet, deren Fleisch wir danach verzehren?

Bolzenschuss

Ein dicker Metallstift wird in den Kopf des Tieres geschossen. Damit wird ein Großteil des Gehirns zerstört. Aus der Sicht des Tierschutzes ist dies allerdings eine problematische Methode, da oft nicht exakt geschossen und getroffen wird. Die Tiere stehen in der Tötungsbox in Todesangst und Panik nicht still, daher geht mancher Schuss nicht nur sprichwörtlich gesehen ins Auge. So verursachen Bolzenschüsse unsägliche Qualen und Schmerzen, denn wenn der Bolzen das Gehirnareal nicht zerstört, bleibt das Tier weiterhin am Leben und wird oft nicht einmal betäubt. So ist es leider nicht selten, dass das Tier, während es zerlegt wird, wieder zu Bewusstsein kommt. So müssen unzählige Rinder das Häuten und Abschneiden ihrer Füße bei lebendigem Leib und Bewusstsein ertragen und können sich nicht mehr wehren, da sie mit den Hinterbeinen bereits an einem Förderband aufgehängt sind.

Elektroschock

Gerade in Kleinschlachthöfen werden viele Schweine mit einer Elektrozange betäubt. Sie sollen durch den elektrischen Schlag so lange gelähmt werden, bis sie ausgeblutet sind. Wenn der richtige Punkt am Kopf der Schweine getroffen wird, dann geschieht dies auch zuverlässig. Doch dort, wo im Akkord gearbeitet wird, wie auf den meisten Schlachthöfen, ist Quantität wichtiger als Qualität. Deshalb passieren Fehler bei der Betäubung. Geschwindigkeit geht über alles, denn Zeit ist Geld. Die falsch betäubten Schweine wachen während der Weiterverarbeitung wieder auf und erleben dabei, wie sie bei lebendigem Leib abgebrüht werden.

Gaskammern

In großen Schlachthöfen werden die Schweine oft in Gaskammern vergast. Die Vergasungsmethode wird als besonders tierfreundlich, modern und fortschrittlich angepriesen. Für die Schlachthofmitarbeiter ist es im Vergleich zu anderen Tötungsmethoden, an denen sie direkt beteiligt sind, wahrscheinlich tatsächlich „angenehmer". Die Schweine werden dabei lebend in eine Gaskammer getrieben, die sich anschließend in ein CO_2-Bad senkt. Kurze Zeit später erscheint die Kammer wieder, die Schweine sind betäubt und bereit für die Weiterverarbeitung. Es ist sicher eine sehr effiziente Methode, die sich besonders in Großbritannien immer mehr durchsetzt. Kein Mensch muss sich dem Trauma der Tötung aussetzen und selbst Hand anlegen. Dieser vollautomatischen Tötungsmethode wird wohl die Zukunft gehören, sofern die Menschen sich nicht mehrheitlich für eine humanere Gesellschaft und Lebensweise entscheiden. In der Werbung wird kolportiert, dass die Tiere friedlich im Gas einschlafen und einen „schönen Tod" haben. Im Angesicht der Vergangenheit, wirkt dies wie eine zynische Argumentation. In der Realität zeigen sich leider auf Filmaufnahmen andere Bilder. Die Schweine leiden in der Gaskammer über lange Zeit unter Atemnot und Erstickungsanfällen, bevor sie schlussendlich das Bewusstsein verlieren.

Halsschnitt/Schächten

Das Schächten ist wohl die umstrittenste Methode, Tiere zu töten. Sie beruht auf bestimmten religiösen Schriften, die besagen, dass Tiere, wenn sie getötet werden, verbluten sollen. Diese alten Schriften waren sicher für die damalige Zeit aus Sicht des Tierschutzes ein Fortschritt, denn es sollten nur noch im religiösen Rahmen und unter Aufsicht von speziell ausgebildeten Menschen mit einem sehr scharfen Messer Tiere getötet werden. Betäubung für Tiere, so wie diese heute auf Schlachthöfen praktiziert wird, war damals undenkbar. Bei jeder heutigen Schlachtung tritt der Tod der Tiere grundsätzlich durch Verbluten ein. Der Unterschied zum Schächten ist also „nur" der, dass das Tier zuvor noch betäubt wird, was aus Sicht des Tierschutzes abzulehnen ist. Verbluten an sich ist nicht schmerzhaft, ein Schnitt durch die Speise- und Luftröhre und den Kehlkopf ist jedoch sehr wohl mit extrem starken Schmerzen verbunden. Dazu kommt, dass viele Tiere in schächtenden Schlachthöfen umgedreht werden. Das Blut fließt dann nicht direkt aus dem Hals heraus, was den Todeskampf extrem verkürzen würde, sondern gelangt in die Luft- und Speiseröhre, was zu Erstickungsanfällen und noch mehr Todesangst führt. Der Todeskampf geschächteter Tiere ist auf diese Weise also wesentlich länger als oft angenommen.

Ich weiß nicht, wie es dir geht, wenn du diese Zeilen liest und dabei in dein Herz fühlst. Als ich mich mit der Tierhaltung und der Tötung von Tieren beschäftigt habe, war das für mich kaum auszuhalten und ich musste sehr oft weinen bei der Vorstellung daran, was wir diesen wundervollen und liebenswerten Geschöpfen antun. Meine logischen Schlussfolgerungen waren, nicht nur aus gesundheitlichen Gründen, sondern auch ganz besonders aus ethischen Gründen, keine Tiere mehr zu essen und aus dieser Spirale auszusteigen. Ich glaube, die meisten Menschen, die in ihr Herz fühlen und sich mit diesem Thema wirklich ernsthaft auseinandersetzen, wollen danach kein Fleisch mehr essen. Deshalb wird die Produktion von Fleisch und auch die Haltung der Tiere „unsichtbar" gemacht. Es werden Standorte gewählt, an denen möglichst wenig Menschen mitbekommen, was in diesen Anlagen wirklich abläuft. Doch mit welcher Begründung erlaubt sich der Mensch eigentlich, Tiere zu töten und zu essen? Am häufigsten wird das Argument angebracht, das der Mensch diesen Geschöpfen überlegen ist und es deshalb einfach kann. Und das stimmt. Der Mensch ist dem Tier mit seinen Tötungspraktiken überlegen und kann jedes Tier töten, das er töten möchte, vorausgesetzt, er hat die richtige Waffe dafür. Jeder, der sich hierbei auf das Recht des Stärkeren beruft, hat in dieser Hinsicht sicher recht, solange der Mensch sich hierbei einer Waffe bedient. Denn es gibt sicher einige Tiere, die dem Menschen körperlich weitaus überlegen sind. Auch bei jedem anderen körperlichen Vergleich schneidet der Mensch im Vergleich zu Tieren nirgends als Erster ab. Ein Adler hat eine bessere Sehkraft und kann auch noch fliegen. Ein Gepard kann viel schneller rennen und ein Gorilla ist wesentlich stärker als ein erwachsener Mensch. Es gibt also keinen körperlichen Aspekt, in dem der Mensch Tieren überlegen wäre. Delfine können besser schwimmen als der Mensch, große Tümmler haben ein differenzierteres Gehirn, Schweine können besser schnüffeln, Schimpansen können viel besser klettern als der Mensch, usw. Der Mythos, der bis vor wenigen Jahrzehnten noch galt, dass der Mensch dem Tier geistig weit überlegen sei, ist heute weitgehend revidiert und relativiert. Ein Kleinkind ist geistig sogar weniger weit entwickelt als viele Tiere im selben Alter. Eine Krähe zum Beispiel hat größere Fähigkeiten als ein Kleinkind. Dies konnte in vielen neueren Forschungsversuchen gezeigt werden. Bei diesen Versuchen wurde festgestellt, dass die Krähe, und viele andere Tiere ebenfalls, komplexe Probleme lösen können, um an ihr Futter zu gelangen. Sie sind sogar in der Lage dazu, Werkzeuge dafür zu benutzen und diese auch noch selbst herzustellen. Ein wichtiger Teil unseres Gehirns ist unser Gedächtnis. Doch auch hier ist der Mensch vielen Tieren unterlegen. Das sprichwörtliche Elefantengedächtnis ist tatsächlich so gut wie sein Ruf. Wenn ein Elefant in einer Steppe nur einmal ein Wasserloch gefunden hat, so wird er diese Stelle in seinem ganzen Leben nicht mehr vergessen. Diese Fähigkeit kann in Dürreperioden lebensrettend für ihn sein. Und ein Schimpanse in Japan löste eine kleine Sensation aus, als er bei einem Gedächtnistraining besser abschnitt als die menschlichen Teilnehmer.

Wie wundervoll es wäre, wenn wir Menschen allen Geschöpfen auf dieser Erde gegenüber Respekt und Liebe aufbringen würden. Was wäre das wohl für eine Welt?

Ich glaube, es wäre eine Welt, in der das Gesetz des Stärkeren ausgedient hätte und in der sich auch der Schwächere sicher fühlen könnte, da er wüsste, dass der Stärkere seine Schwäche nicht ausnutzen und gegen ihn verwenden würde. Es wäre eine Welt, in der Nächstenliebe nicht nur gepredigt, sondern gelebt würde, es wäre eine Welt, in der statt Spaltung und Trennung Verbundenheit herrschen würde. Es wäre eine Welt, in der wir wieder eine Vielfalt lieben würden, statt eine, in der alles und alle gleich gemacht werden soll. Es wäre eine Welt, in der wir auch das schwächste Geschöpf mit Liebe und Respekt behandeln würden. Was im Kleinen funktioniert, das funktioniert auch im Großen. Wer etwas verändern möchten, der darf zuerst bei sich selbst beginnen.

Leo Tolstoi hat einmal gesagt, solange es Schlachthöfe auf dieser Welt gäbe, würde es auch Schlachtfelder geben.

Was hat er damit gemeint? Ich interpretiere diesen Spruch von ihm folgendermaßen: Der Mensch, der sich am Ende der Nahrungskette sieht und sich deshalb das Recht herausnimmt, Tiere zu töten, kann auch frei darüber entscheiden, wen er für seine Zwecke unterwirft und gegebenenfalls auch dafür tötet.

Doch wo ist hier mit der Unterwerfung Schluss, wo und bei wem hört sie auf?

Dass der Mensch bei Tieren nicht Halt macht, zeigen bereits unzählige Kriege, die seit Jahrhunderten auf unserer Welt herrschen.

Der Mensch „unterwirft" also auch andere Menschen, dessen Meinung und Ansichten nicht in sein Weltbild passen. Der Überlegene nimmt auch hier das Recht des Stärkeren für sich in Anspruch und macht auf diesem Weg vor drastischen Maßnahmen wie Krieg nicht Halt, der Tod, Armut und Leid über die Menschen bringt. Ich denke, Tolstoi meinte mit diesem Spruch: Solange der Mensch den Respekt nicht für alle Lebewesen dieser Erde aufbringt, wird es kein Ende von Krieg und Elend geben und kein Frieden herrschen.

Was bedeutet Karnismus und warum isst du nur bestimmte Tiere und andere nicht?

Hast du dich oder jemand anderen schon einmal gefragt, warum du oder er Fleisch isst? Die meisten Menschen, so auch ich damals, werden erst einmal überrascht und vielleicht auch irritiert reagieren, da sie sich darüber noch keine Gedanken gemacht haben. Andere wiederrum werden vielleicht beschönigend und relativierend argumentieren, dass sie doch nur selten Fleisch essen. Viele Ausflüchte sind in dieser Aussage zu erkennen; so war es auch bei mir noch vor einigen Jahren. Ich glaube, das liegt daran, dass ansonsten vernünftige Menschen ihren Fleischkonsum so oberflächlich legitimieren und rechtfertigen wollen. Offenbar kennen viele den wahren Grund nicht und haben deshalb ein schlechtes Gewissen oder es werden oberflächliche Gründe vorgeschoben, um sich nicht tiefer mit dem Thema des Tötens und Tierleids auseinandersetzen zu müssen. Ich kann das absolut verstehen, doch hilft es weder den Tieren dabei, auf Dauer keine Qualen und den vorzeitigen Tod erfahren zu müssen, noch den Menschen, weniger Stresshormone, Medikamentenrückstände und gespeicherte Emotionen zu verzehren. Es hilft unserer Umwelt und auch dem Welthunger nicht, die Tatsachen zu verdrängen. Denn Tatsachen schaffen wir nicht aus der Welt, indem wir sie ignorieren.

Wie ist es also möglich, dass trotz der ganzen Fakten, die gegen einen Fleischkonsum sprechen, noch immer 90 % der Menschen im deutschsprachigen Raum Rinder, Hühner und Schweine als Nahrungsmittel ansehen? Und weshalb betrachten wir nicht auch unsere Katzen und Hunde als Nahrung und bezeichnen diese als unsere *Haustiere*? Es gibt Länder auf dieser Welt, in denen keine Schweine gegessen werden und dafür Hunde auf dem Speiseplan stehen. Es ist also keine Frage des Tieres, das wir als Haus- oder Nutztier beschreiben, sondern eher eine Frage der Kultur des jeweiligen Volkes und Landes und lässt sich nur schwer begründen, denn bei dieser Einteilung der Tiere geht es nicht um Wissenschaft, sondern um Ideologie. Eine der ersten Wissenschaftlerinnen, die sich mit diesem Thema auseinandergesetzt hat, ist die amerikanische Psychologin Prof. Dr. Melanie Joy. Sie analysiert in ihrem Buch, *Warum wir Hunde lieben, Schweine essen und Kühe anziehen*, wie es zu dieser Ideologisierung der Einteilung in Haus- und Nutztiere kommt. In Anlehnung an den Begriff „Vegetarismus" bezeichnet sie die Überzeugung, dass gewisse Tierarten zum Essen da sind, als „Karnismus". Dieser Begriff soll keine Wertung darstellen, sondern aufzeigen, dass das Essen von Tieren ebenso eine Ideologie ist wie das Nichtessen von Tieren. Deshalb lebt ein Karnist auch nach einer anderen Ideologie als ein Veganer oder Vegetarier. Nur gab es bisher keine treffende Bezeichnung für jemanden, der Fleisch isst, da Fleisch essen immer als normal angenommen wurde, ohne es zu hinterfragen oder zu begründen. Der Begriff macht deutlich, dass Fleischessen aus Ideologie geschieht und nicht aus biologischem Bedürfnis oder weil man als Fleischesser geboren wurde. Das gibt gleichzeitig jedem Menschen die Freiheit und die Verantwortung zurück, eine Entscheidung zu treffen, unter welchen Grundsätzen er sein Leben führen möchte. Bei der Ernährung ist also auch immer Ideologie im Spiel: Entweder du bist Karnist und konsumierst Fleisch oder du bist Vegetarier oder Veganer und konsumierst kein Fleisch.

Da der Karnismus jedoch normal und weitverbreitet ist, wird vielen Menschen gar nicht bewusst, dass sie einer Ideologie folgen. Fleischkonsum ist nicht überlebensnotwendig, sondern sogar ungesund, und die Massentierhaltung und die beschriebenen Zustände von Großschlachthöfen werden ohnehin von den meisten Menschen abgelehnt. Nur die kulturellen Umstände, die von Karnismus geprägt sind, sorgen dafür, dass viele Menschen Fleisch essen, ohne dies bewusst zu hinterfragen. Um dies zu verändern, ist es an erster Stelle wichtig, sich bewusst mit diesem Thema auseinanderzusetzen. Bewusstsein ist der Schlüssel für deine Veränderung! Gerade Ernährungsgewohnheiten und antrainiertes Verhalten sind ohne Bewusstsein dauerhaft fast nicht zu verändern. Der Fleischverzehr ist heutzutage meist eine unbewusste Ideologie, die dem Betroffenen selbst gar nicht richtig klar ist. „Man hat es eben immer schon so gemacht", ist dann oft die erste Antwort für sich und andere, um diese Ideologie zu begründen.

Melanie Joy hat mit dieser Bezeichnung eine Ideologie benannt, die sonst im Verborgenen versteckt ist. Es geht nicht darum, sich zwischen Veganismus oder keiner Ideologie zu entscheiden, sondern um die Wahl zwischen den Nahrungsideologien des Vegetarismus, Veganismus oder Karnismus. Viele gute Gründe sprechen für eine Entscheidung für Vegetarismus und Veganismus.

Wie kann es sein, dass wir auf der einen Seite Tiere lieben und sie auf der anderen Seite töten und essen?

Da das Phänomen des fleischessenden Tierfreundes weitverbreitet ist, hat sich die Psychologie diesem Widerspruch gewidmet und ihn analysiert. Die Frage, wie dieses widersprüchliche Verhalten möglich ist, stand bei der Analyse im Vordergrund. In der Psychologie heißt eine Situation, bei der zwei widersprüchliche Gedanken aufeinanderprallen, wie hier in diesem Beispiel, Tiere zu lieben und sie gleichzeitig zu töten und zu essen, kognitive Dissonanz. Da beide Gedanken – auf der einen Seite, Tiere zu mögen, und auf der anderen Seite, sie zu töten und zu essen – für den „fleischessenden unbewussten Tierfreund" wichtig sind, muss er einen davon für sich uminterpretieren. Die Dissonanzreduktion geschieht durch einen Mechanismus: Während jemand Fleisch isst, distanziert er sich psychologisch und emotional von der Tierart, die er gerade verspeist. Er gesteht dann zum Beispiel beim Essen eines Kalbsschnitzels Kälbern weniger Intelligenz, Leidensfähigkeit und Gefühle zu, obwohl keinerlei Grund zu der Annahme besteht, dass ein Kalb weniger dieser Eigenschaften besitzen sollte als zum Beispiel ein Hund oder eine Katze. Da die meisten Menschen sehr häufig Fleisch von bestimmten Tierarten essen, prägen sich solche Dissonanzreaktionen als Fehleinschätzung tief in ihr Unterbewusstsein ein. Wenn nun dieselbe Person jedoch ein niedliches Kälbchen mit seinen großen Kulleraugen auf einer Wiese sieht und es vielleicht streichelt und Kontakt zu ihm aufnimmt, wird sie ein ganz anderes Bild des Tieres wiedergeben, da sie in dieser Situation mit dem Gefühl und Gedanken des Tierfreundes wieder stärker verbunden ist als mit dem des Fleischessers.

Krankheiten, die in Folge einer einseitigen Ernährung mit Milch, Fisch, Industriezucker und hohem Fleischkonsum entstehen können

Viele Krankheiten beginnen schleichend und können sich bis zum Ausbruch über einige Jahre hinziehen. Die meisten Krankheiten haben dabei gleich mehrere Ursachen, aber jeder fünfte Todesfall weltweit ist auf falsche Ernährung zurückzuführen. Dies konnte in der Lancet-Studie nachgewiesen werden. Deshalb ist es sehr erstaunlich, dass die Ursachen vieler schwerer Krankheitsbilder, deren Wurzeln zu einem großen Teil möglicherweise in einer falschen Ernährung zu finden sind, der Schulmedizin heute noch unbekannt sind. Dies betrifft insbesondere chronische Erkrankungen. Durch die Vorgehensweise des Reduktionismus findet sie zwar viele einzelne Faktoren, ein großer Überblick und die Ganzheitlichkeit bleiben der Schulmedizin jedoch weiterhin verborgen. Was genaue Auslöser und tiefer liegende Muster chronischer Krankheitsbilder sind, kann kaum vorhergesehen werden. Zum Teil liegt das sicher daran, dass viele Ärzte der Schulmedizin den Körper größtenteils getrennt von der Psyche betrachten. Es gibt auch körperliche Ursachen, die Krankheitsbilder fördern. Diese werden zwar nicht mehr ignoriert, dennoch oftmals stark unterschätzt. Dazu gehören z. B. Mangel an Bewegung, gesunder Ernährung und frischer Luft. So liegt es auf der Hand, dass eine rein vegane Ernährung nicht alle Krankheitsbilder heilen kann, jedoch trägt sie bei vielen entscheidend zu einer Vorbeugung der Erkrankungen und Unterstützung bei der Heilung bei. Du entmündigst dich selbst, wenn du glaubst, Krankheit sei ein Zufall und du könntest nichts dagegen unternehmen. Mal sind es die Gene, die Schuld sein sollen, oder das Alter, jedenfalls nichts, was man selbst beeinflussen könnte. Wenn du jedoch damit beginnst, dir die Risikofaktoren für bestimmte Krankheitsbilder genauer anzuschauen, fällt auf, was auch die offiziellen Zahlen der Europäischen Union zeigen: Von den zehn größten Risiken sind neun persönlich beeinflussbar. Das ist doch eine supergute Nachricht, oder?

Der größte Risikofaktor ist offiziell immer noch das Rauchen. Das ist ganz sicher persönlich beeinflussbar, und die Anzahl der Raucher nimmt glücklicherweise auch immer weiter ab. Neben den legalen Drogen wie Tabak, Alkohol und illegalen Drogen wird auf der Risikoliste auch noch Bewegungsmangel aufgeführt. Alle weiteren Faktoren können in der Regel durch eine gesunde, vollwertige, vegane Ernährung günstig beeinflusst werden. Dazu zählen hoher Blutdruck, Adipositas, hoher Blutzuckerspiegel, hoher Cholesterinspiegel sowie Mangel an Gemüse und Obst. Und selbst die Bewegungslust von Bewegungsmuffeln wird unter einer pflanzlichen, vollwertigen Kost wissenschaftlich nachweisbar gesteigert. Es ist also nicht übertrieben, wenn die Wissenschaft bereits sagt, dass es eine Sitzkrankheit gibt. Bei diesem

Krankheitsbild werden sich die Probleme nicht nur sinnbildlich angesessen. Offiziell sind Alter und Gene zwar zwei beliebte Sündenböcke, auf die gern möglichst alles abgeschoben wird, dies lenkt aber in erster Linie davon ab, wie viel wir selbstverantwortlich für unsere Gesundheit tun können, wenn wir mit Selbstliebe und Respekt Verantwortung für uns selbst übernehmen. Mittlerweile stellen auch die Befürworter der genetischen Komponente immer mehr fest, wie stark diese Komponente überbewertet wurde. Die relativ junge Wissenschaft der Epigenetik steht ebenfalls dafür und zeigt uns, dass bestimmte krankheitsbestimmende Gene durch Ernährung und unsere Lebensweise an- oder abgeschaltet werden können. Doch wie sieht denn nun ein Zusammenhang zwischen einer gesunden, vollwertigen, veganen Ernährung und bestimmten Krankheitsbildern aus?

Übergewicht und Adipositas

Etwa zwei Drittel der Männer und etwas mehr als die Hälfte aller Frauen in Deutschland sind übergewichtig. Dies bringt nicht nur schwere gesundheitliche Folgen für jeden Einzelnen mit sich, sondern belastet auch das Gesundheitssystem mit 29 Milliarden Euro. In den meisten Fällen entsteht Übergewicht durch eine Kombination aus falscher Ernährung und mangelnder Bewegung. Nicht außer Acht zu lassen ist die seelische Komponente, denn gerade Essen wird oft zur Kompensation von Gefühlen und seelischen Problemen genutzt. Unsere Essgewohnheiten werden zu einem großen Teil durch die Säuglingszeit und Kindheit geprägt sowie das soziale Umfeld und psychologische Faktoren, denn das Essverhalten steht in enger Wechselwirkung mit Emotionsregulation. Negative Stimmungen wie Kummer, Trauer, Leid oder auch Stress führen bei vielen Menschen zu einem geringeren Appetit. Erst wenn durch den Verzehr eines Produktes unsere Stimmung angehoben wird, essen wir dieses Produkt mit Vorliebe. Positive Stimmungen hingegen, wie Freude und Lust, führen eher zu einem gesteigerten Appetit.

Eine schlechte Ernährung wird generell zu einem Krankheitsrisiko, da Übergewicht oftmals nur der Einstieg ist und ernährungsabhängigen Krankheiten die Türe öffnet. Die Folgen von Übergewicht und falscher Ernährung bergen, wie bereits erwähnt, das Risiko für weitere Folgeerkrankungen. Dazu gehören unter anderem Diabetes mellitus Typ 2, Herz-Kreislauf-Erkrankungen, Krebs, Gicht, Störung der Blutgerinnung, Gallensteine, nicht-alkoholische Fettleber, Schlafapnoe, Erkrankungen des Skeletts und Bewegungsapparats, Fruchtbarkeitsstörungen, Erektionsstörungen, Hauterkrankungen, reduzierte Beweglichkeit und Ausdauer sowie psychosoziale Probleme. Das ist eine lange Liste, die ein hohes Potenzial an gesundheitlichen Problemen mit sich bringt. Glücklicherweise gibt es viele Möglichkeiten, eigenverantwortlich und selbstständig etwas gegen diese Krankheiten zu unternehmen. Und da du gerade dieses Buch liest, bist du sicher auf dem besten Weg dorthin, die Verantwortung für dich und deine Gesundheit von Körper, Geist und Seele mit voller Liebe und Respekt für dich zu übernehmen. Ein Ausstieg von Übergewicht und Adipositas liegt in der Behandlung der Ursache, also in der Umkehr von bisherigen Ernährungs- und Bewegungsgewohnheiten, die erst dazu geführt haben, dass es so weit gekommen ist. Krankheiten, die durch einen unangemessenen Lebens-, Bewegungs- und Ernährungsstil entstanden sind, können ganz einfach durch die Abkehr von diesem Stil mit einer angemessenen Lebens-, Bewegungs- und einer vollwertigen, pflanzlichen Ernährungsweise therapiert werden.

Diabetes mellitus Typ 2

Eine heute weitverbreitete ernährungsbedingte Krankheit ist Diabetes mellitus Typ 2. Früher wurde er noch als Alterszucker bezeichnet, heute leiden bereits viele Kinder unter dieser Krankheit. Durch einseitige Ernährung kann durch einen krankhaft erhöhten Blutzuckerspiegel eine Insulinresistenz entstehen. Das passiert durch eine Überernährung und die vermehrte Einlagerung von Bauchfett. Dementsprechend zählen vor allem Fehlernährung, mangelnde Bewegung und Übergewicht zu den Risikofaktoren. Spätschäden, die bei Diabetes auftreten können, sind Atherosklerose, neurologische Störungen, Erkrankungen der Netzhaut sowie Entzündungen und Gefäßveränderungen in den Nieren. Diabetes mellitus Typ 2 ist eine Krankheit, die als Folge einer unausgewogenen Ernährungsweise entsteht, deshalb liegt ein wesentlicher Beitrag zur Krankheitsvermeidung in der Umstellung der Essgewohnheiten. Auch eine allgemein gesunde Lebensweise mit ausreichend Bewegung und einer vollwertigen, gesunden, pflanzlichen Ernährung bringt Körper, Geist und Seele wieder zurück in ihr Gleichgewicht.

Bluthochdruck

Krankheiten, die das Herz-Kreislauf-System betreffen, stellen weltweit mit circa 30 % die häufigste Todesursache dar. Allein in Deutschland starben im Jahr 2019 über 300 000 Menschen an Herz-Kreislauf-Erkrankungen. Und obwohl die Lebenserwartung in den westlichen Ländern steigt, wächst gleichzeitig das Risiko, an Herz-Kreislauf-Erkrankungen zu sterben. Die häufigsten ernährungsabhängigen Erkrankungen des Herz-Kreislauf-Systems sind Bluthochdruck und Atherosklerose. Bluthochdruck, in der Medizin als Hypotonie bekannt, ist eine Zivilisationskrankheit der Moderne. Etwa 44 % der Deutschen leben mit Bluthochdruck. Männer sind im Durchschnitt etwas anfälliger für Bluthochdruck als Frauen. Auch Hypotonie ist ein Risikofaktor und Türöffner für viele weitere ernährungsbedingte Folgeerkrankungen. Risikofaktoren für Bluthochdruck sind Übergewicht, eine hohe Zufuhr von gesättigten Fettsäuren sowie der Konsum von Eiern, Fisch und Fleisch. Weitere Faktoren, die den Blutdruck erhöhen, sind Stress, Nikotin-, Alkohol- und erhöhter Kochsalzkonsum sowie ein hohes Lebensalter. An dieser Stelle möchte ich gerne noch einen Hinweis ergänzen: In den letzten Jahren wurden die Grenzwerte für Blutdruck immer weiter nach unten gesenkt. 1980 lag der Grenzwert noch bei 160 zu 100, wohingegen mittlerweile schon bei einem Wert von 140 zu 90 von Hypertonie ersten Grades gesprochen wird. Die Senkung dieses Grenzwertes sorgt dafür, dass weit mehr Menschen nun als „krank" gelten und die Pharmaindustrie mit blutdrucksenkenden Mitteln hohe Gewinne einfährt. Die spannende SWR-Doku „Im Land der Lügen" zeigt, dass dies bei Diabetes-Grenzwerten ähnlich ablief. Dennoch kann und sollte Bluthochdruck als ein ernstzunehmendes Krankheitsrisiko wahrgenommen werden, gegen das nicht nur Pillen, sondern auch und besonders eine gesunde Lebensweise im Einklang von Körper, Geist und Seele dauerhaft und präventiv wirken.

Arteriosklerose

Bei einer Arteriosklerose, umgangssprachlich auch Arterienverkalkung, spricht man von einer Verkalkung der Blutgefäße, da diese durch Ablagerungen überschüssiger Substanzen verstopft sind und an Elastizität verloren haben. Diese Überschüsse werden als Plaque bezeichnet. Das Risiko, an einer Arteriosklerose zu erkranken, steigt mit zunehmendem Lebensalter. Durchschnittlich sind Männer häufiger betroffen als Frauen. Arteriosklerose entsteht vor allem durch eine ungesunde, überwiegend einseitige Ernährung mit der Folge einer gestörten Glukosetoleranz, schlechten Blutfettwerten sowie Übergewicht und Adipositas. Weitere ernährungsbedingte Faktoren sind erhöhtes Lipoprotein, Diabetes mellitus und erhöhte Homocysteinwerte. Die Blutfettwerte sind ein erstes Indiz für die Entstehung einer Arteriosklerose. Wenn die Werte schlecht ausfallen, können die Blutgefäße mit einem Ultraschall, Elektrokardiogramm oder einem Herzkatheter untersucht werden. Durch die Ablagerungen in den Blutgefäßen steigt auch der Blutdruck. Dies kann auch zu den ersten Verstopfungen gesamter Gefäße führen. Eher harmlose Folgen sind Durchblutungsstörungen oder Taubheitsgefühle. Richtig problematisch wird es dann, wenn Gefäße direkt am Herzen verstopft sind, da dies zu Herzinfarkt führen kann. Arteriosklerose ist eine sehr ernstzunehmende ernährungsassoziierte Krankheit, die verhindert werden kann.

Arterienverkalkung beginnt häufig in der Kindheit. Bereits mit 10 Jahren sind die Arterien „normal" essender Kinder mit einer Fettschicht ausgekleidet. Mit 20 bis 30 Jahren sind bereits deutliche Kalkschichten zu erkennen. Umso wichtiger ist es, so früh wie möglich schützende Maßnahmen zu ergreifen. Schon seit vielen Jahren weisen Wissenschaftler darauf hin, dass sich die Ablagerungen in den Blutgefäßen in der Kindheit bilden und sich dann, zumeist unerkannt, im Laufe der Jahrzehnte weiterentwickeln. Mit 40, 50 oder 60 Jahren kommt es dann „plötzlich" zu Brustschmerzen, verringerter Leistungsfähigkeit oder sogar zu einem verfrühten Tod durch einen Herzinfarkt oder Schlaganfall. 2012 veröffentlichte der Kardiologe Dr. Steve Grundy mit Dr. Daniele Steinberg von der University of California San Diego einen Artikel, in dem es hieß: Wir dürfen nicht vergessen, dass Arteriosklerose schon in der Kindheit mit sogenannten fatty Streaks beginnt. Diese „Fettstreifen" sind ein frühes Anzeichen einer Arterienverkalkung. Die ersten mit Cholesterin gefüllten Zellen sammeln sich dabei streifenförmig an den Gefäßwänden. Die Fettstreifen bleiben zunächst völlig asymptomatisch, stören den Blutfluss in den Gefäßen noch nicht und führen noch nicht zu Thrombosen. Es handelt sich jedoch bereits um eine Vorstufe, die sich im Laufe der Jahre weiterentwickelt und in späteren Jahren zu Herzinfarkten und Thrombosen führen kann. Je früher du also damit beginnst, dich gesund zu ernähren und gesund zu leben, desto besser ist es für dich und deine Gefäße.

Krebs

Bei einer Krebserkrankung kommt es zu einem erhöhten Zellwachstum bzw. einer Gewebeneubildung, die im schlimmsten Falle zum Tode führen kann. Der Nährboden für die Entstehung einer Krebserkrankung liegt oft im Lebensstil und einer einseitigen Ernährung begründet. Übergewicht, tierische Proteine, zu wenig Ballaststoffe sowie viele gegrillte, gepökelte und geräucherte Lebensmittel erhöhen das Krebsrisiko. Der exakte Anteil von Ernährung an der Krebsentstehung ist schwer zu untersuchen; vermutlich liegt er bei 30–35 %.

Hochrechnungen des Robert-Koch-Institutes (RKI) zufolge starben 2006 hierzulande 210 000 Menschen an Krebs. Im Jahr 2010 waren 450 000 Menschen an Krebs erkrankt, 246 000 Männer und 204 000 Frauen. Im „British Journal of Cancer Research" wurde eine Studie veröffentlicht, die von 40 % vermeidbaren Krebsfällen berichtet. Das würde allein für Deutschland 180 000 Tumorfälle bedeuten, die verhindert werden könnten. Rudolf Kaaks, Leiter der Epidemiologie von Krebserkrankungen am Krebsforschungszentrum in Heidelberg, hält 40 % sogar noch für vorsichtig kalkuliert. Damit wäre die Entstehung von Krebs durch falsche Ernährung stärker zu gewichten als Nikotin- oder Alkoholkonsum. Eine vollwertige, natürliche, vegane Ernährung bietet so viele Vorteile im Hinblick auf die Krebsprävention. Sie enthält keine tierischen Proteine, die das Zellwachstum anregen und beschleunigen, und sie führt auch seltener zu Übergewicht. Stattdessen senken Obst und Gemüse sowie die vielen Ballaststoffe, die in der pflanzlichen Ernährung ausreichend vorkommen, die verschiedenen sekundären Pflanzenstoffe und Selen das Risiko, an Krebs zu erkranken.

Osteoporose

Osteoporose wird im Volksmund auch häufig als Knochenschwund bezeichnet. Dieser entwickelt sich meist schleichend und zunächst unbemerkt. Durch eine bereits fortgeschrittene Osteoporose erhöht sich das Risiko für Knochenbrüche. Im Körper unterliegt alles einem ständigen Auf- und Abbau, so auch bei unseren Knochen. Dort werden ständig Knochenzellen abgebaut und wieder erneuert. Damit diese Prozesse jedoch reibungslos funktionieren, sind bestimmte Nährstoffe, eine entsprechende Lebensweise und Vitamine nötig. Risikofaktoren, die eine Entstehung von Osteoporose begünstigen, sind ein niedriger Vitamin-D-Spiegel, Bewegungsmangel, Alkohol-, Koffein- und Nikotinkonsum und ganz besonders die Ernährung. Zu den ernährungsbedingten Risikofaktoren zählen ein hoher Konsum tierischer Proteine, zu wenig Kalzium, Obst und Gemüse sowie eine hohe Zufuhr an Phosphat und Kochsalz. Um eine Osteoporose mit Ernährung zu therapieren, sind eine angemessene Kalziumzufuhr, ausreichend Obst und Gemüse und eine ausreichende Zufuhr von Vitamin D notwendig, da dieses für die Kalziumresorption des Knochens benötigt wird. Sojaprodukte scheinen ebenfalls eine positive Wirkung auf deine Knochengesundheit zu haben, was sehr wahrscheinlich an Soja-Isoflavon liegt, denn eine der wichtigsten Ursachen für den Knochenabbau ist die natürliche Verringerung des Östrogenspiegels. Deshalb sind Frauen in den Wechseljahren besonders von einem Osteoporoserisiko betroffen. Pflanzliche Östrogene wie Isoflavone in der Sojabohne oder im Rotklee können diesen Prozess verzögern, wie eine Studie der Universität Missouri 2018 aufzeigte. Im Optimalfall wird die Osteoporose-Therapie, neben der Umstellung auf eine gesunde Ernährung, mit einem Training zum Muskelaufbau verbunden. Ebenso sollten auch Gleichgewichtsübungen im Trainingsplan enthalten sein, um die Muskulatur zu stärken und das Sturzrisiko zu minimieren.

Gicht

Gicht ist eine Purin-Stoffwechselerkrankung, bei der durch die Ablagerung von Harnsäurekristallen an den Gelenken schmerzhafte Entzündungen und Schwellungen entstehen. Da Purine hauptsächlich über die Nahrung aufgenommen werden, ist Gicht eine ernährungsbedingte Krankheit. Harnsäure ist ein Endprodukt des Purinabbaus und wenn es die Niere als Entgiftungsorgan nicht schafft, ausreichend Harnsäure auszuscheiden, kommt es zu einem Kristallisationsprozess. Somit sollten auch purinreiche Lebensmittel wie Innereien, Fleisch, Wurst und Fisch sowie sämtliche Meereserzeugnisse gemieden werden. Wenn die Purinzufuhr wieder absinkt, kann durch eine purinarme Ernährung der Harnsäurespiegel gesenkt werden, sodass die Harnsäure wieder über die Niere ausgeschieden wird und der Kristallisationsprozess ausbleibt. Interessant hierbei ist, dass pflanzliche Proteinquellen, die Purine enthalten, im Vergleich zu den tierischen keinen vergleichbaren Anstieg der Harnsäure verursachen. Auch hier gibt es wieder gute Therapiemöglichkeiten durch eine vollwertige, pflanzliche Ernährung, die bei Gicht wahre Wunder bewirken kann. Dadurch, dass dem Körper nun kaum noch Purine zugeführt werden, sinkt der Harnsäurespiegel und es kommt zu keiner weiteren Kristallisierung. Der Körper ist somit in der Lage, nach und nach bestehende Kristalle abzubauen, wodurch die Symptome verschwinden. Weiterhin ist es ebenfalls empfehlenswert, auf Alkohol und isolierte Fruktose zu verzichten. Diese beiden Punkte sollten jedoch nicht nur zur Vermeidung einer Gichtkrankheit beherzigt werden.

Diarrhö

Diarrhö, im Volksmund Durchfall genannt, kann verschiedene Ursachen haben. Bei sekretorischer Diarrhö liegt ein bakterieller oder viraler Infekt zugrunde, z. B. bei einer Magen-Darm-Erkrankung. Der Körper versucht dann, möglichst schnell Viren und Bakterien auszuscheiden, um sich von ihnen zu befreien. Deshalb ist auch eine medikamentöse Behandlung, die den Durchfall zurückhält und die Ausscheidung blockiert, eher kritisch zu sehen. Eine sichere Alternative dazu sind Flohsamenschalen, Heilerde oder die Morosche Karottensuppe (auch Moro-Suppe genannt, Rezept am Ende des Kapitels), bei der durch das lange

Kochen der Karotten sogenannte Oligosaccharide gebildet werden, die im Darm an die Krankheitskeime andocken, sodass diese schneller ausgeschieden werden. Besonders wichtig ist dabei, dem Körper ausreichend Flüssigkeit zuzuführen, damit er nicht dehydriert. Nach einer Durchfallerkrankung ist es äußerst sinnvoll, den Darm und seine Schleimhäute wieder mit Prä- und Probiotika aufzubauen. Präbiotika, die grundsätzlich in ausreichender Form täglich mit der Nahrung aufgenommen werden sollten, sind das „gute Futter" der wichtigen probiotischen Bakterienkulturen in deinem Darm. Eine Ernährung, die reich an Gemüse und Obst ist, führt zu einer Diversität der Darmflora. Bei Veganern kommen mehr entzündungshemmende und protektive Bakterien im Darm vor als bei Mischköstlern. Durch die erhöhte Ballaststoffzufuhr in einer vollwertigen, pflanzlichen Ernährung werden mehr kurzkettige Fettsäuren verstoffwechselt und der pH-Wert im Stuhl wird saurer. Dadurch sinkt gleichzeitig die Zahl der krankheitserregenden und schädlichen Fäulnisbakterien im Darm. Ein chinesisches Sprichwort heißt nicht umsonst *„Im Darm liegt der Ursprung von Gesundheit oder Krankheit"*.

Die Morosche Karottensuppe ist eine Karottensuppe, die der renommierte österreichische Kinderarzt Ernst Moro Anfang des 20. Jahrhunderts – nach altem Hausrezept zubereitet – erfolgreich bei Kindern mit Durchfallerkrankung verwendete. Sie besteht ausschließlich aus Möhren, Wasser und Salz und lässt sich schnell und einfach zubereiten. Sie muss anschließend ordentlich püriert werden und hält sich im Kühlschrank für circa zwei Tage.

Rezept für Morosche Karottensuppe:

500 g Karotten

1 l Wasser

1 TL Salz etwas abgekochtes Wasser zum Auffüllen

<u>Zubereitung:</u>

1. Karotten schälen und klein schneiden.
2. 1 l Wasser zum Kochen bringen und die Karotten darin für 1,5 bis 2 Stunden köcheln lassen.
3. Anschließend pürieren und die Suppe wieder mit abgekochtem Wasser auf einen Liter auffüllen (die Konsistenz sollte wie die von Joghurt sein).
4. Etwas Salz zugeben.

Obstipation

Obstipation, im Volksmund Verstopfung genannt, ist eine subjektiv empfundene nicht ausreichende Stuhlgangentleerung. Laut offizieller Definition handelt es sich erst um Obstipation, wenn man weniger als 300 Gramm pro Woche bzw. weniger als 35 Gramm pro Tag ausscheidet. Für Verstopfung gibt es verschiedene Ursachen, z. B. psychische Faktoren, die Ernährungsweise und die Lebensumstände. Dementsprechend existiert auch keine allgemeingültige Therapieform. Müssen Abführmittel eingesetzt werden, sollten diese nur in absoluten Notfällen und kurzfristig genutzt werden, denn bei längerfristiger Einnahme schaden sie mehr, als sie nützen: Der Darm wird träge und arbeitet noch weniger. Einer Obstipation entgegenzuwirken kann mit folgenden Mitteln ganz leicht sein: körperliche Aktivität, Stressreduktion, eine gesunde, vollwertige Ernährung mit ausreichend Ballaststoffen und genügend Flüssigkeitszufuhr. Dies ist mit einer gut durchdachten pflanzlichen Ernährung, die ohnehin eine hohe Zufuhr von Ballaststoffen, Flüssigkeit, Obst und Gemüse beinhaltet, einfach umzusetzen.

Metabolisches Syndrom

Das metabolische Syndrom besteht aus vier Indikatoren, die alle zusammen einen wesentlichen Risikofaktor für tödliche Herz-Kreislauf-Erkrankungen bilden. Dies ist ein Grund, weshalb das metabolische Syndrom oftmals auch als tödliches Quartett bezeichnet wird. Dazu gehören:

- abdominelles Übergewicht (besonders die Fettansammlung im Bauchraum)
- Bluthochdruck
- schlechte Blutfettwerte bzw. Fettstoffwechselstörungen
- erhöhter Blutzuckerspiegel bzw. Insulinresistenz

Auch das metabolische Syndrom ist als ernährungsbedingte Krankheit einzustufen, denn alle vier Erkrankungen sind auf eine mangelhafte, fehlerhafte Ernährung zurückzuführen. Mit der richtigen Ernährung und einer gesunden Lebensweise im Einklang von Körper, Geist und Seele lassen sich diese Symptome wieder umkehren. Deshalb möchte ich dir Mut zusprechen, dich auf den Weg zu einer gesunden und vollwertigen Ernährung und zu einem gesunden Gleichgewicht von Körper, Geist und Seele zu machen.

Nachdem ich hier nun zehn ernährungsbedingte Krankheiten aufgeführt habe, möchte ich dir aber auch noch zeigen, welche positiven Auswirkungen eine pflanzliche, vollwertige Ernährung auf deine Gesundheit hat.

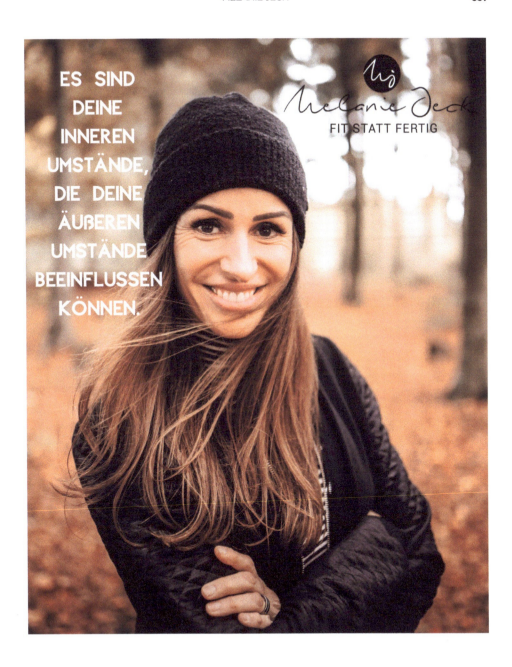

Auswirkungen der veganen Ernährungsweise

Eine Ernährung, die auf Pflanzen basiert, wird immer beliebter. Den meisten Menschen gelingt der Umstieg zunächst, wenn sie auf eine vegetarische Ernährung umsteigen, bevor sie noch einen Schritt weitergehen und schließlich vegan werden. Eine gute Entscheidung, wie eine Studie der Loma Linda University in Kalifornien ergab, die zeigt, dass eine pflanzenbasierte Ernährung zu gesünderen Blutwerten führt. Schon zahlreiche frühere Studien wiesen auf viele gesundheitliche Vorteile einer vegetarischen oder veganen Ernährung hin. So weiß man beispielsweise heute, dass eine Ernährung, die arm an tierischen Lebensmitteln ist, das Risiko für Dickdarm- und Prostatakrebs reduziert. Bereits ein geringerer Verzehr von rotem Fleisch, verarbeiteter Wurst und Schinken lässt das Krebsrisiko sinken. Vegetarier und Veganer erkranken seltener an Diabetes, und falls sie schon vor ihrer Ernährungsumstellung erkrankt waren, lässt sich die Diabetes mit einer pflanzenbasierten, vollwertigen Ernährung besser unter Kontrolle bringen. Auch in puncto Gewichtsabnahme sind vegetarische und vegane

Ernährungsformen hilfreich, was wiederum sämtliche Risiken, wie bereits im vorangegangenen Kapitel erwähnt, für jene Krankheiten mindert, die mit Übergewicht in Zusammenhang stehen. Wer weniger Milchprodukte isst und Fleisch verspeist, der isst gleichzeitig mehr Obst, Gemüse und Nüsse. Dies führt zu einem besonders guten Vitalstoff- und Ballaststoffgehalt in der Nahrung, was wiederum eine positive Auswirkung auf die Gesundheit hat. Gerade pflanzliche Lebensmittel verfügen dank ihrer sekundären Pflanzenstoffe wie Flavonoiden, Carotinoiden, Isoflavonen und Lignanen über entzündungshemmende und antioxidative positive Eigenschaften, die von demjenigen, der diese verspeist, genutzt werden können. Wer einen hohen Antioxidantienspiegel hat, ist bedeutend besser vor Zellschäden und chronischen Erkrankungen geschützt.

Positive Auswirkungen von Veganismus auf Blutwerte

Laut einer Studie, die im Februar 2019 im Fachmagazin *The Journal of Nutrition* veröffentlicht wurde, haben Veganer offenbar das gesündere Blut. Forscher untersuchten verschiedene Blutwerte bei Personen mit unterschiedlichen Ernährungsweisen. Die Menschen, die sich dabei rein pflanzlich ernährten, hatten bessere Blutwerte als Vegetarier. Die Wissenschaftler der Loma Linda University School of Public Health wollten nun überprüfen, ob sich die Vorteile einer pflanzenbasierten Ernährung auch in Blut, Urin und Gewebe nachweisen lassen. Sie analysierten also jene Werte, die mit einem geringeren Krankheitsrisiko in Verbindung stehen. Für die Studie standen 840 Teilnehmer zur Verfügung. Darunter waren Teilnehmer der folgenden fünf Ernährungsformen zu finden:

- Veganer, die keine tierischen Produkte essen
- Ovo-Lacto-Vegetarier, die Milchprodukte, Eier und Honig essen, aber keinen Fisch und kein Fleisch
- Pesco-Vegetarier, die kein Fleisch essen, aber andere tierische Produkte, unter anderem auch Fisch
- Semi-Vegetarier, die ab und zu Fleisch essen (2-3 Mal monatlich)
- Normalesser, die mindestens einmal wöchentlich Fleisch und andere tierische Lebensmittel essen

Von den Teilnehmern wurden nun Urin- und Blutproben sowie Proben des Fettgewebes entnommen und auf verschiedene Marker untersucht. Darunter waren die Marker Carotinoide, Isoflavone, gesättigte Fette, ungesättigte Fettsäuren und Vitamine. Bei der Auswertung zeigte sich, dass Veganer die höchsten Werte der Marker hatten, die als präventiv wirksam gelten, also Krankheiten vorbeugen können. Bei den Carotinoiden, Isoflavonen und Enterolactonen lagen die Werte der veganen Probanden weit vorn, gefolgt von den Vegetariern. Auch bei den Omega-6- und Omega-3-Werten schlossen die Veganer mit den höchsten Werten ab. Gleichzeitig hatten sie aber den niedrigsten Spiegel an gesättigten Fettsäuren. Die Studienleiterin Fayth Miles sagte: „Wenn man weiß, dass eine pflanzenbasierte

Ernährung die Blutwerte verbessern kann, dann motiviert das die Menschen möglicherweise dazu, ihre Ernährung entsprechend umzustellen, um auf diese Weise gesünder zu werden und Krankheiten vorzubeugen." Wenn du dich noch ausführlicher mit diesem Thema beschäftigen möchtest, kann ich dir wärmstens das Buch *Die China Studie* von T. Colin Campbell ans Herz legen.

Vegane Ernährung führt zu deinem Wohlfühlgewicht

Die vegane Ernährung eignet sich hervorragend dafür, um ein gesundes Körpergewicht zu erlangen. Doch warum ist das so? Fleischesser haben es im Vergleich zu Veganern bedeutend schwerer, wenn sie abnehmen möchten. Zusätzlich führt die vegane Ernährung nicht gleichzeitig zu Mangelerscheinungen, wie das häufig bei einseitigen Diätprogrammen der Fall ist. Eine vollwertige, vegane Ernährung verbessert sogar die Nährstoffwerte im Blut, das ist längst wissenschaftlich bestätigt. Auch wenn ich in diesem Buch oft wissenschaftliche Studien zitiere, möchte ich an dieser Stelle noch einmal darauf hinweisen, wie wichtig mir der ganzheitliche Ansatz für unsere Nahrung ist. Nahrung ist nicht nur die Nahrung, die wir physisch zu uns nehmen, sondern auch die Nahrung, mit der wir unseren Geist und unsere Seele nähren. Deshalb ist es so wichtig, sich bei der Ernährung nicht stumpf an Studien zu halten, die unter der Form des Reduktionismus geführt werden. Unseren Körper, unsere Gesundheit und unsere Nahrung ganzheitlich zu betrachten, ist mir ein großes Anliegen bei diesem Buch und der Arbeit mit meinen Klienten.

Eine vegane Ernährung hilft dir dabei, das Körpergewicht auf gesunde Art und Weise im Gleichgewicht zu halten und falls nötig zu reduzieren, damit es wieder in einem gesunden Gleichgewicht ist. Laut einer Studie der University of South Carolina wurde festgestellt, dass Menschen, die sich vegan ernähren, wesentlich leichter abnahmen als Fleischesser und Vegetarier. Dr. Gabrielle Turner-McGrievy und ihr Team führten die Untersuchung mit übergewichtigen Teilnehmern im Alter von 18 bis 25 Jahren durch.

Die Testpersonen wurden nach dem Zufallsprinzip in fünf Gruppen eingeteilt:

- Die erste Gruppe ernährte sich vegan, sie strich also sämtliche tierische Lebensmittel wie Fleisch, Fisch, Meeresfrüchte, Milch und Milchprodukte, Eier und Honig von ihrem Speiseplan.
- In der zweiten Gruppe aßen die Teilnehmer kein Fleisch und keinen Fisch mehr, dafür aber Milchprodukte und Eier.
- In der dritten Gruppe befanden sich Pescetarier, die zwar kein Fleisch, aber Fisch und Meeresfrüchte aßen.
- In der vierten Gruppe aßen Semi-Vegetarier nur gelegentlich Fleisch.
- In der fünften Gruppe waren die sogenannten Allesesser. Diese diente als Kontrollgruppe.

Die Studiendauer belief sich auf ein halbes Jahr, sodass die Studienteilnehmer ihren Speiseplan für sechs Monate einhielten. Bereits nach zwei Monaten und auch nach Ablauf der sechs

Monate waren es die Veganer, die am meisten Gewicht verloren hatten. Im gesamten Zeitraum von sechs Monaten verloren sie durchschnittlich siebeneinhalb Kilogramm. Wer jetzt gleich das Klischee vom mangelernährten Veganer im Kopf hat, der liegt völlig falsch. Dr. Gabrielle Turner-McGrievy und ihre Kollegen überprüften die Blutwerte der Teilnehmer und stellten dabei fest, dass die vegane Ernährung mehr Nährstoffe als eine Ernährungsweise mit tierischen Produkten liefert. Die Studienteilnehmer, die sich während der Studie vegan ernährt hatten, wiesen demnach bessere Nährstoffwerte auf als die anderen Studienteilnehmer. Gleichzeitig sanken bei den Veganern auch die Blutfettwerte, die besonders in Kombination mit Übergewicht zu negativen gesundheitlichen Folgen und Einschränkungen führen können. Beide Risikofaktoren konnten also durch die vegane Ernährung reduziert werden.

Eine vegane Ernährung führt schneller zu einem Wohlfühlgewicht als z. B. Low-Carb-Ernährung

In einer Metaanalyse, in der die Ergebnisse von zwölf randomisierten und kontrollierten Ernährungsstudien ausgewählt wurden, zeigte sich, dass man mit einer veganen Ernährung besser als mit allen anderen Ernährungsformen zu seinem Wunschgewicht kommen kann – auch deutlich besser als mit Low-Carb-Ernährungsformen. Die Resultate der Metaanalyse wurden im Juni 2015 im *Journal of General Internal Medicine* publiziert. Dabei erwies sich die vegane Ernährung als deutlich sinnvoller als z. B. die Atkins-Diät oder die Diäten, die von der amerikanischen Diabetesvereinigung empfohlen werden, und auch hilfreicher als Diäten, zu denen das US-Programm zur Senkung des Cholesterinspiegels rät. Mit der veganen Ernährung gelang es den Studienteilnehmern, mindestens zwei Kilogramm mehr abzunehmen als mit den anderen Diäten. Wer vegetarisch aß, mit Milchprodukten und Eiern, nahm durchschnittlich 1,5 Kilogramm mehr ab als jene Teilnehmer, die Fleisch aßen.

Die Vorteile einer veganen Ernährung sind vielzählig. Bitte denke daran, dass deine Darmflora sich deiner Ernährungsweise anpasst. Eine plötzliche und drastische Ernährungsumstellung kann daher kurzfristig zu leichten Verdauungsbeschwerden führen. Dies muss aber nicht der Fall sein und du kannst dem vorbeugen, indem du deinen Darm mit probiotischen Nahrungsergänzungen unterstützt und deinen Ernährungsplan so umstellst, dass er viele leicht verdauliche Lebensmittel beinhaltet. Das Wichtigste daran ist, dass du es willst und dass du dir die Zeit gibst, deine Veränderung auch wirklich zu vollziehen. Deine Gewohnheiten haben sich über Jahre gefestigt, nun brauchst du das gleiche Training, um dich an neue Dinge zu gewöhnen. Auch dein Geist darf sich liebevoll, mit Freude und Zuversicht an ein gesundes Leben voller positiver Energie und Neuerungen gewöhnen.

Wer sich gesund und natürlich ernährt, gilt als krank. Gilt dann der, der sich unnatürlich ernährt, als gesund?

Erst neulich zeigte mir ein Freund einen Artikel, in dem es sich um eine neue Form der Essstörung handeln soll, Orthorexia Nervosa. Ich wusste ehrlich gesagt nicht, nachdem ich den Artikel gelesen hatte, ob ich darüber lachen oder weinen sollte.

Anscheinend ist es in der heutigen Welt wichtig, für jedes Verhalten ein Etikett vergeben zu können. Ganz besonders habe ich manchmal den Eindruck, dass vor allem für die Verhaltensweisen, die Gesundheit fördern, ein Etikett gefunden werden soll. Sich gesund zu ernähren ist jetzt also krank bzw. beschreibt das Verhalten eines Krankheitsbildes? Soll dieses „neu entdeckte Krankheitsbild" vielleicht eher dafür sorgen, dass nun einige Menschen Angst davor bekommen, sich gesund zu ernähren, sodass sie nicht zu den potenziell gefährdeten Menschen mit den sogenannten Anzeichen dieser neuen Krankheit zählen? Die Möglichkeit, dies mit dieser „Diagnose" zu erreichen, ist jedenfalls theoretisch potenziell genauso vorhanden wie der Versuch, bei Menschen eine Essstörung zu diagnostizieren, die eine vollwertige und gesunde Ernährung praktizieren möchten. Ein Schelm, der Schlechtes dabei denkt.

Wenn du dich gesund ernährst, im Bioladen einkaufst und das eine oder andere Zutatenetikett studierst, dann könnte es durchaus sein, dass du psychisch krank bist. Jedenfalls wird die Essstörung namens Orthorexia nervosa genau so beschrieben.

Diese Bezeichnung wurde gefunden, um Menschen, die einen natürlichen und gesunden Lebensstil führen, einen Namen zu geben. Für mich hätte diese Lebensweise allerdings eher einen Preis verdient, anstatt als krankhaft bezeichnet zu werden. Sind Bioladen- und Reformhaus-Kunden potenziell psychisch gefährdet? Die psychologische Fraktion unter den Ärzten lässt sich immer wieder Erstaunliches einfallen. Während es viele Jahre als normal und vorbildlich galt, biologisch erzeugte Produkte zu kaufen und zu konsumieren sowie auch auf eine rundum ausgeglichene Versorgung mit Vitaminen, Spurenelementen und Mineralien zu achten und dabei Wert auf möglichst schonende Zubereitung zu legen, gilt dieses Verhalten heute als Anzeichen für eine „Essstörung" oder ein „krankes Verhalten"? Ich frage mich, wie sonst die Vollwert-Bewegung und die vollwertige Küche entstanden wären. Doch heute definieren Experten diese Menschen als verwirrte und zerstreute Geister und bezeichnen dieses Verhalten als mentale Störung. Wenn du dich also darum bemühst, dich gesund zu ernähren, benötigst du den Ärzten zufolge aller Wahrscheinlichkeit nach eine Therapie, wahrscheinlich inklusive psychotroper und nebenwirkungsreicher Medikation. Die Experten bezeichnen Orthorexia nervosa als die „gesunde Essstörung" mentaler Natur. Übersetzt aus dem griechischen bedeutet orthós: der richtige und órexi: Appetit. Komisch, dass sich die Übersetzung nicht krank anhört. Die griechische Übersetzung klingt jedoch äußerst interessant, intelligent und beschreibt das „Leiden" als besonders wichtig und vor allem beunruhigend. Auf diese Weise entstehen die

Namen der allermeisten Krankheiten. Ärzte beschreiben nur die Symptome, die sie bei einem bestimmten Krankheitsbild sehen und erkennen. Anschließend übersetzen sie diese, des besseren Klangs wegen, vordergründig natürlich der internationalen Verständigung mit anderen Ärzten wegen, ins Lateinische oder Griechische. Osteoporose bedeutet übersetzt nichts anderes als „Knochen mit Löchern", was sich natürlich ziemlich langweilig und nicht so seriös anhört. Stell dir einen Medizinprofessor vor, der über das Thema „Knochen mit Löchern drin" eine Vorlesung hält. Das ist für viele von uns undenkbar und deshalb gibt es seriöse und weise klingende Fremdwörter. In einer Tageszeitung wurde zur „Orthorexia"-Krankheit folgendes berichtet: „An Orthorexia leidende Menschen haben meist strikte Regeln fürs Essen. Sie weigern sich, Zucker, Salz, Koffein, Alkohol, Weizen, Gluten, Hefe, Soja, Mais und Kuhmilchprodukte anzurühren – und das ist nur der Anfang ihrer strengen Ernährungsrestriktionen. Auch Nahrungsmittel, die mit Pestiziden oder Herbiziden in Kontakt gekommen sind oder künstliche Zusatzstoffe enthalten, kommen für sie keinesfalls infrage."

Für mich hört es sich sehr seltsam an, wenn Menschen als mental gestört abgestempelt werden, nur weil sie keine Chemikalien, keinen Zucker und ungesunde Zusatzstoffe im Essen haben möchten. Doch die Gesundheitsexperten neigen generell zu überschäumender Fantasie. Ob sie dies aus eigenem Antrieb und eigenen Erkenntnissen tun oder weil sie dafür bezahlt werden, darf sich jeder selbst denken. Wer also darauf achtet, Herbizide, Pestizide, Zucker und gentechnisch veränderte Nahrungsmittel wie Soja und Mais zu vermeiden, der ist psychisch krank? Selbstverständlich wird im Gegenzug das Essen von Junkfood, was nachweislich zu vielen gesundheitlichen Problemen und sogar vorzeitigem Tod führt, als völlig normal angesehen. Über dessen negative Auswirkungen auf die Gesundheit von Körper, Geist und Seele braucht sich niemand den Kopf zu zerbrechen. Wenn du also industriell verarbeitete Nahrungsmittel zu dir nimmst, die voller synthetischer Lebensmittelzusatzstoffe und aufgrund ihrer Verarbeitung, ihrer minderwertigen Zutaten und ihrer teilweise wochenlangen Lagerung im Supermarkt extrem vitalstoffarm sind, ist das für die Experten natürlich und in Ordnung. Gefährlich wird es nur dann, wenn sie dich dabei beobachten, wie du einen Bioladen betrittst und dort womöglich gewissenhaft das eine oder andere Zutatenetikett unter die Lupe nimmst. Du könntest dann auch als geisteskrank und behandlungsbedürftig eingestuft werden. Steigern könntest du das Ganze noch, wenn du in deinem eigenen Garten selbst Gemüse anbaust, um dich dadurch möglichst mit frischen und gesunden Lebensmitteln zu versorgen.

Dies ist wahrscheinlich das Endstadium der Krankheit, bevor du völlig durchdrehst. Auch das Ärzteblatt, t-online und Die Welt sprangen auf den Zug der Diffamierung von gesundem Essen auf. Sind wir mittlerweile so weit, dass eigenverantwortliche und gesundheitsbewusste Menschen als krank bezeichnet werden? Schon vor Jahren warnte man, dass sicher schon bald der Versuch unternommen werde, Brokkoli gesetzlich zu verbieten. Schließlich sei dieses Gemüse sehr gesund und enthalte krebsbekämpfende Phytonährstoffe. Zugegebenermaßen klingt das ziemlich übertrieben, oder? Doch vor dem Hintergrund der Orthorexia-Definition ist diese Vermutung womöglich gar nicht so weit hergeholt. In Frankreich ist man schon so weit, dass dort nicht nur die Nutzung der Heilpflanze Brennnessel verboten wurde, gleichzeitig verbot man auch den Austausch von Informationen über die gesundheitlichen oder auch landwirtschaftlichen Vorteile der Brennnessel. Gesundheitsbewusste Menschen werden mit der Schaffung dieser Krankheit nicht nur vollständig ins Lächerliche abseits unserer Gesellschaft geschoben, sondern künftig haben alle das Recht, sie in psychiatrische Kliniken einzuweisen, da sie als mental instabile Menschen deutlich behandlungsbedürftig sind. Die englische Zeitung *The Guardian* ist wohl sehr um eine mögliche Unterernährung der gesund essenden Menschen besorgt. Er schreibt „die Besessenheit dieser Leute, Nahrungsmittel ständig in „gute Nahrungsmittel" und „schlechte Nahrungsmittel" einzustufen, führt dazu, dass die an Orthorexia leidenden Menschen unterernährt sind." Bei all den übergewichtigen Menschen auf dieser Welt fällt ein gesund lebender und essender Mensch mit einer schlanken Silhouette natürlich unmittelbar ins Auge, das ist klar. Doch dies als Krankheitssymptom zu bewerten, um die allgemeine Überernährung zu rechtfertigen, ist nicht gerade ein Zeichen besonders großer Intelligenz. Falls die Autoren mit der Unterernährung eine Art Mangelernährung aufgrund fehlender Nährstoffe und Vitalstoffe meinten, dann sollten sie einmal einen Big Mac und einen bunten Salat aus verschiedenem biologisch erzeugtem Blattgemüse, Kürbis, Avocado, Leinöl, Pinienkernen und

Zitronensaft zwecks einer Nährstoffanalyse in ein Labor schicken. Dabei sollten sie darauf achten, dass das Labor nicht nur eine quantitative, sondern auch eine qualitative Analyse erstellt und dabei die sekundären Pflanzenstoffe, Chlorophyll, Enzyme, die Qualität der Fette sowie die Belastung mit Schadstoffen und auch die bei der Verstoffwechselung entstehenden Säuren und Stoffwechselgifte in die Auswertung mit einbeziehen, denn diese weisen je nach Lebensmittel unterschiedliche Werte auf. Die Frage ist, ob die Schreiber dieser Artikel überhaupt so tief in die Materie eintauchen wollen. Dann besteht nämlich die Gefahr, dass sie herausfinden könnten, dass die tägliche Nahrung, an die sie von Kindheitstagen an gewöhnt sind und deshalb natürlich beibehalten möchten, vielleicht nicht gerade die beste Wahl ist.

Demnach ist es also nicht überraschend, dass die Menschen heutzutage krank sind: Wem ohne Unterbrechung von allen Seiten gezeigt und gesagt wird, dass all die hübsch und sauber verpackten Sachen im Supermarkt das Beste für sie sind und dass gleichzeitig der Verzehr gesunder Nahrung ziemlich bedenklich ist und möglicherweise sogar eine psychische Erkrankung darstellt, der glaubt das und wird nicht auf die Idee kommen, einen Bioladen zu betreten, geschweige denn in seinem Garten den gekämmten Rasen umzustechen, um darauf ein Gemüsebeet anzulegen. Doch warum sollte man nun gesundheitsbewusste Menschen derart angreifen wollen? Dr. Gabriel Cousens, ein amerikanischer Arzt, Psychologe, Familientherapeut und Meditationslehrer hat sich eingehend mit dem Einfluss der Ernährung auf Spiritualität und Bewusstseinsentwicklung beschäftigt und kam zu folgenden

Ergebnissen: Nur mit einer lebendigen und natürlichen Nahrung kann spirituelles Bewusstsein erreicht werden. Der regelmäßige Verzehr von Junkfood hält deinen Geist niedrig. Du bist einfacher zu kontrollieren, wenn du industriell verarbeitete Nahrung zu dir nimmst, die dein Gehirn umnebelt und es langsam verkümmern lässt. Menschen, die von Junkfood leben, sind in der Regel fügsamer und verlieren schneller die Fähigkeit, für sich selbst zu denken. Sie glauben schneller all das, was ihnen im Fernsehen oder von Menschen in scheinbar wichtigen Positionen vermittelt wird. Vitalstoffreiche und natürliche Nahrung versorgt deinen Geist und dein Gemüt mit allen relevanten Näherstoffen. Dadurch bist du eher in der Lage, die Realität um dich herum zu hinterfragen. Du wirst dir bewusst und kannst schließlich damit beginnen, hinter die konstruierte Wirklichkeit der Matrix zu blicken. Eine solche Entwicklung des Bewusstseins der Menschen ist jedoch nicht erwünscht. Wir leben in einer Gesellschaft, die auf Konsum aufgebaut ist. Jedoch ist gedankenloser und grenzenloser Konsum nur dort möglich, wo Menschen unbewusst sind und deshalb manipuliert und beeinflusst werden können. Menschen, die sich überwiegend mit stark verarbeiteten Nahrungsmitteln ernähren, verhindern den Zugang zu ihrem höheren Bewusstsein. Lass es mich etwas provokanter formulieren: Wer also häufig vor dem Fernseher sitzt, sich negative Nachrichten anschaut, Filme voller Gewalt, Angst und Sex ansieht, wer regelmäßig Sportsendungen schaut, womöglich mit ein, zwei Flaschen Bier und einer Tüte Chips auf dem Schoß oder Computerspiele spielt, der gilt in dieser Zeit als gesund? Warum hat die Forschung für dieses Verhalten noch kein Etikett gefunden, das ein Krankheitsbild und ein krankhaftes Verhalten beschreibt? Wer heute so lebt, gilt in der Gesellschaft als normal. Doch ist deshalb eine Lebens- und Ernährungsweise normal, weil alle sie praktizieren? Ja, weil *normal* bedeutet, der Norm entsprechend. Das, was die Masse tut, entspricht der Norm. Gleichzeitig muss doch das, was normal ist, noch lange nicht richtig und gut für die geistige und körperliche Gesundheit und noch lange nicht gesund für unseren Planeten sein.

Wie sieht es in ein paar Jahren aus? Leidet dann ein Mensch, der eine monogame Beziehung führt an Monorexia oder ein Mensch, der nur Wasser trinkt an Aquarexia? Die Frage ist, was du möchtest, und nicht, was die Zeitung schreibt oder was die Masse für normal hält. Möchtest du ein selbstbestimmtes oder ein fremdgesteuertes Leben führen? Wenn du damit anfängst, dich von der Norm zu befreien, fängst du wieder an, für dich selbst zu denken. Und wer sich mit lebendiger Nahrung ernährt, der hat sich für die sprichwörtliche rote Pille von Morpheus entschieden. Falls du nicht weißt, was die rote Pille bedeutet, darfst du dir den Film *Matrix* gerne ansehen. Fürs Erste kann ich dir sagen, die rote Pille bewirkt, dass du dich dafür entscheidest, dich mit der Wahrheit auseinanderzusetzen, alles Gelernte in deinem Leben hinterfragst und die volle Verantwortung für dich, dein Leben, dein Bewusstsein und deine Spiritualität übernimmst. Wer sich weiterhin mit *Brot und Spielen*, Junkfood und Fernsehen in den Dauerschlummerzustand verschaukeln lässt, der hat sich schon für die „blaue Pille" entschieden. Wenn du bewusst leben und die Kontrolle über dein eigenes Leben behalten möchtest, dann iss mehr gesunde, lebendige Nahrung. Erwarte gleichzeitig jedoch nicht, dass Mainstream-„Experten", Ärzte, Psychologen, Psychiater oder auch viele der sogenannten Ernährungsberater das besonders gut finden werden. Wenn sie die blaue Pille geschluckt haben, sind sie darauf programmiert, dich für nicht normal oder für „verrückt" zu halten, sobald du anfängst, das normale Essen zu meiden, und dich für gesunde Ernährung entscheidest.

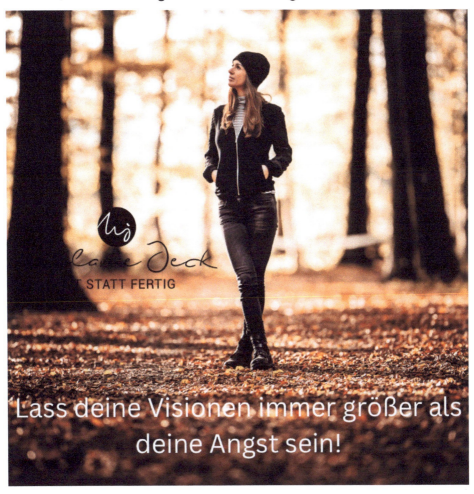

Wie gelingt dir deine vegane Ernährungsumstellung?

Wie gelingt dir deine Ernährungsumstellung auf eine pflanzliche Ernährung? Die meisten Menschen, die das planen, fürchten vielleicht, den einen oder anderen Geschmack zu vermissen, den sie liebgewonnen haben. Damit dieses anfängliche Vermissen nicht dazu führt, wieder zu Fisch, Fleisch, Eiern oder Milchprodukten zu greifen, zeige ich dir, wie du tierische Lebensmittel durch pflanzliche ersetzt. Im Anhang des Buches findest du auch Rezepte, die dir dabei helfen sollen, einen einfachen und leckeren Umstieg auf die vegane Ernährungsweise zu schaffen. Viele fertige Ersatzprodukte gibt es auch bereits im Handel, doch sind diese dauerhaft nicht immer empfehlenswert, da sie stark industriell verarbeitet, haltbar gemacht und oft mit zahlreichen Zusätzen versetzt sind. Deshalb solltest du lieber damit beginnen, vieles davon auf Dauer selbst herzustellen. Natürlich kannst du gerade zum Anfang ab und an auch auf fertige Produkte zurückgreifen, wenn es dir den Umstieg erleichtert. Doch denke bitte daran, dass eine gesunde Ernährung eine vollwertige Ernährung ist und aus vielen frischen und abwechslungsreichen, natürlichen Zutaten bestehen sollte.

Vegane Pflanzenmilchprodukte

Viele Menschen, die den Umstieg auf eine vegane Lebensweise wählen, lebten oftmals zuvor schon vegetarisch und befürchten nun, ihre geliebten Milchprodukte und Käse zu vermissen. Vegane Sahne- und Käsevariationen schmecken jedoch ebenfalls ganz hervorragend – besonders wenn man sie selbst herstellt. Wenn du einmal den Ausstieg aus der „Kaseinfalle" geschafft hast, ist es einfach. Kasein ist das süchtig machende Milcheiweis im Käse. Du wirst feststellen, dass es viele leckere Alternativen gibt: Diverse Milchalternativen, Desserts, Quarkspeisen, Saucen, Frischkäse, Aufstriche, Butter, Dips und Mayonnaise.

Veganes Ei

Auch eine Art veganes Rührei kann in der Küche gezaubert werden. Dabei kannst du auswählen, ob du zu Tofu oder Kichererbsenmehl als Basis greifen möchtest. Eine besondere Zutat ist dabei das Kala Namak-Salz. Dies ist ein Schwefelsalz, das deinem Tofu oder deinem Kichererbsenmehl ein ganz besonderes Ei-Aroma verleiht. Meine Kinder lieben dieses Salz. Aber auch ohne Schwefelsalz und stattdessen mit leckeren Gewürzen schmeckt das vegane Rührei hervorragend.

Falls du Ei als Bindemittel für Kuchen, Spätzle oder andere Rezepte benötigst, hast du in der veganen Küche viele Möglichkeiten, das tierische Ei problemlos zu ersetzen. Ein einfacher und schneller Ersatz von Ei gelingt dir z. B. durch Leinsamen, Apfelmus, Bananen, Kichererbsenmehl, Pfeilwurzelmehl, Chia-Gel, fertigen Ei-Ersatz aus dem Bio-Laden, Leinsamen, Johannisbrotkernmehl und Sojamehl.

1. Ei-Ersatz: Chia-Gel

Chiasamen können ein Ei im Kuchen, in Waffeln, Burgern, Pfannkuchen, Spätzle und vielen anderen Gerichten ersetzen. Ein Esslöffel Chia-Gel ersetzt ein Ei. Du bereitest das Chia-Gel folgendermaßen zu: 1/3 Tassen Chiasamen mit 2 Tassen Wasser vermischt in ein Glas füllen und gut umrühren, damit sich keine Klumpen bilden. Masse nun 30 Minuten quellen lassen. Du kannst das Chia-Gel im Kühlschrank für ca. eine Woche aufbewahren.

2. Ei-Ersatz: Pfeilwurzelmehl oder Pfeilwurzelstärke

Als Ei-Ersatz nimmst du pro zu ersetzendes Ei 3 EL Pfeilwurzelstärke, die mit einem EL Wasser verrührt werden. Pfeilwurzelmehl ist für Saucen, Suppen, Grütze, Konfitüre etc. geeignet. Auch im glutenfreien Brot kann es den fehlenden Kleber ersetzen. Du nimmst pro 1000 g glutenfreies Mehl 40 g Pfeilwurzelstärke.

3. Ei-Ersatz: Apfelmus

Wenn zu einem Kuchen gut eine fruchtige Note passt, dann kannst du das Ei auch mit Apfelmus ersetzen. Ein Ei wird mit 60 g Apfelmus ersetzt.

4. Ei-Ersatz: Flohsamen-Pudding

1,5 EL Flohsamenschalenpulver werden dafür mit 200 ml kaltem Wasser in einem Mixer püriert. Anschließend lässt du die Mischung 10 Minuten ruhen. Diese Menge an Ei-Ersatz reicht in der Kombination mit Apfelmus für einen kleinen Kuchen aus. Falls du einen etwas größeren Kuchen backst, dann erhöhst du die Menge an Flohsamenschalenpulver und Wasser etwas mehr.

5. Ei-Ersatz: Bananen

Wenn du ein Ei durch Bananen ersetzen möchtest, dann pürierst du eine halbe große Banane oder eine kleine Banane. Sie sollte allerdings noch gut sein und nicht allzu braun. Dieser Ei-Ersatz passt zum Beispiel gut zu Muffins oder Pfannkuchen.

6. Ei-Ersatz: Kichererbsenmehl

Du kannst Eier auch durch Kichererbsenmehl ersetzen. Dafür nimmst du 1 EL Kichererbsenmehl und verrührst es mit 2 EL Wasser. Kichererbsenmehl besitzt einen hohen Eiweißanteil, genau wie Eier, außerdem wirkt es bindend und emulgierend. In Indien wird Kichererbsenmehl schon in langer Tradition für Rezepte verwendet.

7. Ei-Ersatz aus dem Reformhaus oder Bioladen

Mittlerweile gibt es auch Ersatz in Pulverform, das du in einem gut sortierten Bioladen oder Reformhaus findest. Hierbei handelt es sich um eine Mischung aus verschiedenen Mehlen oder Stärken, z. B. aus Lupinenmehl, Maisstärke und Johannisbrotkernmehl. 1 EL wird mit 30 ml Wasser angerührt und dient als Ei-Ersatz für ein

Ei. Es gibt auch andere Produkte, die aus anderen Inhaltsstoffen zusammengesetzt sind, wie Tapiokamehl, Kartoffelstärke, Maisstärke, pflanzlichen Eiweißen und Geliermitteln. Achte bei der Zubereitung auf jeden Fall auf die Angaben auf der Verpackung.

8. Ei-Ersatz: Leinsaat

Ein sehr einfacher und preiswerter Ei-Ersatz ist Leinsaat. Mahle dafür pro Ei 1 EL Leinsamen und verrühre es mit 3 EL Wasser. Lasse diesen Mix dann ca. 10 Minuten stehen und verwende ihn als Ei-Ersatz für Vollkorngebäck, Kekse und Kuchen in Rohkostqualität. Kaufe Leinsaat besser nicht fertig gemahlen, denn sie besitzen mehrfach ungesättigte Fettsäuren, die sonst schnell oxidieren.

9. Ei-Ersatz: Sojaprodukte

Sojabohnen enthalten wie Eier viel Lecithin, deshalb können Sojaprodukte hervorragend als Ei-Ersatz verwendet werden. 1 EL Sojabohnenmehl mit 2 EL Wasser verrührt, ersetzt 1 bis 3 Eier. Auch Seidentofu hat eine bindende Wirkung und eignet sich hervorragend für Cremes als Füllung. 50 g gerührter Seidentofu ersetzt ein Ei. Auch Sojamilch kann mit etwas Essig vermischt werden und ergibt eine Art Buttermilch. Dafür nimmst du 125 ml Sojamilch und verrührst sie mit 1 TL Essig. Diese Mischung lockert deinen Kuchen auf und findet deshalb gern in Muffins ihren Einsatz Der Essig hilft außerdem den Backtriebmitteln wie Backpulver und Natron dabei, besser zu wirken. Im fertigen Gebäck oder Kuchen schmeckst du den Essig später nicht. Sojajoghurt bindet Teig und eignet sich daher für saftige Kuchen.

Veganer Fisch

Vegane Fleischersatzprodukte gibt es im Handel schon länger. Doch neuerdings gibt es auch fertige Fischersatzprodukte. Mit wenigen Tricks, z. B. durch Algenblätter, kannst du mit einfachen Zutaten einen fischähnlichen Geschmack zaubern.

Veganes Hackfleisch

Vegane Fleischprodukte sind mittlerweile nichts Besonderes mehr. Du kannst sie im Geschäft in zig verschiedenen Varianten kaufen. Du kannst aber auch selbst deine Bolognese aus Sonnenblumenkernen und Mandeln machen. Auch marinierter Tofu und Pilze eignen sich als Hackfleischersatz. Da Fleisch grundsätzlich erst einmal geschmacksneutral ist und erst durch verschiedene Gewürze seinen Geschmack bekommt, funktioniert dieses auch ganz hervorragend mit pflanzlichen Stoffen die geschmacksneutral sind, wie Tofu. Einige Menschen sagen mir immer wieder, dass sie Tofu nicht mögen, weil er ihnen nicht schmeckt. Dazu kann ich dir nur sagen, dass nicht jeder Tofu gleich schmeckt und du dich einmal munter durchs Sortiment probieren darfst. Außerdem verändern sich deine Geschmacksnerven nach einiger Zeit, wenn du deine Ernährung auf eine pflanzliche, vollwertige und vegane Ernährungsweise umstellst. Du wirst selbst feststellen können, dass nach einigen Wochen konsequenter, pflanzlicher Ernährung deine Geschmacksnerven anfangen, sich zu verändern. Außerdem gibt es die Möglichkeit, Fleischersatz aus Seitan oder Lupinen herzustellen. Auch aus Linsen und

Hülsenfrüchten lassen sich leckere Burgerpatties oder die liebgewonnene Bolognese herstellen.

Veganes Mett und veganes Tatar

Veganes Tatar lässt sich hervorragend aus Aubergine zubereiten und ein selbstgemachtes veganes Mett ist ebenfalls kein Problem. Auch wenn du es vielleicht kaum glauben magst, aber zerbröselte Reiswaffeln mit gehackten Zwiebelwürfeln und einer raffinierten Würzung führen zu einem leckeren Ergebnis.

Veganer Speck

Während die tierische Variante fettig und gehaltvoll ist, punktet der vegane Speck durch leichtes Reispapier, das auf besondere Art und Weise gewürzt ist. Für den veganen Speck benötigst du lediglich etwas eingeweichtes Reispapier, etwas Sesamöl, etwas Sojasauce, etwas Yaconsirup, einen Teelöffel Räuchersalz und einen halben Teelöffel geräuchertes Paprikapulver. Nachdem du den Backofen auf 180 Grad Umluft vorgeheizt hast, weichst du das Reispapier in einer Schüssel mit kaltem Wasser ca. 1 Minute auf. Anschließend schneidest du es mit einem Pizzaroller oder einem Messer in circa 3–4 cm breite Streifen. Aus den Gewürzen, dem Öl und der Sojasoße rührst du eine Marinade an und bestreichst damit das Reispapier. Nun legst du die Streifen auf ein mit Backpapier ausgekleidetes Backblech. Nach 6–8 Minuten im Ofen ist dein veganer Speck fertig gebacken.

Das Imitieren von tierischen Lebensmitteln erleichtert den Umstieg auf eine vegane Ernährung

Oft wird darüber diskutiert, dass Menschen, die tierische Lebensmittel ablehnen, diese dann auch nicht imitieren sollten. Und wenn sie es dann doch tun, dann sollten sie ihre Imitate nicht mehr nach dem Original benennen. Doch warum sollte das so sein? Tierische Produkte werden deshalb imitiert, weil die Imitate die Umstellung auf eine vegane Ernährung erleichtern und somit gerade zu Beginn niemand auf gewohnte Gerichte verzichten muss. Natürlich ist es möglich, sich angesichts der unglaublichen Vielzahl an veganen Gerichten und Leckereien auch ganz wunderbar ohne Imitate ernähren zu können, doch warum sollte man nicht jedem Menschen die freie Wahl lassen, wie er sich nun ernähren möchte? Deshalb werden Imitate genauso wie das Ursprungslebensmittel genannt, also Sahne, Speck, Hackfleisch, Fisch und so weiter. So kann sich jeder, der in eine vegane Ernährung einsteigt, etwas unter dem Produkt vorstellen. Kein Mensch könnte sich unter *gewürztes Reispapier* einen Speckersatz vorstellen. Niemand würde dann zum Beispiel wissen, dass dieser Speckersatz ganz wunderbar zu einem veganen Burger, Bratkartoffeln oder Rührei passt. Vieles, was heute wie ein Imitat aussieht oder klingt, ist gar keines. Denn warum sollte es nicht unterschiedliche Rohstoffe und Möglichkeiten geben dürfen, um einen bestimmten Geschmack oder eine bestimmte Konsistenz erzielen zu können? Mit großer Wahrscheinlichkeit gab es in vielen

Fällen sogar die vegane Variante vor der tierischen Variante. So wurde Mandelmilch beispielsweise sicher längst getrunken, als unsere Vorfahren noch nicht daran dachten, eine Kuh zu melken. Und fermentierte Nüsse vermischt mit Wasser und Kräutern hat man vielleicht lange vor Kräuterfrischkäse gegessen. Was die Imitate von Wurst und Fleisch angeht, so schmecken auch hier die tierischen Rohstoffe vor ihrer Zubereitung nach so gut wie nichts. Sie bringen lediglich den Eigengeschmack des Tieres mit sich. Erst Gewürze und die besondere Zubereitung lassen bestimmte Geschmacksrichtungen entstehen. Deshalb ist es auch möglich, einen leckeren Geschmack in andere pflanzliche Rohmaterialien zu bringen, wie den geschmacksneutralen Tofu oder die Jackfrucht.

Mit der NAAOH-Methode in die Umsetzung deiner nachhaltigen Veränderung kommen

Du hast bereits sehr viele Informationen und Veränderungsimpulse von mir bekommen, wie du dich mit einer pflanzlichen Ernährung gesund und vollwertig ernähren kannst. Jetzt geht es darum, die Veränderung deiner Gewohnheiten nachhaltig durch andere und neue Gewohnheiten zu ersetzen.

Bei der NAAOH-Methode (NOTICE, AWARENESS, ACT, OTHER HABITS) geht es ganz gezielt darum, dir dein bisheriges Verhalten bewusst zu machen, deine Auslöseimpulse zu erkennen und eine neue Routine zu erlernen, damit du am Ende nicht wieder am Anfang stehst. Wichtig ist, dass du dich darauf ganz bewusst einlässt und dir die Zeit für dich nimmst, um bewusst an deinen Themen zu arbeiten.

Merke, was du tust! (NOTICE)

Um eine bewusste Veränderung herbeizuführen, ist es erst einmal notwendig, dass du bemerkst, was du bis heute getan hast und gerade tust. Stell dir bitte einmal ehrlich und bewusst die Frage, was du bis heute gegessen hast und warum. Wie hast du dich davor und währenddessen gefühlt? Hörst du auf zu essen, wenn du satt bist, oder isst du aus Appetit weiter?

Stell dir bitte einmal bewusst die Frage, wie du bis heute gelebt hast und wie viel Zeit du bis heute in deine Gesundheit investiert hast.

1. Wie viele Stunden in der Woche investiere ich für Kochen und für gesunde Einkäufe?
2. Wie viele Stunden investiere ich für Sport oder körperliche Bewegung?
3. Wie viele Stunden investiere ich für psychischen Ausgleich, z. B. Meditation, ein gutes Buch, Zeit, die mich erfüllt und glücklich macht?

Finde dein Wie & dein Warum! (AWARENESS)

Dein Leben ist ein unglaublich wertvolles Geschenk und unwahrscheinlicher als ein Lottogewinn. Wenn du das Rennen um die Eizelle betrachtest, das du damals unter ca. 35–200 Millionen Spermien gewonnen hast, ist es manchmal schwer nachzuvollziehen, dass wir uns oft nicht über diesen außergewöhnlichen Sieg und dem damit verbundenen

Lebensgewinn bewusst sind. Wie nutzt DU deinen Lottogewinn? Für ein bewusstes Leben ist es enorm wichtig, sich mit dieser Frage auseinanderzusetzen, denn wenn du dir nicht darüber bewusst bist, wie du deine Zeit auf dieser Erde nutzt, wie sollst du dich dann auf den Weg dorthin aufmachen können, der dich deine Lebenszeit bewusst nutzen und erfahren lässt? Sicher ist, dass wir alle nur begrenzt Zeit haben, um unser Leben zu gestalten. Gestaltest du dein Leben selbst oder lässt du es gestalten? Kreierst du dein Leben schon bewusst in der Rolle des eigenen Kreators oder fügst du dich noch in der Rolle des unbewussten Opfers? Finde dein positives Wie & Warum. Wie willst du leben und alt werden, mit allen Konsequenzen, die sich aus deinen Handlungen ergeben? Welche möglichen Konsequenzen haben deine Entscheidungen auf dein WIE? Was motiviert dich dazu, in Zukunft etwas anders zu machen als bisher? Warum möchtest du genau so leben, wie du es dir jetzt vorstellst, dich ernähren, deine Gedanken pflegen, deinen Körper pflegen und deiner Seele gerecht werden? Warum solltest und willst du etwas in deinem Leben verändern? Welche neuen Möglichkeiten ergeben sich durch ein BEWUSSTES WARUM in deinem Leben?

Was wäre, wenn? Die Konfrontation mit dem Äußersten!

Stell dir einmal sehr bildlich und sehr real vor, du hättest eine Krankheit, z. B. Krebs.

Versuche dir, auch wenn es vielleicht hart ist, dieses Szenario deutlich vorzustellen und zu fühlen. Was macht das mit dir, wenn du solch eine Diagnose bekommen würdest? Angenommen, du hast starke Schmerzen und Existenzängste. Die Ärzte schlagen dir eine Chemotherapie vor. Du hast vielleicht Angst und bist dennoch voller Zuversicht, dass du keine Metastasen im Körper hast, diese Krankheit überwinden wirst und wieder ganz gesund wirst. Die Menschen, die dich lieben, haben ebenfalls große Sorgen um dich und auch sie sind sehr zuversichtlich, dass du die Krankheit besiegen wirst und wieder ganz gesund wirst.

1. Frage: Was geht dir durch den Kopf? Fragst du dich, was die Ursache deiner Krankheit ist? Warum hat dein Körper dir dieses Symptom geschickt und was hat das Symptom verursacht?

2. Frage: Was kannst du ab heute unternehmen, um die Wahrscheinlichkeit für diese Krankheit und solch ein Szenario zu minimieren?

Jeden Tag haben wir die Wahl, unseren Körper mit gesundheitsfördernder Nahrung oder mit gesundheitsschädlicher Nahrung zu nähren. Dazu gehören auch und ganz besonders deine Gedanken und Gefühle. Ein neues Bewusstsein und ein anderer, bewussterer Umgang mit dir selbst kann dir bei einer Veränderung helfen.

Wie viel zahlst du durch deine Lebensweise auf dein Lebenskonto ein und wie viel hebst du davon ab?

Wir haben täglich die Möglichkeit, etwas auf unser Lebenskonto einzuzahlen oder etwas davon abzuheben. Wie viel zahlst du täglich ein und wie viel hebst du ab? Passen deine Verhältnisse zu deinem Ziel, ein gesundes Leben voller Energie erleben zu können?

Bitte mache die nachfolgende Übung einmal sehr reflektiert und bewusst.

Wie viel zahlst du tatsächlich täglich für den Erhalt deiner Gesundheit ein und wie viel hebst du auf deren Kosten ab?

Die Big Points habe ich vorab schon einmal mit 5 Punkten vergeben, alle anderen Punkte, die du noch aufführst, kannst du mit weiteren 5 Punkten versehen. Anschließend kannst du alle Punkte zusammenzählen und miteinander vergleichen.

1. Zahlst du mehr ein oder lebst du schon auf Kosten deiner Gesundheit?
2. Was genau macht diese Übung mit dir?

Auf dein Lebenskonto einzahlen:

Beispiele: Gesunde Ernährung mit viel Obst und Gemüse (+5P), gesunde Öle (+5P), Meditation (5P), tägliche Bewegung (+5P), Arbeit, die mir Spaß macht und die mich erfüllt (+5P), gesunde Getränke und täglich ausreichend natürliches Wasser (+5P), eine überwiegend pflanzliche Ernährung (+5P), ausreichend

Ballaststoffe (ca. 30–40 Gramm täglich) (+5P), ausreichend Schlaf (+5P), guter und ehrlicher Umgang mit deinen Gefühlen (+5P), ein Umfeld, in dem ich mich wohlfühle (+5), usw.

Von deinem Lebenskonto abheben:

Beispiele: Fastfood (-5P), ungesunde Ernährung wie Fertigessen oder Lieferservice (-5P), rotes Fleisch, verarbeitete Wurstprodukte und Transfette (-5P), Übergewicht (-5P), Industriezucker im Übermaß und Süßigkeiten (-5P), Alkohol (-5P), Bewegungsmangel (-5P), Rauchen (-5P), eine überwiegend auf tierische Produkte ausgelegte Ernährung (-5P), Milchprodukte (-5P), gezuckerte Getränke und Saft (-5P), Schlafmangel (-5P), industriell verarbeitete Snacks, wie Kekse, Chips (-5P), kein guter Umgang mit meinen Gefühlen, belastendes Umfeld (-5) usw.

Wenn du nun alle Punkte ehrlich verteilt hast, wertest du die Punktzahl aus und kannst anschließend schauen, wie es derzeit auf deinem Lebenskonto aussieht. Zieh die negativen Punkte von den positiven Punkten ab und schau, wie viele Punkte übrig sind. Lebst du auf Kosten deiner Gesundheit und bist bereits tief im Minus oder schöpfst du noch aus der Fülle und bist deutlich im Plus auf deinem Lebenskonto?

Gewohnheiten (ACT)

Um deine Gewohnheiten zu verändern, musst du dir erst einmal darüber bewusst werden, welchen Gewohnheiten du bis heute nachgehst. Gewohnheiten entstehen auf folgende Art: Es gibt zunächst einen Auslöser, z. B. Stress. Dieser lässt dich auf eine erlernte Routine zurückgreifen, z. B. das Rauchen einer Zigarette, das Trinken von Alkohol oder der Griff zu einem süßen oder salzigen Snack. Am Ende steht immer eine Belohnung, ausgelöst durch Hormone oder Botenstoffe. In diesem Beispiel ist die Belohnung die Bewältigung von Stress. Durch Nikotin, Alkohol, Zucker usw. entsteht in deinem Belohnungszentrum kurzfristig ein Gefühl von Entspannung und du wirst danach „entspannter" mit der zuvor für dich angespannten Situation fertig. So entstehen Gewohnheiten. Unser Belohnungszentrum im Gehirn wird aktiviert und wir erhalten durch dieses gelernte Verhalten kurzfristig ein gutes Gefühl der Belohnung. Deshalb wiederholen wir dieses Verhalten so lange, bis daraus eine feste Gewohnheit entsteht, über die wir nicht mehr bewusst nachdenken. Diese Gewohnheit kann dann nur durch bewusstes Umdenken und durch eine andere Routine verändert werden. Grundsätzlich sind Gewohnheiten aus biologischer Sicht durchaus sinnvoll, wie beim Zähneputzen, wo uns das frische Gefühl von sauberen Zähnen belohnt und wir dadurch gleichzeitig unsere Zähne schützen können. Schwierig wird es jedoch, wenn die Routine und die anschließende Belohnung einen negativen Effekt auf deine Gesundheit haben und du dir nicht mehr darüber bewusst bist, denn dieses Bewusstsein brauchst du, um schädliche Routinen und Gewohnheiten dauerhaft zu verändern. Die von uns erlernten Routinen bestimmen unser Leben und die daraus resultierenden Konsequenzen. Bist du dir heute bereits darüber bewusst, welche Konsequenzen deine Gewohnheiten und deine Routinen für dein Leben haben können? Wenn wir wissen, wie Gewohnheiten entstehen und diese verändern möchten, ist es zunächst enorm wichtig, die Auslöser zu identifizieren, um anschließend Routinen ändern zu können. Die Meisterklasse hast du dann erreicht, wenn dein Auslöser dich nicht mehr triggert. Damit es jedoch zu einer alternativen und deutlich gesünderen Variante der Belohnung kommen kann, solltest du deine Auslöser kennen.

1. Stell dir bitte einmal ehrlich und reflektiert die Frage, was genau deine Auslöser sind, die deine bisherigen Routinen gesteuert haben?

Mach dir einen Plan, wie du Gewohnheiten nachhaltig neu lernen kannst. Nachfolgend zeige ich dir ein Beispiel dafür, wie du es schaffst:

Was möchte ich verändern? Ich mache jeden Tag morgens vor der Arbeit ca. 30 Minuten Sport.

Warum möchte ich mein Verhalten verändern? Ich möchte jeden Morgen fit, motiviert und wach in den Tag starten, mit der Gewissheit, etwas Gutes für meine Gesundheit getan zu haben.

Was mache ich? Ich gehe spazieren, laufen, ins Fitnessstudio oder mache Krafttraining.

Was sind meine Auslöser für die Veränderung meiner Gewohnheit? Mein Wecker, den ich am Abend zuvor gestellt habe und der mich jeden Morgen um 6:00 Uhr weckt.

Wie reagiere ich auf diesen Auslöser? Ich stehe sofort auf, habe die Sportsachen am Abend zuvor neben mein

Bett gelegt, ziehe mich direkt an und mache für mind. 30 Minuten Sport. Was ist meine Motivation dafür? Ich werde ein gesünderes und energievolleres Leben führen und hole mir meine Selbstverantwortung und die Kontrolle über mein Leben und meinen Körper zurück.

Wie und wodurch sorge ich dafür, dass ich in ein höheres Bewusstsein komme, und dafür, dass mir das Warum meiner Handlungen bewusst ist? Ich werde meine Ziele täglich visualisieren, formulieren, fühlen, am Abend, bevor ich ins Bett gehe, aufschreiben und auch noch einmal in Gedanken visualisieren. Ich werde meine neuen Gewohnheiten voller Bewusstsein ausführen und mich vollkommen darauf fokussieren und konzentrieren. Jeden Tag entscheide ich mich GANZ BEWUSST FÜR MEIN NEUES VERHALTEN.

Was ist meine Belohnung dafür? Ich werde absolut motiviert, stolz und energiegeladen in meinen Tag starten. Als besondere Belohnung werde ich mir nach 10, 25, 45 und 70 Tagen bewusst etwas GUTES tun, z. B. ein Besuch in der Sauna, ein Wellnessbad oder eine Massage. Ich werde die neue Gewohnheit mindestens 77 Tage bewusst ausführen.

Neue Routine = Neue Lebensführung (OTHER HABITS)

Immer gleiche Taten führen auch zu immer gleichen Ergebnissen!

Übung zur Veränderung von Routinen.

Beobachte bitte täglich bewusst dein Verhalten. Spüre deine Auslöser auf und die damit verbundenen Intentionen deiner Belohnung.

Es ist schon ein großartiger Fortschritt, wenn du so weit in dein Bewusstsein kommst, dass du die Auslöser erkennst. Bewusstsein hat etwas mit Wissen zu tun und genau darum geht es bei einer Veränderung. Am besten notierst du dir gerade zu Anfang deine Auslöser in deine Notizen-App im Handy, auf einem Notizblock oder in einem Tagebuch, das du stets griffbereit haben solltest. Denke immer daran, du musst deinen Impulsen nicht folgen, denn du hast einen Verstand, der eine andere Entscheidung treffen kann. Wenn du deine Routinen erkennst, kannst du sie verändern, damit am Ende eine neue Gewohnheit entsteht und dadurch dein neues Leben. Nichts ist dazu verurteilt, so zu bleiben, wie es heute ist.

Was ist deine Belohnung? Warum tust du, was du tust?

Eine Gewohnheit entsteht also durch Auslöser – Routine – Belohnung. Auch wenn es nur eine unbewusste Belohnung ist, so steht am Ende einer Gewohnheit immer die Belohnung. Nun gilt es, für dich ausfindig zu machen, was deine Belohnung ist. Jemand, der raucht, erhält zum Beispiel durch das Rauchen einer Zigarette die Belohnung der Entspannung. Er baut dadurch Stress ab. Wenn dieser Mensch nun die Entscheidung trifft, nicht mehr rauchen zu wollen, muss er eine andere und gesunde Möglichkeit finden, mit seinem Stress umzugehen. Er muss eine Routine erlernen, bei der am Ende ebenfalls die Belohnung der Stressreduzierung steht. So könnte er zum Beispiel zehn Minuten an der frischen Luft spazieren gehen, meditieren oder ein Gespräch mit dem besten Freund oder der besten Freundin führen. Jemand, der viel Kaffee trinkt, und sich durch das Koffein im Kaffee körperlich „hochfährt", möchte eine kreislaufstimulierende Belohnung erfahren. Dies könnte ihm beispielsweise mit Liegestützen, einem Spaziergang oder einer anderen körperlichen Aktivität gelingen. Du siehst also, wenn du erkennst, welche Belohnung dich zu einem bestimmten Verhalten führt, kannst du damit beginnen, deine Routine, die in vielen Bereichen vielleicht wenig gesundheitsfördernd ist, durch eine Routine zu ersetzen, die positiv für die Gesundheit deines Körpers, Geistes und Seele ist.

NOTIZEN

Bonuskapitel:
Rezepte – nicht nur lecker, sondern auch vollwertig und gesund.

Ich habe diese Rezepte so gestaltet, dass dir der Umstieg auf eine pflanzliche Ernährung leichter fällt. Du kannst sie gern nach deinen Vorlieben anpassen und abwandeln. Die Rezepte sind bunt gewürfelt, schau gerne, was gerade zu dir passt. Viel Freude beim Ausprobieren!

Weitere Rezepte findest du in meinem Kochbuch: Fit statt fertig – Das Kochbuch (Volume 1: ISBN – 978-3-910236-06-6)

Guten Appetit!

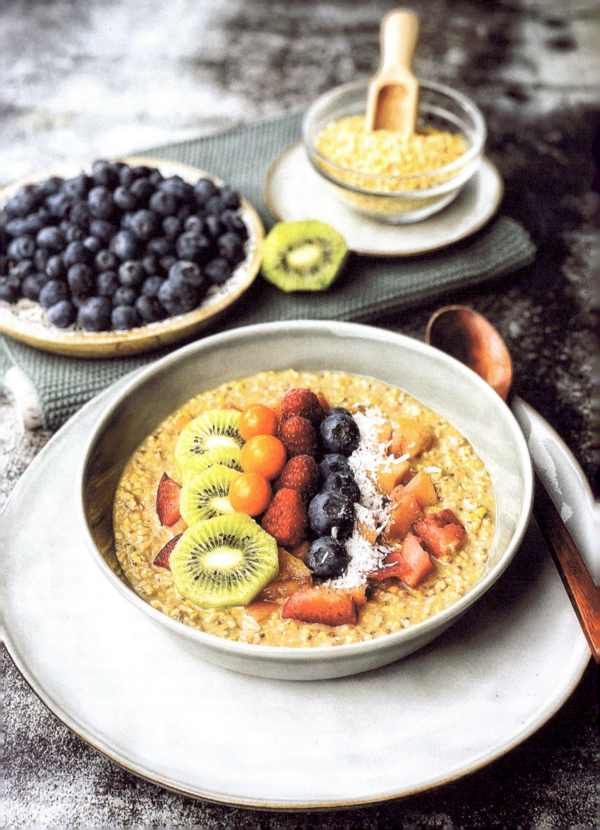

KOKOS-SÜẞLUPINENSCHROT
MIT GEDÜNSTETEM APFELKOMPOTT UND FRÜCHTEN

ca. 4 Portionen

Zutaten:

- 120 g Süßlupinenschrot, für ca. 10–12 Stunden in ca. 600 ml Wasser quellen lassen
- 400 ml Kokosmilch
- 1 Vanilleschote bzw. Mark der Schote
- 2 Tl Zimt
- 1 Prise Nelkenpfeffer
- 40 g Erythrit
- 130 ml Pflanzenmilch
- 40 g Kokosraspel
- 5 g Chiasamen
- 2-3 Äpfel
- 50 ml Wasser
- Optional Kiwi, Himbeeren, Blaubeeren, Physalis

Zubereitung:

1. Kokosmilch, Erythrit und Pflanzenmilch zusammen in einem Topf erwärmen.
2. Zimt, Nelkenpfeffer und das Mark der Vanilleschote dazugeben.
3. Nun die Pflanzenmilch zum Kochen bringen, den Lupinenschrot dazugeben, für ca. 10-15 Minuten leicht köcheln lassen und währenddessen immer wieder umrühren.
4. Den Topf nach 10-15 Minuten von der Herdplatte nehmen.
5. Kokosraspel und Chiasamen dazugeben, gut umrühren und für weitere 10-15 Minuten quellen lassen.
6. Äpfel waschen, entkernen, achteln, in kleine Stücke schneiden und mit 50 ml Wasser in einem Topf kurz aufkochen und für 2-4 Minuten weiter dünsten.
7. Den Lupinenschrot auf Teller verteilen, den gedünsteten Apfel darüber geben und darauf die geschnittenen Früchte wie Kiwi, Himbeeren, Blaubeeren, Physalis und ein paar Kokosraspel anrichten.

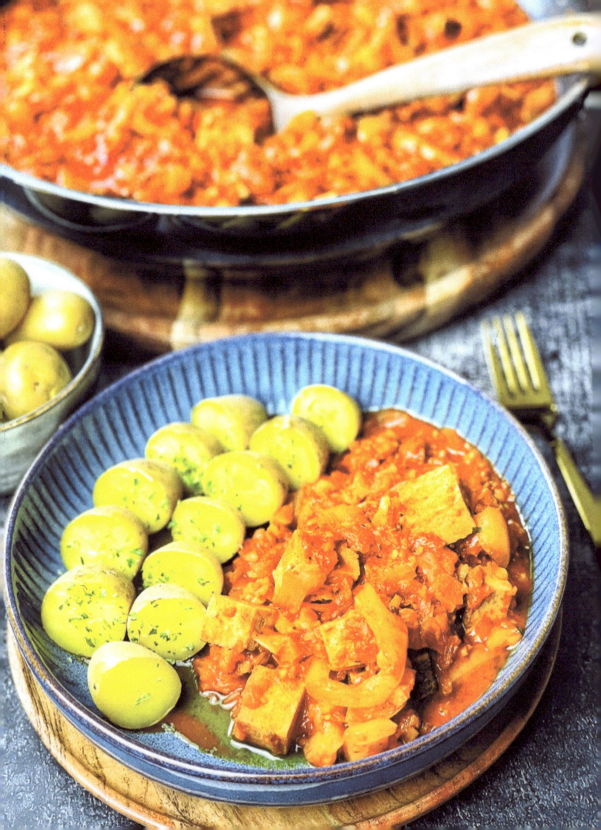

GEMÜSEGULASCH
MIT GERÄUCHERTEM TOFU

ca. 8 Portionen

Zutaten:

- 600 g rote und gelbe Paprika
- 500 g geräucherter Tofu
- 180 g Möhren
- 80 g Sellerie
- 130 g Petersilienwurzel
- 900 g Zwiebeln
- 4 El Olivenöl
- 200 g Tomatenmark
- 250 g Cherrytomaten
- 700 ml Wasser
- 250 ml roter Traubensaft, 100 % Direktsaft
- 2 Tl Paprikapulver geräuchert
- 3 Tl Paprikapulver edelsüß
- 1/2 Tl gemahlene Muskatnuss
- 1 Tl Salz
- 1 Tl Gemüsebrühe
- 1 Tl Bohnenkraut
- 1 Prise Pfeffer
- Optional Chili

Zubereitung:

1. Sellerie schälen, Möhren und Petersilienwurzel gründlich waschen und alles in einer Küchenmaschine zerkleinern oder mit einem Messer fein hacken.
2. Zwiebeln schälen und grob hacken.
3. Paprika halbieren, entkernen und waschen. Anschließend die einzelnen Hälften dritteln und in ca. 2 cm dicke Streifen schneiden.
4. Tofu in Würfel schneiden.
5. Die Zwiebeln mit 4 El Olivenöl in einem Topf oder Wok für 4-5 Minuten anbraten. Nun die Möhren, Sellerie und Petersilienwurzel dazugeben und weitere 3-4 Minuten andünsten.
6. Anschließend das Tomatenmark, Paprika- und Tofuwürfel dazugeben, gut umrühren und das Tomatenmark ca. 2-3 Minuten unter stetigem Rühren karamellisieren lassen.
7. Nun mit Traubensaft und Wasser aufgießen.
8. Die Gewürze, Brühe, Tomaten und Salz dazugeben und das Gulasch bei geschlossenem Deckel für ca. 40 Minuten auf niedriger Stufe köcheln lassen. Zwischendurch immer wieder umrühren, damit das Gulasch nicht anbrennt.
9. Zum Schluss, je nach Wunsch, noch etwas Chili dazugeben.

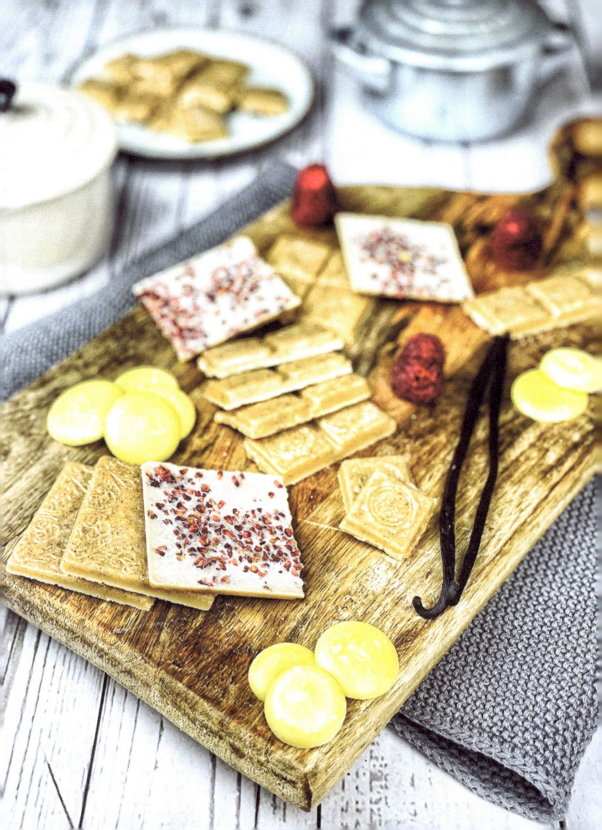

WEIßE SCHOKOLADE
MIT ZIMTMANDELN UND HIMBEEREN

ca. 330 g Schokolade

Zutaten:

- 110 g Kakaobutter
- 35 g Puderzucker aus Erythrit
- 35 g gemahlene Erdmandeln
- 60 g Kokosmus
- 1 Vanilleschote oder 1/4 Tl gemahlene Vanille
- 2 El gehackte Mandeln
- 1/4 Tl Zimt
- 1-2 El getrocknete Himbeeren

Zubereitung Schokoladenmasse:

1. Kakaobutter und Kokosmus in einem Topf schmelzen.
2. Vanilleschote halbieren und das Mark auskratzen.
3. Puderzucker aus Erythrit, gemahlene Erdmandeln und das Mark der Vanilleschote in den Topf hinzugeben und gut umrühren, bis eine glatte Masse entstanden ist.
4. Die flüssige Schokolade in Schokoladenformen füllen.
5. Gehackte Mandeln fettfrei rösten, 1/4 Tl Zimt untermischen und über die Tafeln verteilen.

Zubereitung Schokoladentopping:

1. Himbeeren zerkleinern und über die Tafeln verteilen.
2. Schokolade mit Himbeeren bestreut schmeckt ebenso lecker wie die Zimt-Mandel-Schokolade oder die Kombination aus beiden Toppings. Das kannst du variieren, wie du möchtest.
3. Die Schokoladentafeln vollständig auskühlen lassen, bevor du sie vorsichtig aus der Form löst.

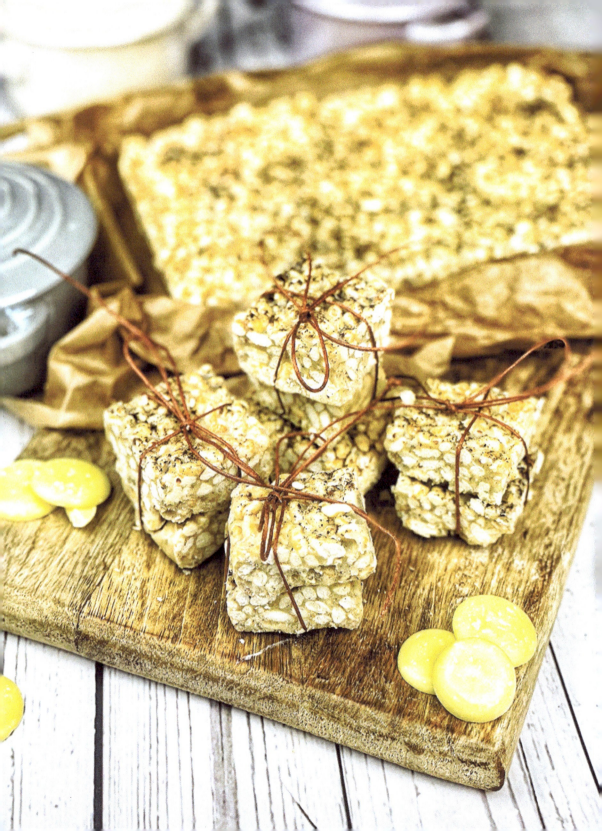

WEIßER MANDEL-PUFFREIS

Zutaten:

- 100 g Kakaobutter
- 120 g weißes Mandelmus
- 45 g Puderzucker aus Erythrit
- 1 Vanilleschote oder 1/4 Tl gemahlene Vanille
- 60 g gemahlene Erdmandeln
- 60 g ungesüßter, gepuffter Vollkornreis oder zerkleinerte Reiswaffeln

Zubereitung:

1. Kakaobutter und Mandelmus in einem Topf schmelzen.
2. Puderzucker aus Erythrit, gemahlene Erdmandeln, das Mark der Vanilleschote und gepufften Vollkornreis oder zerkleinerte Reiswaffeln unterrühren.
3. Eine eckige Auflauf- oder Kuchenform (ca. 23 x 23 cm) mit Backpapier auslegen.
4. Die Puffreismasse hineingeben, mit einem Löffel gleichmäßig verteilen und glattstreichen.
5. Puffreis nun für 2-3 Stunden kalt stellen. Danach in Vierecke schneiden.

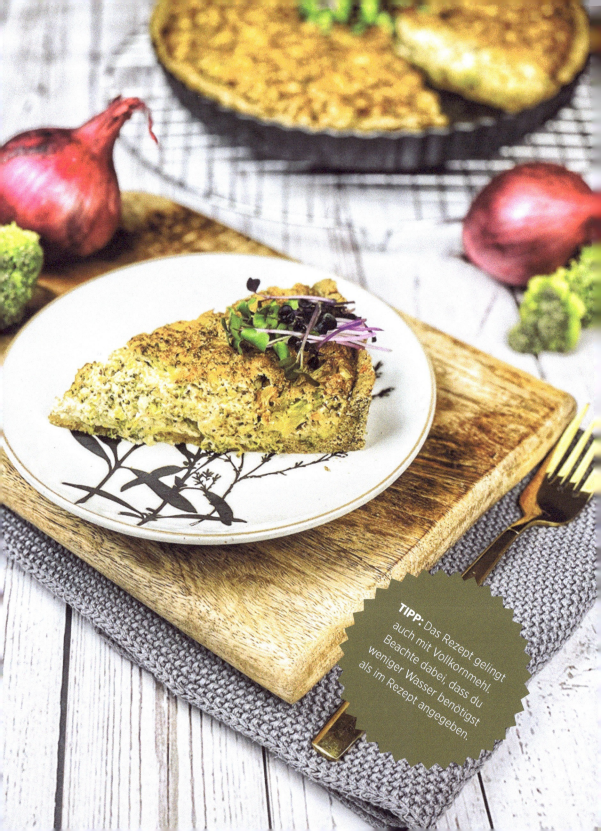

TIPP: Das Rezept gelingt auch mit Vollkornmehl. Beachte dabei, dass du weniger Wasser benötigst als im Rezept angegeben.

BROKKOLI-QUICHE

Für eine Tarteform, ø ca. 27 cm

Zutaten Mürbeteig:

- 250 g dunkler, glutenfreier Mehlmix (Alternative: 75 g Reismehl und 75 g Buchweizenmehl)
- 20 g Backpulver
- 1 Tl Salz
- 80 g kalte Margarine
- 2 El geschrotete Leinsamen, ca. 20 g
- 150 ml kaltes Wasser
- 20 g getrocknete Zwiebeln
- Optional 1 Prise Cumin

Zubereitung:

1. Aus den Zutaten für den Mürbeteig einen Knetteig herstellen. Dazu werden zunächst alle trockenen Zutaten vermischt. Anschließend die Margarine in kleine Stückchen schneiden und dazugeben. Das Wasser ebenfalls dazugeben und alles zusammen zu einem glatten Teig kneten. Sollte der Teig zu trocken sein, können noch ein paar Esslöffel kaltes Wasser dazugegeben werden. Je nach Mehlsorte variiert die Wasserzugabe etwas.

2. Den Teig gut abgedeckt für ca. 30 Minuten in den Kühlschrank stellen.

3. Den Teig nach der Ruhepause vorsichtig auf einer gut bemehlten Arbeitsfläche oder zwischen zwei Backpapierblättern ausrollen und in eine eingefettete Tarteform legen. Den Boden mehrmals mit einer Gabel einstechen.

4. Achte darauf, dass du die Ränder hochziehst und andrückst. Sollte der Teig zu bröselig sein, kannst du ca. 3/4 des Teiges auf den Boden der Form verteilen und andrücken. Danach formst du aus dem restlichen Teig kleine Röllchen, legst diese ringsum an den Rand der Form und drückst sie anschließend fest nach oben.

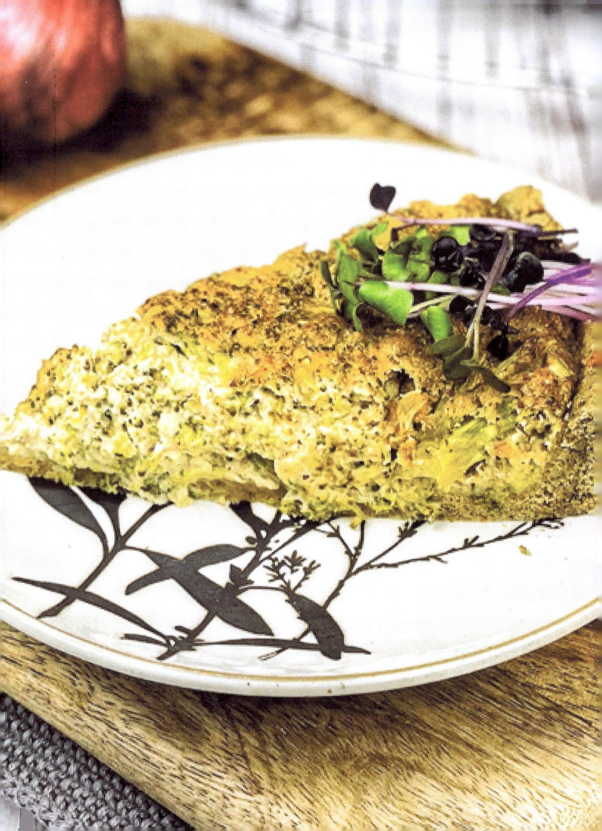

Zutaten Füllung:

- 250 ml Sojasahne oder andere neutrale Pflanzensahne
- 150 ml Pflanzenmilch
- 35 ml Sojasoße
- 70 g Speisestärke
- 380 g Brokkoli
- 200 g geräucherter Tofu
- 170 g Zwiebeln
- 1-2 El Olivenöl
- Pfeffer nach Geschmack

Zubereitung Füllung:

1. Den Backofen auf 160 Grad Umluft vorheizen.
2. Brokkoli waschen und in einem Mixer grob zerkleinern.
3. Zwiebeln schälen und mit 1-2 El Olivenöl in einer Pfanne für ca. 5 Minuten anbraten.
4. Den geräucherten Tofu in kleine Würfel schneiden, zu den Zwiebeln in die Pfanne geben und für weitere 5 Minuten anbraten.
5. Sojasahne, Sojasoße, Speisestärke, Pflanzenmilch, Pfeffer nach Geschmack, gebratenen Tofu mit Zwiebeln in einem Mixer oder mit einem Pürierstab pürieren, sodass daraus eine dickflüssige Creme entsteht.
6. Die Creme gleichmäßig unter den Brokkoli mischen und auf den Mürbeteigboden verteilen.
7. Die Quiche im vorgeheizten Ofen für ca. 35-45 Minuten backen.

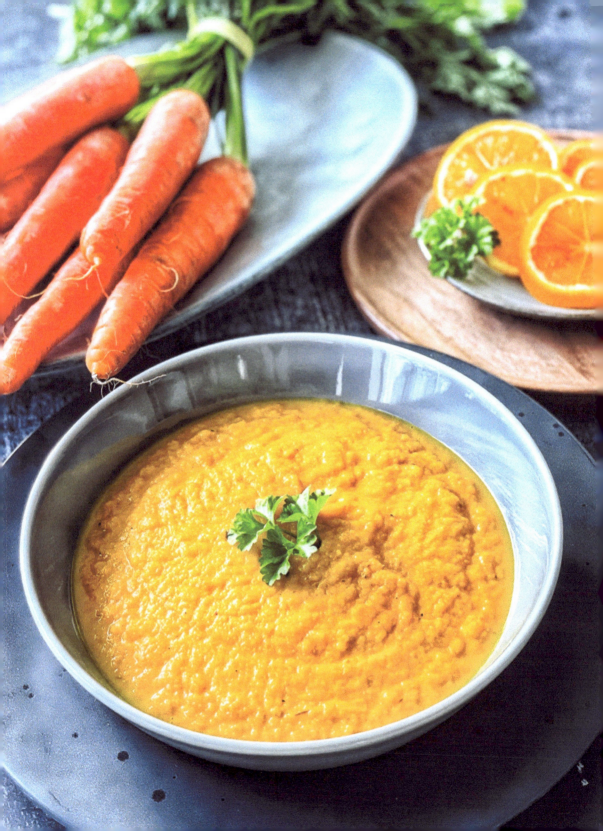

MÖHRENSUPPE AUS DEM OFEN

ca. 7 Portionen

Zutaten:

- 1,2 kg Möhren
- 80 ml Olivenöl
- 160 g Pastinake
- 40 g Sellerie
- 3-4 Lorbeerblätter
- 2 Knoblauchzehen
- 4 kleine Zwiebeln
- 1 Orange
- 1,5 TL Salz
- 1/4 Tl Muskatnuss
- 1 Tl Kräuter der Provence
- 2 L Wasser

Zubereitung:

1. Möhren, Sellerie und Pastinake gründlich waschen, Zwiebeln und Knoblauch schälen.

2. Das Blattgrün an den Möhren entfernen und Sellerie schälen. Ich belasse die Schale an Möhren und Pastinake.

3. Das Gemüse, Zwiebeln und Knoblauch grob klein schneiden und mit 3-4 Lorbeerblättern auf ein tiefes Backblech oder in eine große Auflaufform geben.

4. Olivenöl über das Gemüse gießen und nun für ca. 70 Minuten bei 150 Grad Umluft im Backofen garen. Die Lorbeerblätter danach entfernen.

5. Orange schälen und zusammen mit den anderen Zutaten in einen großen Topf geben. Mit einem Liter kochendem Wasser pürieren. Einen weiteren Liter kochendes Wasser hinzugeben, um eine sämige Konsistenz zu erhalten.

6. Nun mit den Gewürzen abschmecken und genießen.

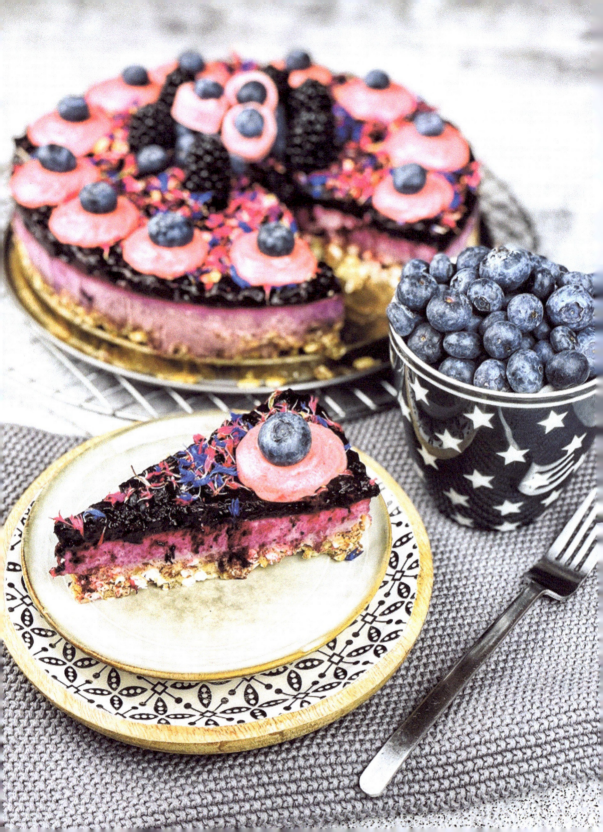

ERDBEER-CASHEW-CREMETORTE
MIT HEIDELBEEREN

Für eine Springform, ø ca. 26 cm

Zutaten Boden:

- 80 g Mandeln
- 30 g Pekannüsse
- 30 g Haselnüsse
- 35 g gemahlene Erdmandeln
- 140 g Medjool Datteln
- 40 g naturbelassener Vollkorn-Puffreis oder naturbelassene Reiswaffeln
- 80 g Kakaobutter oder Kokosfett
- 1/2 Vanilleschote bzw. Mark der Schote

Zubereitung Boden:

1. Nüsse fettfrei in einer Pfanne rösten und etwas abkühlen lassen.
2. Datteln entkernen, mit den Nüssen zusammen in einem Mixer zerkleinern, die gemahlenen Erdmandeln und Puffreis oder zerkleinerte Reiswaffeln dazugeben.
3. Die Kakaobutter in einem Topf schmelzen und mit dem Mark der Vanilleschote unter die trockenen Zutaten mischen.
4. Springform mit Backpapier auslegen und einfetten. Die krümelige Masse hineingeben, verteilen und andrücken.
5. Den Boden in den Kühlschrank stellen, während du die Creme zubereitest.

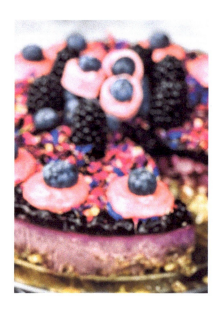

Zutaten Erdbeer-Cashew-Creme:

- 140 g Cashewkerne, ca. 8–12 Stunden in Wasser eingeweicht
- 100 g Puderzucker aus Erythrit
- 1/2 Vanilleschote bzw. Mark der halben Schote
- 200 ml Pflanzenmilch
- 300 g Erdbeeren
- 7 g Agar-Agar oder 70 g Maisstärke

Zubereitung Erdbeer-Cashew-Creme:

1. Die eingeweichten Cashewkerne mit der Pflanzenmilch im Mixer fein pürieren.
2. Puderzucker aus Erythrit, das Mark der halben Vanilleschote, Agar-Agar und Erdbeeren dazugeben und noch einmal gründlich pürieren.
3. Die Masse in einen kleinen Topf geben und unter ständigem Rühren erwärmen. Für 30–60 Sekunden aufkochen lassen, bis die Creme deutlich fester in ihrer Konsistenz wird.
4. Falls du Maisstärke statt Agar-Agar verwendest, verrühre 70 g Maisstärke mit ca. 1 Tl Erythrit Puderzucker. 50 ml Pflanzenmilch dazugeben und alles zu einer glatten Masse verrühren. Erdbeer-Cashew-Creme in einem kleinen Topf unter ständigem Rühren aufkochen und die angerührte Stärke dazugeben. Anschließend für ca. 30 Sekunden unter Rühren leicht köcheln lassen, sodass die Stärke binden kann und die Creme fester in ihrer Konsistenz wird.
5. Die Erdbeer-Cashew-Creme auf den Kuchenboden gießen und zügig glattstreichen.
6. Den Kuchen für ca. 15–20 Minuten kalt stellen, sodass die Creme etwas fester wird.

Zutaten Heidelbeerschicht:

1. 100 ml Wasser mit 40 g Erythrit in einem Topf geben und zum Kochen bringen.
2. Die übrigen 50 ml Wasser mit 10 g Erythrit und 40 g Maisstärke verrühren.
3. Sobald das Wasser kocht, vom Herd nehmen und die Heidelbeeren und angerührte Stärke dazugeben.
4. Den Topf wieder auf den Herd stellen und alles zusammen unter ständigem Rühren kurz aufkochen lassen, damit die Stärke binden kann.
5. Die Heidelbeeren direkt auf den Kuchen geben und den Kuchen nun für ca. 2-3 Stunden auskühlen lassen.
6. Den Kuchen nach Belieben dekorieren. Ich habe essbare Blüten und selbst gemachte Erdbeer-Pralinen verwendet.

Zubereitung Heidelbeerschicht:

- 50 g Erythrit
- 150 ml Wasser
- 40 g Maisstärke
- 300 g Wildheidelbeeren

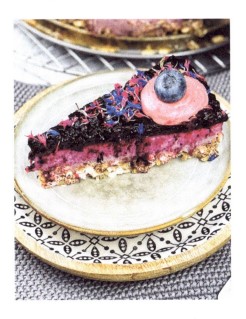

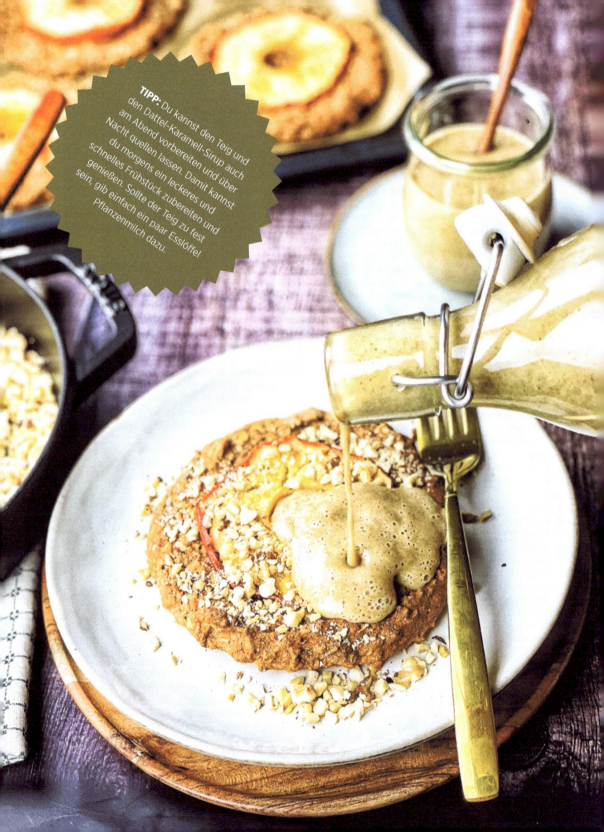

TIPP: Du kannst den Teig und den Dattel-Karamell-Sirup auch am Abend vorbereiten und über Nacht quellen lassen. Damit kannst du morgens ein leckeres und schnelles Frühstück zubereiten und genießen. Sollte der Teig zu fest sein, gib einfach ein paar Esslöffel Pflanzenmilch dazu.

APFELRINGE
MIT KARAMELL-SIRUP

Für ca. 6 Apfelringe

Zutaten Apfelringe:

- 80 g glutenfreies Mehl
- 10 g goldener Leinsamen, geschrotet
- 60 g Erythrit
- 1 Tl Zimt
- 50 g getrocknete Apfelringe, im Mixer zerkleinert
- 60 g Haferflocken
- 10 g Reinweinstein Backpulver
- 170 ml Pflanzenmilch
- 50 ml stilles Wasser
- 300 g Apfel, Sorte Boskop
- 1 Handvoll Nüsse deiner Wahl

Zutaten Dattel-Karamell-Sirup:

- 170 g Medjool Datteln, entkernt
- 1 Vanilleschote bzw. Mark der Schote
- 110 ml Pflanzensahne
- 280 ml Pflanzenmilch

Zubereitung Apfelringe:

1. Aus den Zutaten (außer dem Apfel) einen Rührteig herstellen und diesen für 10-15 Minuten ruhen lassen.
2. Den Apfel waschen und das Kerngehäuse ausstechen. Anschließend aus dem Apfel ca. 1 cm dicke Scheiben schneiden, sodass sechs Apfelringe daraus entstehen.
3. Ein Backblech mit Backpapier auslegen und den Teig löffelweise darauf geben. Es sollen dabei 6 Teigfladen entstehen.
4. Die Apfelscheiben auf die geformten Teigfladen legen und leicht andrücken.
5. Den Backofen auf 160 Grad Umluft vorheizen und die Apfelringe ca. 25 Minuten darin backen.
6. Eine Handvoll Haselnüsse, Walnüsse und Mandeln fettfrei in einer Pfanne rösten, grob hacken und über die Apfelringe streuen.

Zubereitung Dattel-Karamell-Sirup:

1. Alle Zutaten zusammen in einen Mixer geben und zu einer sämigen Creme pürieren.
2. Anschließend das Karamell in eine ausgekochte Flasche abfüllen. Es hält sich mehrere Tage gut gekühlt im Kühlschrank.

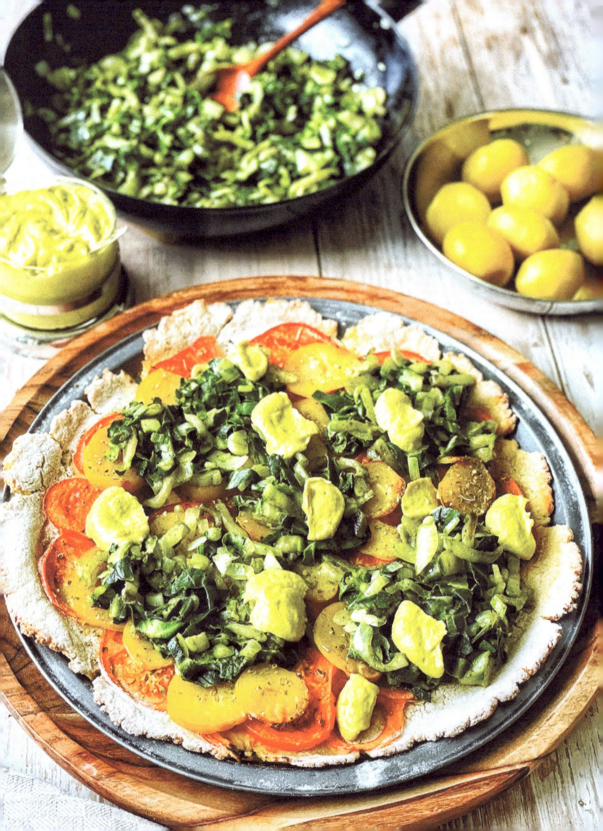

KARTOFFELPIZZA
MIT MANGOLD UND CASHEW-ZWIEBEL-KÄSECREME

Für 4 Pizzen

Zutaten:

- 900 g mehlig kochende Kartoffeln
- 100 g Maisgrieß
- 90 g Reismehl
- 20 ml Olivenöl
- 10 g Salz
- 10 g Backpulver
- 70 g Vollkorn Reisgrieß
- 1,5 kg Tomaten
- Kräutersalz
- Italienische Kräuter

Zubereitung Boden:

1. Den Backofen auf 180 Grad Umluft vorheizen.
2. Kartoffeln mit Schale kochen. Das Wasser abgießen und die Kartoffeln etwas auskühlen lassen. Die Schale der Kartoffeln abziehen.
3. 600 g der Kartoffeln durch eine Kartoffelpresse pressen oder ganz fein stampfen. Die restlichen Kartoffeln in feine Scheiben scheiden. Die benötigst du später für den Belag.
4. Maisgrieß, Reismehl, Salz, Vollkorn Reisgrieß, Olivenöl und Backpulver zu den gepressten Kartoffeln geben und zu einem glatten Teig kneten. Anschließend den Teig in vier Teile aufteilen.
5. Den Teig auf einer gut bemehlten Arbeitsfläche oder direkt auf Backpapier ausrollen.
6. Den ausgerollten Boden nun für ca. 10 Minuten im Backofen backen.
7. Die Tomaten waschen und in Scheiben schneiden. Tomatenscheiben auf den Boden legen, mit etwas Kräutersalz bestreuen. Die Kartoffelscheiben darüberlegen, mit italienischen Kräutern bestreuen und die Pizza nun für weitere 15 Minuten im Ofen backen.

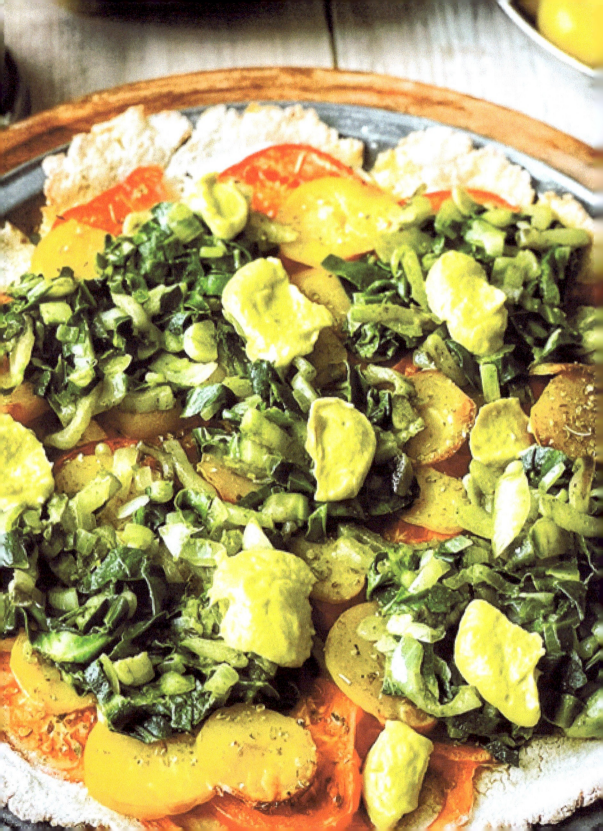

Zutaten Belag:

- 470 g Mangold
- 1 Tl Kräutersalz
- 1 Prise Muskatnuss oder Piment
- 200 g Zwiebeln
- 5 Knoblauchzehen
- 3 El Öl, z. B. Olivenöl

Zutaten Cashew-Zwiebel-Käsecreme:

- 170 g Cashewkerne
- 280 ml kochendes Wasser
- 1/2 Tl Salz
- 1 Prise Cumin optional, für die Farbe
- 1 El Trüffelöl optional
- 30 g getrocknete Zwiebeln
- 30 g Hefeflocken

Zubereitung Belag:

1. Den Mangold in schmale Streifen schneiden, gründlich waschen und in einer Salatschleuder trocken schleudern.
2. Knoblauch und Zwiebeln schälen. Den Knoblauch in schmale Streifen schneiden, die Zwiebeln grob würfeln. Nun den Knoblauch für ca. 1 Minute mit 3 El Öl in einer Pfanne rösten, dann die Zwiebeln für 3-4 Minuten dazugeben.
3. Den Mangold dazugeben und für ca. 10 Minuten dünsten, sodass er noch bissfest ist. Anschließend mit Kräutersalz und Muskatnuss abschmecken.
4. Mangold-Gemüse auf die Pizzen geben.

Zubereitung Cashew-Zwiebel-Käsecreme:

1. Cashewkerne in einen Mixer geben, mit kochendem Wasser übergießen und für ca. 10 Minuten ziehen lassen.
2. Die getrockneten Zwiebeln ebenfalls in einem Mixer fein mahlen.
3. Hefeflocken, zermahlene Zwiebeln, Salz, optional Cumin und Trüffelöl dazugeben und zu einer sämigen Masse pürieren.
4. Die Käsecreme anschließend auf den fertig gebackenen Pizzen über dem Mangold verteilen.

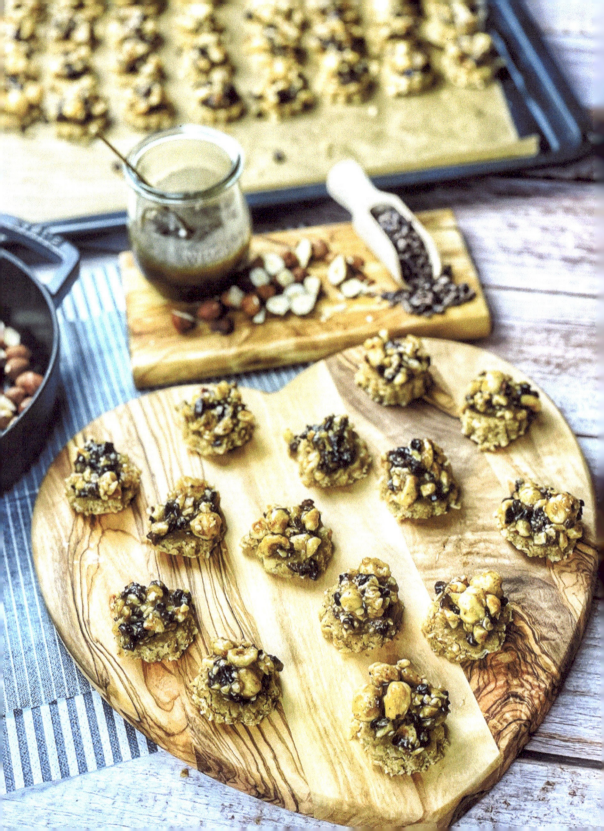

ERDNUSS-KARAMELLTALER

ca. 65 kleine Taler, ø ca. 3 cm

Zutaten Plätzchenteig:

- 200 g Haferflocken
- 100 g Yacon Pulver
- 100 g gemahlene Erdmandeln
- 120 g Erdnussbutter ohne Zuckerzusatz
- 20 g neutrales Kokosöl
- 100 ml Pflanzenmilch

Zubereitung Plätzchenteig:

1. Haferflocken, Yacon Pulver, gemahlene Erdmandeln, Erdnussbutter, Kokosöl und Pflanzenmilch zu einem Teig kneten.
2. Den Teig auf einem Backpapier ca. 1 cm dick ausrollen und ausstechen.

Zutaten Nuss-Topping

- 200 g Haselnüsse
- 55 g Kakaonibs
- 200 g selbst gemachtes Mandel-Hafer-Karamell

Zubereitung Nuss-Topping

1. Die Haselnüsse rösten, abkühlen lassen und grob hacken. Nun mit Kakaonibs und Mandel-Hafer-Karamell vermischen und mit zwei Teelöffeln auf die ausgestochenen Plätzchen geben.
2. Die Taler nun für ca. 1 Stunde kühl stellen.
3. Im Kühlschrank gelagert und verschlossen halten sich die Plätzchen mehrere Tage.

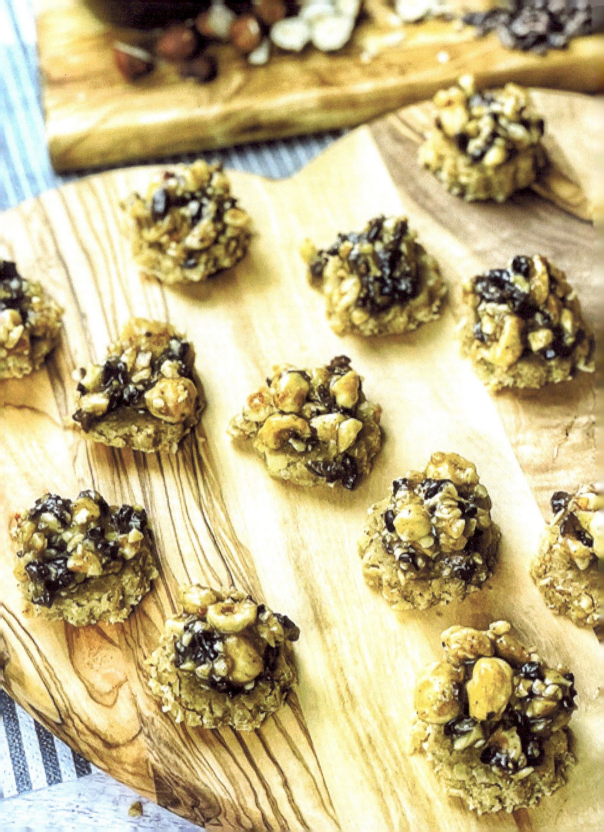

Zutaten Mandel-Hafer-Karamell:

- 250 g Bio Mandel-Schlagcreme
- 200 ml Hafer-Kochcreme
- 50 g Margarine
- 30 g Puderzucker aus Erythrit
- 80 g Yacon Sirup
- 1/4 Tl Salz
- 1 Tl gemahlene Vanille

Zubereitung Mandel-Hafer-Karamell:

1. Puderzucker aus Erythrit, Mandel-Schlagcreme, Hafer-Kochcreme, Salz und die Margarine in einem Kochtopf schmelzen. Vanille, Erythrit und Yacon Sirup dazugeben.
2. Die Masse aufkochen lassen und unter Rühren ca. 20 Minuten köcheln lassen, damit eine dickflüssige Masse entsteht.
3. Wenn das Karamell zähflüssig geworden ist, in ein ausgekochtes Glas abfüllen und kühl stellen.
4. Das Karamell wird bei Bedarf schnell wieder flüssig, indem du etwas davon im Topf oder Wasserbad erhitzt.
5. Es schmeckt dünn auf einem Vollkornbrot, mit einer Banane, im Joghurt oder im Müsli. Du kannst es auch bei der Zubereitung von Kuchen verwenden. Es lohnt sich in jedem Fall, immer etwas von diesem Karamell auf Vorrat im Kühlschrank zu haben. Gut verschlossen hält es sich im Kühlschrank mehrere Wochen.

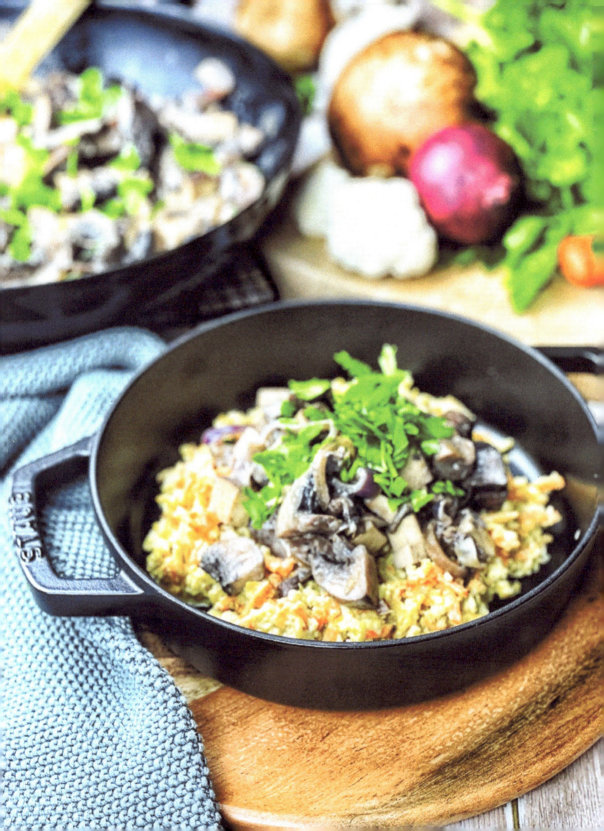

REISGEMÜSE
MIT PILZRAGOUT

ca. 5 Portionen

Zutaten Reisgemüse:

- 450 g Möhren
- 450 g Blumenkohl
- 250 ml Wasser
- 1/2 Tl Salz
- 3 El Öl, z. B. Olivenöl
- 1,5 Tl Kräutersalz
- 1 Prise weißer Pfeffer
- 1/4 Tl gemahlene Muskatnuss
- 250 ml Sojasahne
- 150 g Vollkornreis
- 300 ml Wasser

Zutaten Pilzragout:

- 150 g Zwiebeln
- 500 g Pilze
- 100 ml Wasser
- 50 ml Sojasahne
- 25 ml Sojasoße
- 250 g geräucherter Tofu
- 1 Bund gehackte Petersilie
- 2 El Öl

Zubereitung:

1. Den Vollkornreis mit der doppelten Menge an Wasser und Salz gar kochen.
2. Geräucherten Tofu grob würfeln, in einer Auflaufform oder auf einem Backblech mit Backpapier im vorgeheizten Ofen auf 170 Grad für ca. 20 Minuten backen.
3. Blumenkohlröschen waschen und in einem Mixer auf Reiskorngröße zerkleinern.
4. Möhren waschen und grob raspeln. Mit Öl in einer großen Pfanne oder einem Wok ca. 6-7 Minuten andünsten. Nach 2-3 Minuten 250 ml Wasser dazugeben und gut umrühren.
5. Anschließend den Blumenkohl dazugeben und alles zusammen weitere 2-3 Minuten andünsten. Nun die Gewürze, Sojasahne und den gekochten Reis dazugeben und gründlich miteinander verrühren.
6. Zwiebeln schälen, halbieren und in dünne Streifen schneiden.
7. 2 El Öl in einer Pfanne erhitzen, die Zwiebeln dazugeben und für ca. 5-6 Minuten andünsten.
8. Die Pilze putzen, halbieren, in Scheiben scheiden, zu den Zwiebeln geben und für ca. 5 Minuten anbraten.
9. 100 ml Wasser, Pflanzensahne und Sojasoße dazugeben, gut unterrühren und für 2-3 Minuten auf niedriger Stufe erwärmen.
10. Die gebackenen Tofuwürfel dazugeben und unterrühren. Die Herdplatte ausschalten und die Pilze mit den Tofuwürfeln noch 5 Minuten ziehen lassen.
11. Petersilie waschen, hacken und nach Belieben über das Ragout streuen.

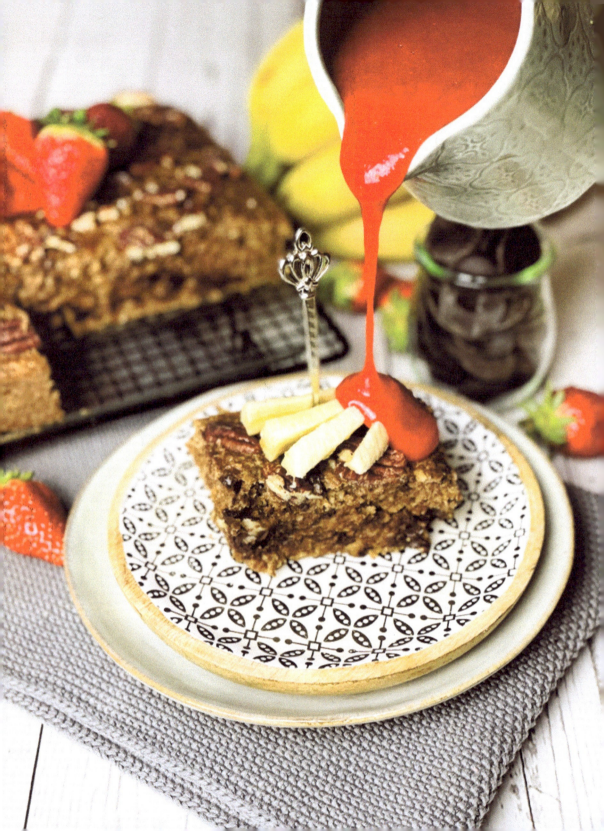

BANANEN-BROWNIE AUS HAFERFLOCKEN
MIT ERDBEERSOßE

Für eine viereckige Kuchenform (ca. 25 x 25 cm) oder eine große Springform, ø ca. 26 cm

Zutaten Brownie:

- 300 g Haferflocken
- 4 reife Bananen
- 120 g Haselnussmus
- 10 g Rohkakao
- 90 g Erythrit
- 20 g Backpulver
- 20 g geschrotete Leinsamen
- 300 ml Pflanzenmilch
- 1 Vanilleschote bzw. Mark der Schote
- 100 g Maisstärke
- 60 g Pekannüsse
- 80 g gehackte Kakao-Rohmasse oder Kakaonibs

Zutaten Pilzragout:

- 250 g Erdbeeren
- 40 g Erythrit oder 3-4 Medjool Datteln, optional

Zubereitung:

1. Den Backofen auf 160 Grad Umluft vorheizen.
2. Die Bananen schälen und mit einer Gabel oder einem Kartoffelstampfer zerdrücken.
3. Haselnussmus, Erythrit, Leinsamen, das Mark der Vanilleschote, Rohkakao und Pflanzenmilch dazugeben und gründlich verrühren.
4. Nun die Haferflocken, Maisstärke, Backpulver und gehackte Kakao-Rohmasse dazugeben und gründlich unterrühren.
5. Den Teig in eine gut gefettete Kuchenform füllen und glatt streichen.
6. Die Pekannüsse auf dem Kuchenteig verteilen und für ca. 25-30 Minuten im vorgeheizten Backofen backen.
7. Um zu prüfen, ob der Kuchenteig durchgebacken ist, mit einem Zahnstocher in die Mitte des Kuchens stechen. Wenn kein Teig mehr daran kleben bleibt, ist der Kuchen fertig.

Zubereitung Erdbeersoße:

1. Erdbeeren pürieren und je nach Süße der Erdbeeren eventuell noch etwas Erythrit oder ein paar pürierte Datteln unterrühren.

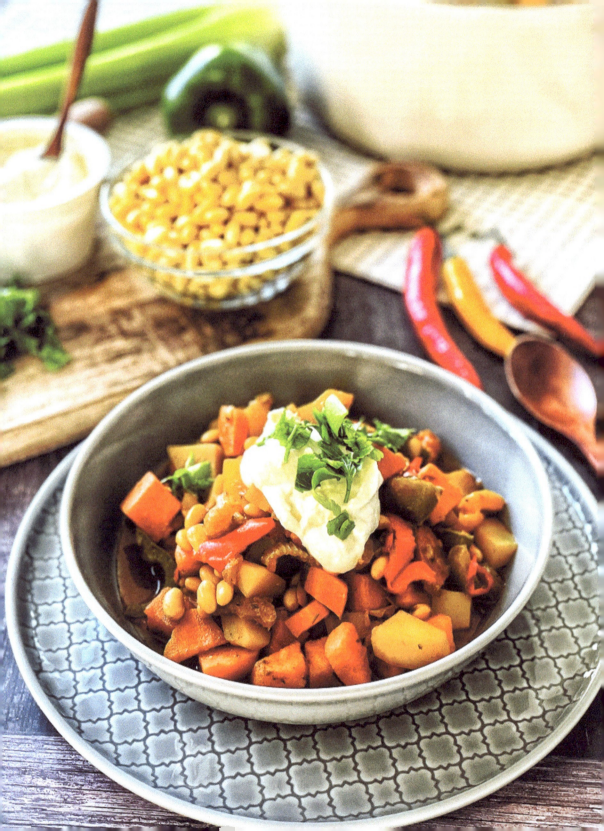

GEMÜSEEINTOPF
MIT SOJABOHNEN

ca. 5 Portionen

Zutaten:

- 800 g Kartoffeln
- 800 g Süßkartoffeln
- 200 g Möhren
- 1 rote Paprika
- 1 grüne Paprika
- 1 gelbe Paprika
- 1 mittelscharfe oder milde Chilischote, je nach Wunsch
- 150 g Stangensellerie
- 90 g Frühlingszwiebeln
- 4 Knoblauchzehen
- 2 Tl Tomatenmark
- 7 g geriebener Ingwer
- 600 ml Wasser
- 250 g Sojabohnen (Trockengewicht), 10-12 Stunden in 1,5 Liter Wasser eingeweicht
- 80 ml Sojasoße
- 1 Tl Currypulver
- 2 Tl Paprikapulver geräuchert
- 1 Tl Kräutersalz
- 1 Tl Bohnenkraut
- 40 ml Rapsöl oder Olivenöl
- 200 g veganer Sauerrahm, z. B. Soyananda von soyana
- 1 Bund Petersilie

Zubereitung:

1. Das Einweichwasser der Sojabohnen abgießen, frisches Wasser dazugeben, Verhältnis 1:3 und für ca. 65 Minuten gar kochen. Die Sojabohnen im heißen Wasser zur Seite stellen und ziehen lassen. Die losen Hülsen der Sojabohnen, die sich beim Kochen eventuell gelöst haben, mit einem Schöpflöffel abschöpfen und das Kochwasser abgießen.
2. In der Zwischenzeit die Paprika, Sellerie, Möhren, Chili und Frühlingszwiebeln gründlich waschen.
3. Knoblauch und Ingwer schälen. Knoblauch pressen und Ingwer reiben. Die Kartoffeln und Süßkartoffeln schälen, waschen und in Würfel schneiden.
4. Die Paprika vierteln, das Kerngehäuse entfernen und in Streifen schneiden. Die Möhren ebenfalls vierteln und in ca. 1 cm dicke Scheiben schneiden.
5. Chili, Sellerie und Frühlingszwiebeln in dünne Streifen schneiden.
6. Öl in einem großen Topf erhitzen. Knoblauch, Ingwer, Tomatenmark dazugeben und kurz karamellisieren lassen.
7. Anschließend die Möhren, Sellerie, Paprika, Gewürze und die Kartoffeln dazugeben, gründlich umrühren und mit 600 ml Wasser und Sojasoße ablöschen.
8. Nun bei mittlerer Temperatur für ca. 30 Minuten köcheln lassen und gelegentlich umrühren.
9. Nach der Garzeit den Topf von der Herdplatte nehmen, die Sojabohnen abgießen, unter das Gemüse mischen und bei geschlossenem Deckel weitere 10 Minuten ziehen lassen.
10. In der Zwischenzeit Petersilie waschen und hacken.
11. Den Sauerrahm zum Abschluss auf die einzelnen Portionen verteilen und großzügig mit der gehackten Petersilie bestreuen.

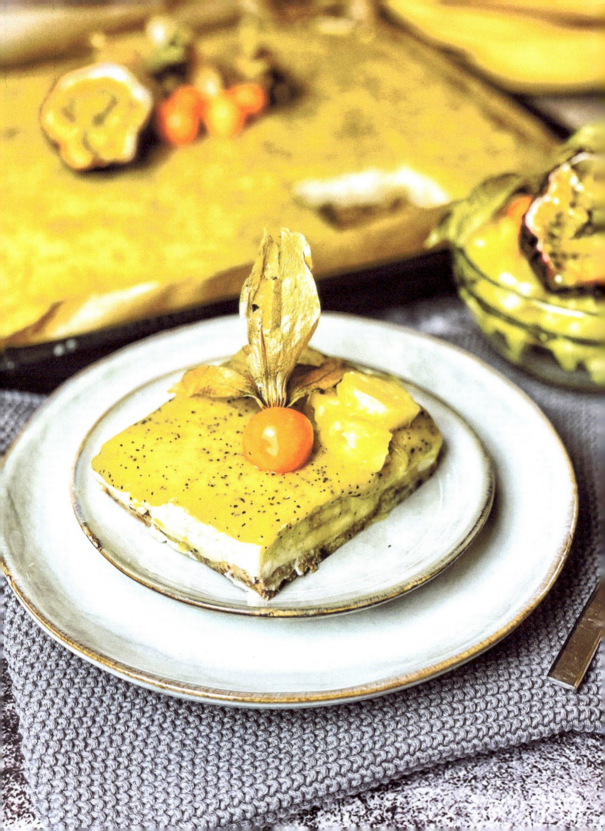

SÜDFRUCHT-SCHNITTEN

Für ein Kuchenblech (ca. 34 x 30 cm)

Zutaten Boden:

- 70 g Pekannüsse
- 90 g Mandeln
- 40 g Haferflocken
- 40 g Kakaobutter
- 50 ml Wasser
- 160 g Medjool Datteln
- 90 g Erdmandelflocken
- 3 große Bananen

Zutaten Creme:

- 200 g Cashewkerne, ca. 8–10 Stunden in ca. 500 ml Wasser eingeweicht
- 450 ml Pflanzenmilch
- 1 Vanilleschote bzw. Mark der Schote
- 1 Bio-Zitrone, Saft und Abrieb der Schale
- 8 g Agar-Agar
- 150 g Puderzucker aus Erythrit

Zubereitung Boden:

1. Datteln entkernen und mit den Erdmandelflocken in einem Mixer oder einer Küchenmaschine zerkleinern.
2. Nüsse, Mandeln und Haferflocken in einer Pfanne fettfrei rösten. Danach etwas abkühlen lassen und in einem Mixer zerkleinern.
3. Datteln und Erdmandelflocken dazugeben und vermischen.
4. Kakaobutter mit 50 ml Wasser in einem Topf schmelzen und unter die trockenen Zutaten mischen. Sollte der Teig zu trocken sein, kannst du etwas Wasser dazugeben.
5. Ein Backblech mit Backpapier auslegen. Die Krümelmasse gleichmäßig darauf verteilen und mit angefeuchteten Händen andrücken.
6. Die Bananen schälen, in Scheiben schneiden und gleichmäßig auf dem Kuchenboden verteilen. Den Boden nun kalt stellen.

Zubereitung Creme:

1. Zitrone gründlich heiß abwaschen und die Schale abreiben, anschließend den Saft auspressen.
2. Cashewkerne, Vanille, Agar-Agar, Pflanzenmilch und Puderzucker aus Erythrit in einen Mixer geben und pürieren, sodass eine feine Creme entsteht.
3. Nun die Creme in einem Topf unter ständigem Rühren zum Kochen bringen, damit das Agar-Agar binden kann. Leicht aufkochen und anschließend auf den Bananen und dem Kuchenboden verteilen. Den Kuchen nun wieder kühl stellen.

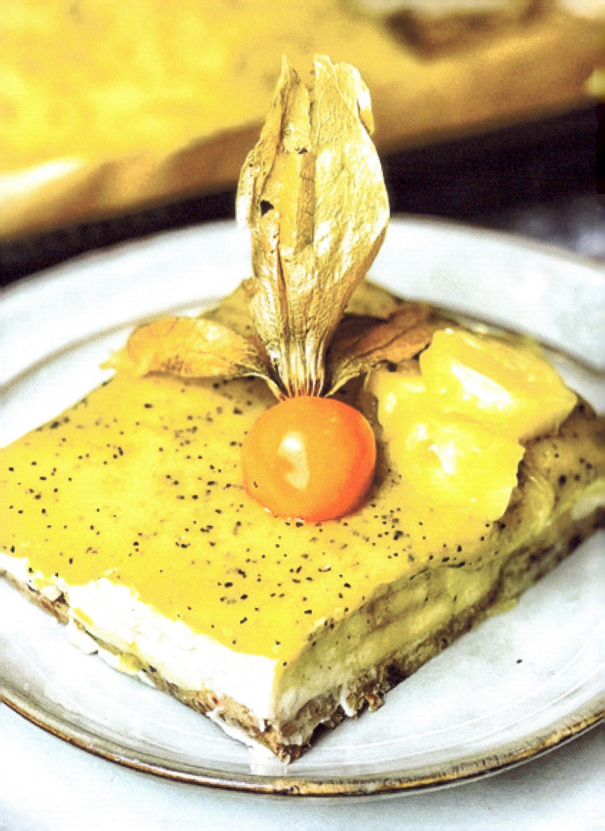

Zutaten Fruchtschicht:

- 500 g Bio Ananas, frisch oder tiefgekühlt, ungezuckert
- 4 Passionsfrüchte oder 150-200 ml Maracuja Muttersaft
- 80 g selbst gemachtes Sahnesteif (20 g Johannisbrotkernmehl mit 70 g Puderzucker aus Erythrit vermischt)

Zubereitung Fruchtschicht:

1. Ananas schälen und klein scheiden. Das Fruchtfleisch aus der Passionsfrucht lösen und mit den Ananasstücken in einem Mixer pürieren.
2. 80 g selbst gemachtes Sahnesteif dazugeben und noch einmal kräftig zusammenmixen, sodass eine zähflüssige Creme entsteht. Falls die Masse zu flüssig ist, noch 1-2 Tl vom Sahnesteif dazugeben. Alternativ kannst du auch mit Chiasamen als Bindemittel arbeiten. Dafür verwendest du ca. 2 El Chiasamen statt des Sahnesteifs.
3. Das Fruchtmus nun auf der Cremeschicht verteilen und den Kuchen für 4-5 Stunden kalt stellen, bis die Cremeschicht schnittfest geworden ist.

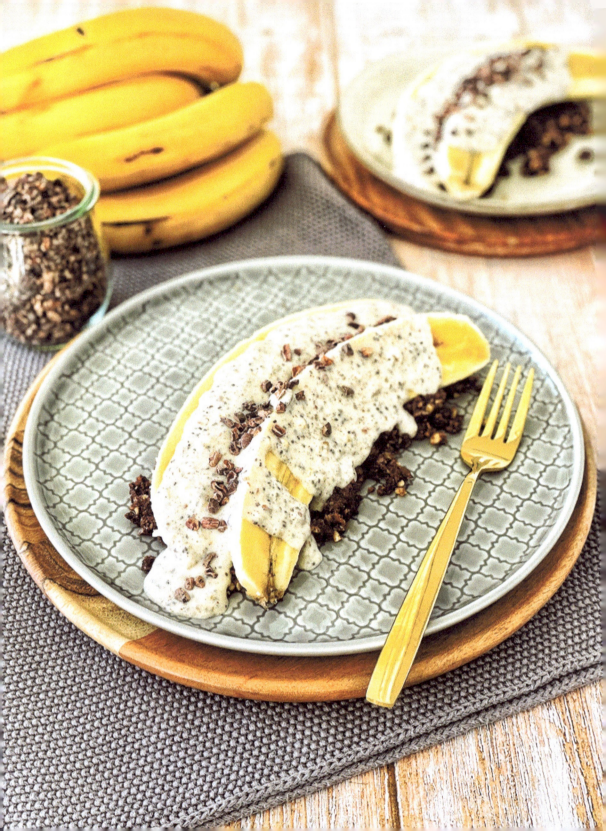

CRUNCHIGER BANANENSPLIT

2–4 Portionen

Zutaten:

- 30 g Pekannüsse
- 30 g Haselnüsse
- 40 g Medjool Datteln
- 30 g Kakaomasse
- 20 g Erdmandeln
- 1 Vanilleschote bzw. Mark der Schote
- 150 g pflanzlicher Skyrersatz, z. B. von Provamel
- 30 g Puderzucker aus Erythrit
- 2 Bananen
- 7 g Chiasamen
- 1-2 El Kakaonibs

Zubereitung:

1. Nüsse rösten, Datteln entkernen, mit Erdmandeln und dem Mark einer Vanille grob in einem Mixer zermahlen.

2. Kakaomasse schmelzen und ca. 90 g der Nuss-Dattelmasse unter die Kakaomasse rühren und auf zwei bis vier Teller verteilen, je nach Größe deiner gewünschten Portionen.

3. Die übrige Nuss-Dattelmasse mit pflanzlichem Skyr, Puderzucker Erythrit und Chiasamen verrühren.

4. Die Bananen schälen, halbieren und auf die Teller verteilen.

5. Nun den Skyr mit der Nuss-Dattelmasse gleichmäßig auf den Bananen verteilen und ein paar Kakaonibs darüber streuen.

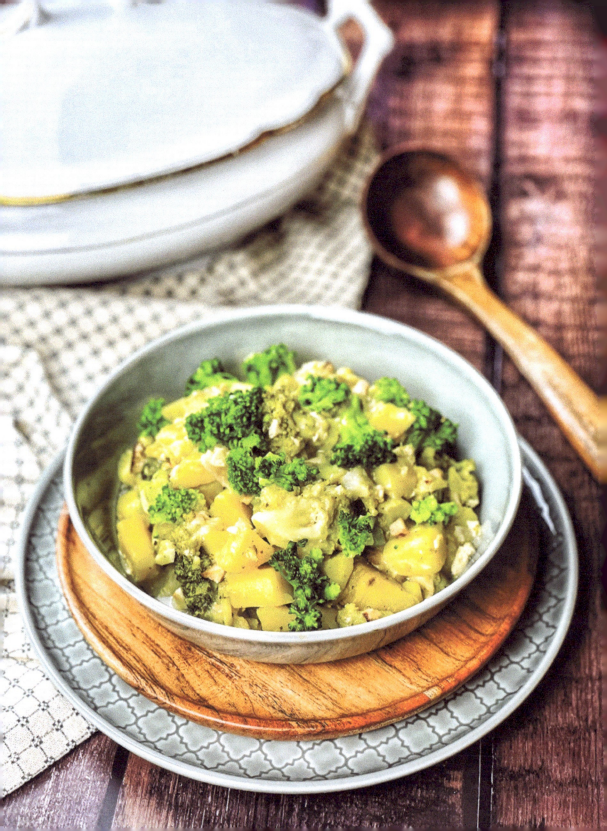

BROKKOLI-EINTOPF
MIT GERÄUCHERTEM TOFU

Für ca. 8 Portionen

Zutaten:

- 2,5 kg Kartoffeln, vorwiegend festkochend oder mehlig kochend
- 500 ml Wasser
- 1 kg Brokkoli
- 1 Tl Salz
- 0,5 Tl Kräutersalz
- 2 große Zwiebeln
- 250 g geräucherter Tofu
- 2 El Öl, z. B. Olivenöl oder Rapsöl
- 200 ml Pflanzenmilch, z. B. Sojamilch ohne Zuckerzusatz
- 1 Prise Muskatnuss
- 2 El Maisstärke

Zubereitung Boden:

1. Die Kartoffeln schälen, waschen, in Würfel schneiden, mit Wasser und Salz zum Kochen bringen und ca. 15 Minuten köcheln lassen.

2. In der Zwischenzeit den Brokkoli waschen, grob in einzelne Röschen zerkleinern, nach 15 Minuten zu den Kartoffeln dazugeben und für ca. 8-12 Minuten weiter gemeinsam köcheln lassen, sodass der Brokkoli noch etwas Biss hat.

3. Zwiebeln schälen und fein hacken. Den Tofu fein würfeln.

4. Öl in einer Pfanne erhitzen und die Zwiebeln für ca. 5 Minuten darin andünsten. Dann den geräucherten Tofu dazugeben und für weitere 5 Minuten braten.

5. Pflanzenmilch, Stärke, Kräutersalz und Muskatnuss vermischen und ganz zum Schluss unter die Kartoffeln und den Brokkoli mischen. Kurz aufkochen lassen, sodass die Stärke bindet.

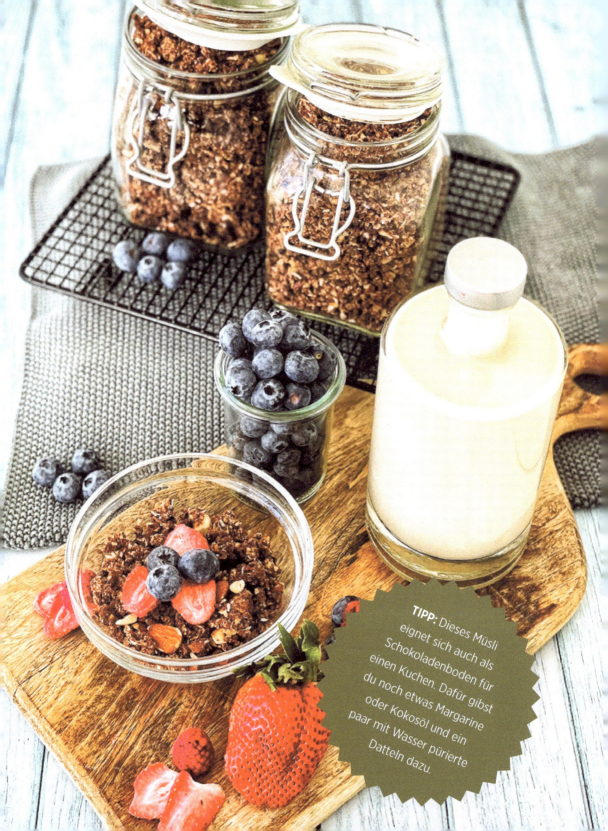

TIPP: Dieses Müsli eignet sich auch als Schokoladenboden für einen Kuchen. Dafür gibst du noch etwas Margarine oder Kokosöl und ein paar mit Wasser pürierte Datteln dazu.

SCHOKO KNUSPERMÜSLI

ca. 1 kg Schoko Müsli

Zutaten:

- 140 g Mandeln
- 400 g Haferflocken
- 100 g Puderzucker aus Erythrit
- 70 g Bio-Kokosöl, neutral oder mit Geschmack
- 80 ml Wasser
- 40 g Kokosraspel
- 1 Vanilleschote bzw. Mark der Schote
- 100 g Kakaonibs
- 50 g Kakao-Rohmasse
- 30 g Kakaopulver
- 100 ml Pflanzenmilch
- 4 Tl selbst gemachtes Sahnesteif (20 g Johannisbrotkernmehl mit 70 g Puderzucker aus Erythrit vermischt)
- Optional getrocknete Erdbeeren oder Himbeeren

Zubereitung:

1. Den Backofen auf 100 Grad vorheizen.
2. Mandeln rösten und grob hacken. Vanillemark, Kakaopulver und Puderzucker aus Erythrit vermischen.
3. Kokosöl mit Wasser in einem Topf schmelzen.
4. Die Haferflocken auf ein mit Backpapier ausgelegtes Backblech schütten.
5. Mandeln, Kokosraspel, Puderzucker aus Erythrit mit Kakao dazugeben und gut vermischen.
6. Kokosöl und Wasser darübergeben und alles gleichmäßig durchmischen. Nun in den Backofen geben und für ca. 55-60 Minuten backen. Zwischendurch das Müsli immer wieder mit einem Löffel wenden. Anschließend auskühlen lassen.
7. Kakao-Rohmasse mit Pflanzenmilch in einem Topf schmelzen und mit einem Schneebesen gut aufschlagen, sodass eine homogene Masse entsteht. Anschließend mit selbst gemachtem Sahnesteif andicken und gleichmäßig unter das Müsli mischen.
8. Nun noch die Kakaonibs zum Müsli hinzugeben. Dazu passen getrocknete Erdbeeren oder Himbeeren.
9. Das Müsli lässt sich gut gekühlt und verschlossen mehrere Tage aufbewahren. Du kannst das Müsli auch portionsweise einfrieren und auftauen, wenn du es verzehren möchtest.

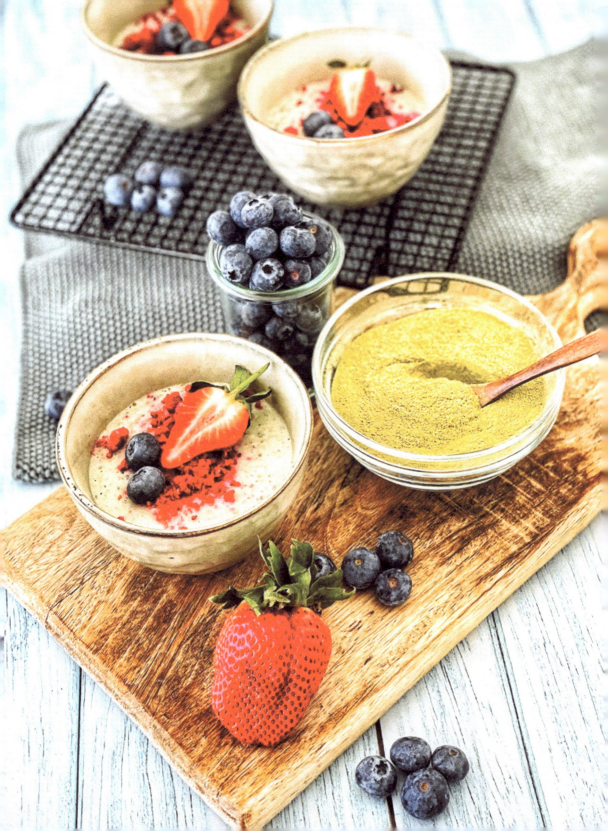

ERFRISCHENDER GERSTENGRAS-CHIA-PUDDING
MIT INGWER UND ZITRONE

ca. 2-3 Portionen

Zubereitung:

1. Die Zitrone gründlich mit heißem Wasser abwaschen, die Schale abreiben und den Saft auspressen.
2. Ingwer schälen und reiben.
3. Pflanzlichen Joghurt gründlich mit Gerstengras verrühren, die restlichen Zutaten dazugeben und für ca. 20-30 Minuten quellen lassen.
4. Du kannst den Joghurt auch direkt essen, dann ist er etwas weicher.
5. Zum Abschluss ein paar getrocknete Himbeeren, Erdbeeren, Nüsse oder Früchte auf den Chia-Pudding geben.

Zutaten:

- 450 g pflanzlicher, neutraler Joghurt ohne Zuckerzusatz
- 70 g Erythrit aus Puderzucker
- 4 Tl Gerstengras
- 1 Vanilleschote bzw. Mark der Schote
- 1 kleine Fingerkuppe, ca. 3 Gramm geriebener frischer Ingwer
- 1/2 Bio-Zitrone, Saft und Abrieb der Schale
- 40 g Chiasamen
- Optional Himbeeren, Erdbeeren, Blaubeeren oder Nüsse als Topping

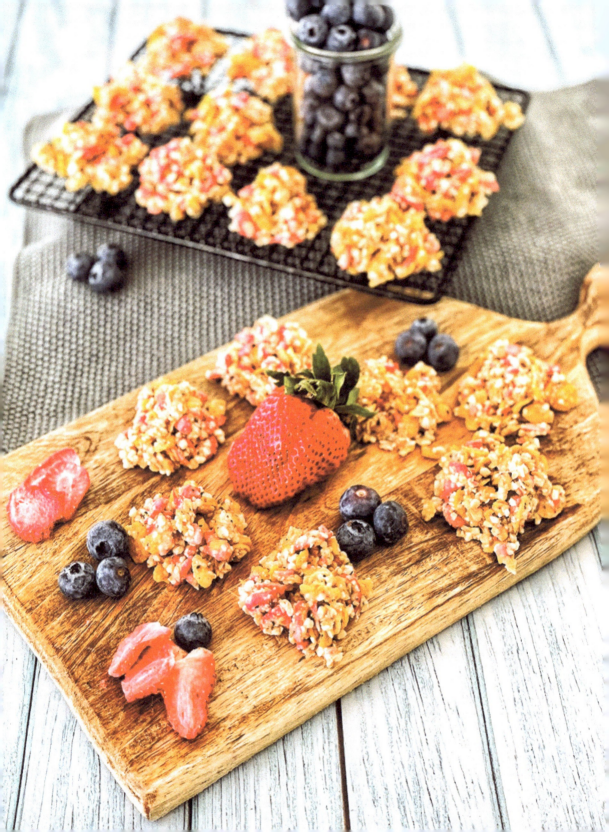

ERDBEER-MANDELBERGE
MIT HANFSAMEN UND CORNFLAKES

ca. 35–40 Stück

Zutaten:

- 50 g ungesüßte Cornflakes
- 50 g Haferflocken
- 100 g gehackte Mandeln
- 100 g Puderzucker Erythrit
- 120 g Kakaobutter oder Kokosöl
- 40 g geschälte Hanfsamen
- 30 g gefriergetrocknete Erdbeeren
- 1 Vanilleschote bzw. Mark der Schote
- 50 g weißes Mandelmus

Zubereitung

1. Die Erdbeeren grob zerkleinern. Die Mandeln rösten und anschließend mit allen trockenen Zutaten vermischen.
2. Kakaobutter, Mandelmus und Vanille in einem Topf erwärmen, unter die trockenen Zutaten mischen und gründlich verrühren, bis alle Zutaten vermischt sind.
3. Backpapier auf ein großes Tablett oder Backblech legen und mit einem Teelöffel kleine Berge darauf setzen.
4. Nun für ca. 1–2 Stunden an einen kühlen Ort stellen.
5. Gut verschlossen und im Kühlschrank halten sich die Erdbeer-Mandelberge mehrere Wochen, sodass du sie gut auf Vorrat machen kannst.

Verwendete Quellen:

Zentrum der Gesundheit

https://www.zentrum-der-gesundheit.de/

1. Veganer haben die gesünderen Blutwerte
2. Wie Fleisch Krebs verursacht
3. Krebs durch Fleischverzehr
4. Fleischfreie Ernährung senkt Krebsrisiko
5. Rotes Fleisch erhöht Krebsrisiko
6. Fleisch und Käse fördern Krebs
7. Wie Fleisch und Milch zu Krebs führen können
8. Soja stärkt die Knochen
9. Zucker – Auswirkungen auf den Körper
10. Zucker – die unerkannte Droge
11. Zucker ist Gift für den Körper
12. Zucker macht depressiv
13. Zucker in Lebensmitteln für Millionen Tote verantwortlich
14. Zucker erhöht Cholesterinspiegel
15. Das macht Zucker schon nach wenigen Tagen mit ihrem Darm
16. Vegane Ernährung führt zum Wunschgewicht

17. Vegane Ernährung hat diese drei Vorteile
18. Milch ist ungesund
19. Kuhmilch – für die Gesundheit ungeeignet
20. Fisch: Ist er wirklich so gesund?
21. Schadstoffe im Fisch blockieren körpereigene Entgiftung
22. Wie Quecksilber aus Fisch ein Gesundheitsrisiko macht
23. Ökokatastrophe Fisch
24. Fleisch speichert Emotionen
25. Alkoholkonsum Neun Dinge, die ihrer Darmflora schaden

VEGANIZE YOUR LIFE

Ein Buch von Rüdiger Dahlke

1. Probleme aus mitverzehrten Hormonen
2. Darmbakterien, die Darmflora, das Mikrobiom
3. Allergien
4. Krebs
5. Diabetes mellitus Typ 2
6. Herz-Kreislauf-Erkrankungen
7. Sonne/Vitamin D

Ecodemy

https://ecodemy.de/

1. Potenziell kritische Nährstoffe
2. Proteinbedarf

Vegan zur Höchstleistung

Buch von Charoline Bauer

1. Vitamin D
2. Zink
3. Jod
4. Eisen
5. Omega-3
6. Vitamin B12
7. Öle

Mit Ernährung heilen

Ein Buch von Prof. Dr. Andreas Michalsen

1. Fleisch
2. Eier
3. Wie gesund ist Fisch wirklich?
4. Milch ist nicht gesund
5. Wenn der Säure-Basen-Haushalt in Schieflage ist

6. Proteinbedarf im Alter
7. Glykoproteine
8. Wie viel Protein ist gesund?
9. Protein besitzt drei wichtige Eigenschaften
10. Protein fördert Wachstum, aber auch Alterung
11. Welche Fette gesund sind
12. Fazit zum Thema Proteine
13. Die guten und schlechten Kohlenhydrate

The China Study

Ein Buch der Autoren T. Colin Campbell und Thomas M. Campbell

Weitere Informationen zu den verwendeten Quellen stelle ich dir gerne auf Anfrage zur Verfügung. Schreibe mir an: mail@fit-statt-fertig.de

NOTIZEN

NOTIZEN

NOTIZEN